医门问津

张军平 主编

补肾软坚法方药研究与实践

医门问津 三

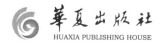
华夏出版社
HUAXIA PUBLISHING HOUSE

《医门问津》
丛书编委会

主　编　张军平

副主编　朱亚萍　陈晓玉　徐士欣

主　审　阮士怡

编　委（按姓氏笔画排序）

丁　义	丁彬彬	丁越佳	马松文	马惠宁	于弘宸
王小玲	王小涵	王　子	王　丹	王云姣	王亚楠
王成益	王丽蓉	王玥瑶	王　振	王晓景	王爱迪
王铭扬	王　强	王笑铭	王　媛	王媛媛	王　筠
毛鑫羽	方子寒	尹鹏林	左一鸣	田立俊	付焕杰
白晓丹	毕立苑	吕仕超	吕　昊	朱　科	朱　琳
仲爱芹	任晓晨	任淑女	华改青	刘小芹	刘亚鹭
刘亚益	刘晓燕	刘婉莹	刘　琪	刘斯文	刘　璐
许晓敏	许颖智	牟　煜	严志鹏	祁含章	苏　畅
李小妮	李文秀	李光辉	李　伟	李延光	李良军
李　明	李南南	李艳阳	李　萌	李欲来	李渊芳
李　皓	李婷婷	李澳琳	杨立基	杨闻雨	杨　健
杨　萃	杨惠林	杨雅倩	杨颖溪	杨潇雅	肖　杰
肖　楠	吴美芳	邱志凌	邹　升	邹　昱	辛　颖
沈亚双	宋美莹	张仁岗	张文博	张玉焕	张　宁
张光银	张　弛	张延辉	张丽君	张男男	张　岑
张俊清	张　娜	张晓囡	张晓岚	张晓磊	张婉勤
张　琴	尚文钰	陆春苗	陈馨浓	范国平	范雅洁
范　鹿	范新彪	林　杨	林　超	季　帅	季　洁
周亚男	周　欢	周　敏	庞树朝	孟晨晨	赵一璇
郝　阳	郝雅文	荣　杰	胡引闹	胡　玥	胡蕾蕾

施　琦　　姜萌萌　　袁　卓　　袁　鹏　　耿小飞　　耿彦婷
耿晓娟　　贾云凤　　贾秋瑾　　贾惠雲　　倪淑芳　　徐　玲
徐媛媛　　高东杰　　高　宇　　高海宏　　郭晓辰　　郭晓迎
黄灿灿　　黄娟娟　　黄旭文　　曹　阳　　曹彦玲　　曹澜澜
崔亚男　　彭　立　　葛其卉　　葛源森　　董正妮　　董　玮
董　梅　　韩辉茹　　程　坤　　谢盈彧　　廉　璐　　蔡奕晨
蔡文慧　　裴　丽　　漆仲文　　翟昂帅　　熊　鑫　　漫富婧
冀　楠　　穆怀玉

《补肾软坚法方药研究与实践》
（医门问津丛书）
编委会

主　编

张军平

副主编

朱亚萍　陈晓玉　徐士欣　张光银　谢盈彧

编　委（按姓氏笔画排序）

第一章

补肾软坚法的理论研究

第一节　补肾软坚法的理论基础

中医两千多年前即有"治病必求于本""正气存内，邪不可干""邪之所凑，其气必虚"等理论。明代李中梓在《医宗必读》中提出"肾为先天之本，脾为后天之本"，张景岳亦云"命门为元气之根，为水火之宅，五脏之阴气，非此不能滋；五脏之阳气，非此不能发"，"五脏之伤，穷必及肾"。由此可知，脾、肾功能正常在人体生命健康中发挥了重要作用。

一、本于病机——辨治疾病重脾肾，兼有痰浊宜软坚

病机反映了疾病邪正斗争的病理变化本质。治病求本，首要便是探求病机，正如刘完素《素问病机气宜保命集·病机论第七》中所言："察病机之要理，施品味之性用，然后明病之本焉。"临证辨治时要善于抓住疾病的病机，从整体出发，辨治心系疾病不拘于心，防治心系疾病需要兼顾调护五脏，尤其重视脾、肾二脏。人体生命能量的主要来源是脾胃受纳运化的水谷精微之气，脾胃为全身气血生化之源，周身气血旺盛有赖于脾胃功能的正常。正如《明医杂著》中提到，"若人脾胃充实，营气健旺，经隧流行，而邪自无所容"。五脏之中，肾为先天之本，"主水，受五脏六腑之精而藏之"，肾精肾气不仅关系到人体生长发育，更关系到五脏六腑。我们在辨清脾肾生理功能的基础上认为，若脾肾功能失调，脾失运化，肾精不足，则精不化气，气不生精，脏腑失荣，功能紊乱，进而产生瘀血、痰浊等致病因素。

二、本于病因——谨守病因辨虚实，祛邪还需固正气

"治病必求于本"第二层奥义便是"本于病因"。《素问·至真要大论》言："必伏其所主，而先其所因"；《备急千金要方·论诊候第四》载："夫欲理病，先察其源"；明代张景岳曰："起病之因，便是病本"。临证时，不仅要悉查患者症状，更需重视疾病发生的原因，强调"辨证求因，审因论治"，祛除致病因素对疾病的预后至关重要。而今时之自然环境、社会环境与以往大有不同，噪声污染、光污染、空气污染、转基因食品与保健品滥用、工作压力大、生活节奏快等均可以成为新的致病因素，临床上许多患者除主症外无其他不适表现，如《杂病源流犀烛·心病源流》所言"气血耗逆，心脉失畅"，有患者临床表现繁多而无章，辨证论治解决主要矛盾后却难以奏效或反复发作，根本原因在于病因未除，源头殃害。所以，阮士怡教授在诊病过程中注重询问并发现起病之因，注重消除病因，而非单独针对疾病本身施治。

三、本于本脏——辨清脏腑分喜恶，益气涤痰复脉律

辨证论治是中医学的精髓，是治病求本过程的体现。脏腑辨证是以脏腑病位为纲结合病性的具体辨证方法，是各种辨证方法的落脚点。所以，治病求本的另一层含义是要本于脏腑的生理功能。通过脏腑生理功能失常所表现的症候确定病位，辨清虚实，是处方用药的重要依据。《血证论》曰"脏腑各有主气……业医不知脏腑，则病原莫辨，用药无方"。人体脏腑生理功能各异，其病理表现为寒热虚实各有偏重，有但见一证便知病位脏腑所在，然而人体是以五脏为中心的有机整体，各脏腑之间联系络属，相互影响，绝非单一脏腑致病，而相互之间又有缓急轻重之分，需明确病位所在脏腑。此外，脏腑各有喜恶，如肝喜条达恶抑郁、脾喜燥恶湿、肺喜润恶燥，故在辨清脏腑病位所在时，还应注重顺应脏腑生理的喜恶。

第二节　补肾软坚法的病机辨证

辨治疾病需要抓住主要矛盾，而不同疾病或同一疾病的不同阶段，其"本"各异。正如清代周学海在《读医随笔·评释类》所言："治病必求其本。所谓本者，有万病之公本，有各病之专本。"因此，"本"有本于病机、本于病因，或本于本脏之分。

一、病因病机

"胸痹心痛"首见于《金匮要略》，曰"夫脉当取太过不及，阳微阴弦，即胸痹而痛，所以然者，责其极虚也。今阳虚知在上焦，所以胸痹心痛者，以其阴弦故也"。《医宗金鉴》载"阳微，寸口脉微也，阳得阴脉为阳不及，上焦阳虚也。阴弦，尺中脉弦也，阴得阴脉为阴太过，下焦阴实也"，提示上焦阳气不足，阴寒之邪得以上乘阳位，故发为胸痹。其治疗多以瓜蒌薤白半夏汤类方为主，以通阳化痰。单纯使用通阳化痰、活血化瘀之法，虽能很好地控制临床症状，但对于一些年老体弱的患者，病情常反复发作，十分棘手。胸痹之本在于脏腑虚衰，尤以脾肾亏虚为主。随着年龄增长，人体脏腑之气日益衰退，尤以脾肾为主。肾为先天之本，脾为后天之本，生命形成于肾而延续于脾。脾肾亏虚，日久损及心肺之阳，则上焦阳虚，成为胸痹的先决条件。又脾肾皆主水液运化，二脏亏虚，水液运行失常而为湿浊痰饮，痰浊乘胸阳之虚上犯则发为胸痹，亦为胸痹发作的重要因素。故欲要治疗胸痹以求佳效，应当从脾肾亏虚入手，方能巩固疗效。

二、治法处方

胸痹之本在于脏腑虚衰，尤以脾肾亏虚为主，其标为痰浊停滞、瘀血内阻，故治疗当从脾肾立论以治其本，兼顾其标。以"益肾健脾，软坚散结"法防治冠心病，其主旨在于防治结合。通过益肾健脾来固护正气，起到扶正治本的效果；运用软坚散结来行气化痰活血，达到标本兼治的目的。基础方：党参、丹参、杜仲、桑寄生、龟甲、淫羊藿、何首乌、石菖蒲、茯苓、砂仁、夏枯草、海藻等。

三、用药特点

补肾软坚方药补中寓消，以消为补，消不损正，消补平衡，标本兼治。遣方用药中蕴含补肾助阳、益气健脾、软坚散结与调血止痛四法。

脾肾两脏虚损，肾气不能蒸腾，而致心阳虚，鼓动无力，脾阳虚衰无法上输精微以营养血脉，可使血行滞涩，内结血瘀，且脾虚生痰，痰瘀互结，"积"于脉壁，痹阻心脉。故以桑寄生、何首乌、淫羊藿、杜仲、龟甲、党参、茯苓等药益肾健脾，以丹参、夏枯草、海藻等药软坚散结。全方补散共用，标本同治。

（一）补肾助阳法

《景岳全书》曰："心本乎肾，所以上不宁者，未有不由乎下，心气虚者，未有不因乎精。"肾中阳气虚衰，不能鼓动五脏之阳，在心则为心气亏虚，心阳不振，血脉失于温煦而痹阻不畅。欲养心阴，当滋肾阴；欲温心阳，当补肾阳。临证应重视补肾固本，治疗当强调补肾助阳、强心通脉，常用桑寄生、淫羊藿、何首乌、杜仲、补骨脂等温补滋润之品。现代药理研究显示，何首乌具有抗动脉硬化、消除动脉粥样硬化斑块的作用；淫羊藿、桑寄生、补骨脂能增加冠状动脉血流，改善心肌缺血，提高机体免疫功能，调节核酸代谢及增强抗氧化能力，从而延缓衰老。

（二）益气健脾法

《金匮要略·胸痹心痛短气病脉证并治》曰："胸痹心中痞，留气结在胸，胸满，胁下逆抢心，枳实薤白桂枝汤主之，人参汤亦主之。"唐代孙思邈《备急千金要方》言"心劳病者，补脾气以益之，脾旺则感于心矣"，明确提出了调脾以治心的法则。脾属土位，居于中焦，交通上下，为气机升降之枢纽。因此，常从中焦脾胃论治胸痹，常用药为绞股蓝、白术、茯苓、党参、甘草等。研究表明，健脾药可调节"神经—内分泌—免疫"网络，促进胃肠消化吸收功能，改善微量元素能量物质代谢。其不仅通过调节脂质代谢而减轻血管压力，还能改善脂质过氧化损伤以减轻内膜损伤、脂质沉积及血管平滑肌细胞的增殖，从而达到阻止动脉粥样硬化形成之效。

（三）调血止痛法

脾主统血，实际是气的固摄作用的体现。中医学认为，心主血脉，气为血之帅，气行则血行，血液运行于脉中，全凭气的推动。若气虚推动乏力，将导致血行不畅。《读医随笔·承制生化论》曰："气虚不足以推血，则血必有瘀。"若心气不足、心阳虚衰则不能鼓动血脉，导致心脉痹阻，脉络不通。故用益气药可调整机体的气机，促进血液运行，将痹阻之脉疏通，改善冠状动脉循环，进而达到心肌氧供需平衡。养血以行血，使气旺血足，脉道自可充盈调畅。药用党参、黄芪、当归等，重在补气养血和血，以达到祛瘀生新的目的。《本草汇言》谓川芎"中开郁结，血中气药……气善走窜……虽入血分，又能去一切风，调一切气"，《本草便读》谓丹参"功同四物，能祛瘀生新，性平和而走血"。此二者合用，活血祛瘀。从现代药理研究角度出发，其二者能扩张冠状动脉，增加冠状动脉血流量，改善心肌血氧供应，降低心肌耗氧量；同时改善血液流变性，降低血小板表面活性，抑制血小板凝集，预防血栓形成。

（四）软坚散结法

软坚散结法属于"八法"中消法的范畴，常用于治疗瘿瘤、瘰疬、癥瘕等。将有形实邪互结的病理变化归纳为"坚、结"二字，临床辨证中以"坚、结"为要。劳倦内伤，七情失度或饮食不节，导致脾胃损伤、运化失权、津液停聚，则为痰浊，故有"脾为生痰之源"之说。冠心病常见于体肥善食、痰湿素盛之人，常合并高脂血症、糖尿病、代谢综合征等，此类患者常脾胃虚弱，不能运化水谷精微，聚湿为痰。内生之痰循经上注心脉之中，"积"于脉壁，痹阻胸阳，瘀滞心脉。《素问·至真要大论》曰"坚者削之""结者散之"，因此，在健脾的基础上施以涤痰软坚散结之法。常用瓜蒌、半夏、夏枯草涤痰散结，并能降低血脂水平、扩张冠状动脉、清除血管内斑块；鳖甲、海藻味咸，软坚散结，能降低血清胆固醇，减轻动脉粥样硬化，还能抗凝血、抗血栓、降低血液黏稠度，改善微循环。

凡是有形实邪结滞之证，均可以酌情运用软坚散结法进行治疗。软坚散结法虽所治之证繁多，但临床辨证应以"坚、结"为要。"坚、结"除了意指临床症状中可触及坚硬、坚固之结块外，更强调病程中所发生的结聚、积聚一类病理变化。大量临床案例表明，很多疾病虽没有表现出明显的"坚、结"症状，但同样适用软坚散结法。"坚、结"之证归属于中医"积证"范畴，《灵枢·百病始生》指出积证的形成与痰湿、瘀血关系密切，"汁沫与血相搏，则并合凝聚不得散，而积成矣"，"凝血蕴里而不散，津液涩渗，着而不去，而积皆成矣"。《景岳全书》对积证的病变过程及临床特征也有相关记载，曰："盖积者，积垒之谓，由渐而成者也……由此言之，是坚硬不移者，本有形也，故有形者曰积。""坚、结"之证的形成实则是病变部位痰浊、瘀血的结聚、聚集。痰浊、瘀血等病理产物的形成与脏腑功能失调关系密切，尤以脾、肾为重。饮食不节、情志失调、劳逸失调等饮食及生活方式的改变，最终导致脾肾受损，百病皆生。肾为五脏阴阳之根本，脾为气血生化之源，脾肾亏虚，损及脏腑，脏腑失养，功能失调，内生痰浊、瘀血等病理产物，终致痰瘀互结。阮士怡教授抓住"痰瘀互结"这一关键病机，将软坚散结法用于动脉粥样硬化（Atherosclerosis, AS）的治疗，临床收效显著。

1. 行气化痰以"软、散" 痰瘀互结多见于疾病的中后期，而血脉之结起初则多为"痰气交阻"，此时"软、散"之法的关键在于理气化痰以软坚。津液的运行离不开气的推动，若气机郁滞，则津聚成痰，故临证在选用海藻、昆布、绞股蓝、瓜蒌等化痰软坚之品的同时，常酌加香附、降香、延胡索等行气之品。现代药理研究显示，海藻、瓜蒌具有改善血液循环、降血压、降血脂的作用。此外，绞股蓝具有抗衰老、提高机体免疫力的作用。

2. 化瘀解毒以"软、散" 随着病情的发展，痰气交阻必定影响血液的运行。此时，病机多演变为血瘀或痰瘀互结，治疗中"软、散"之法的关键则在于化痰软坚与活血化瘀并重。临证除运用化痰软坚类中药外，常加用丹参、郁金、鸡血藤、莪术等活血之品。已有大量现代药理研究表明，上述药物具有抗凝血、抗血栓的功效，对改善血液循环状态具有显著效果。当痰阻血瘀日久，生热酿毒，终致痰热瘀毒互结为患，此时"软、散"之法的运用，应在化痰软坚、活血化瘀基础上，辨证加用清热解毒之品以散结，临床常酌用夏枯草、牡丹皮、生地黄等清热解毒、凉血活血之品。

3. 扶正补虚以"软、散" 脾虚是生痰之根本。疾病之初以补为通，故对于体弱脾虚者，常加用炙黄芪、茯苓、白术等补气健脾之品，以达到脾健运而痰湿得消的目的。疾病后期常伴随着正气耗伤。"至虚之病，反见盛候"，气血阴阳的亏虚不仅不利于"结块""积聚"的消散，反而是导致其发生的重要因素，故在辨证运用软坚散结法的同时，可根据脏腑气血阴阳亏虚的具体情况佐以扶正之品，临证常加用鳖甲、桑寄生、淫羊藿、当归等，从而达到"补虚以散结"的目的。现代药理研究证明，桑寄生、淫羊藿、当归均对心血管系统发挥作用。其中，桑寄生、淫羊藿具有抗炎、降血糖的功效，桑寄生还具有降血压、降血脂的作用；当归除了能抗血小板聚集，其中的阿魏酸还能直接起到抗动脉粥样硬化的作用。

《本草经疏》云："正咸能软坚之功也。"咸味之药，其性润下，能使肿块顽痰消散。临床上，凡邪实结聚之证均可选用软坚散结类中药，以达到使结聚之邪实逐渐变软进而消散的目的。在心血管疾病治疗过程中，软坚类中药常被用于动脉粥样硬化、心肌纤维化等疾病。阮士怡教授常用的软坚类中药包括炙鳖甲、海藻、昆布等。《神农本草经》谓鳖甲"主心腹癥瘕坚积"，具有滋阴潜阳、软坚散结之功；谓海藻"主……破散结气，痈肿癥瘕坚气……下十二水肿"。此二药均味咸、性寒，配伍合用具有化痰软坚、利水消肿的功效。但早在《黄帝内经》中就提到"血病无多食咸""多食咸则血脉凝涩""味过于咸，大骨气劳，短肌、心气抑，脉凝泣而变色"。阮士怡教授认为，心脑血管疾病患者应该限制咸味药物及食物的摄入，食咸不利于控制血压，且易加重肾脏负担。因此，他在临床使用软坚类中药时尤其提倡"有故无殒，但取无过"，处方用药也常常只取一到两味软坚之品。这样，既发挥了药物软坚散结之功，又避开了其对心血管系统的副作用。

第三节　补肾软坚法的治疗应用

一、心脑血管疾病

中医学在治疗心脑血管疾病方面具有悠久的历史，诸多医家积累了极其丰富的经验。《灵枢·决气》言"中焦受气取汁，变化而赤，是谓血"。脾主运化水谷精微而为血；肾主藏精而为元气之本、机体阳气生发之源，温煦脾脏，在精微化赤为血之功能中起重要作用。心脑血管疾病病机总属"本虚标实"，本虚指脏腑气血阴阳亏虚，概为"脾肾虚衰"；标实为痰浊、瘀血、气滞、寒凝等痹阻心脉，实乃"痰瘀阻滞"，故金元医家李杲论治心病时指出，"心者，君主之官……善治斯疾者，惟在调和脾胃，使心无凝滞"。

《灵枢·邪客》谓"心者，五脏六腑之大主也，精神之所舍也"。此外，《黄帝内经》中亦有"心者，君主之官也，神明出焉"，"心主身之血脉"等论述，可见心的生理功能为主血脉、藏神明。中医心病学是专门研究中医心系病证的临床学科。中医心系病症是以"心"为中心，联系脏腑经络及精神活动的病证，和从"心"论治而奏效的各类病证。心为君主之官，统领五脏六腑，而脾肾二脏分别作为先、后天之本，是心病发病过程中涉及的主要脏器。

动脉粥样硬化归于中医"痰浊"之属，心病及很多内科病的发病均可归因于此。若能控制动脉粥样硬化的发生与发展，不仅可以防治心系疾病，对其他内科疾病亦可起到防治作用。心主血脉，受脾、肾二脏共同作用化生血液，经脉、络脉、孙络等输布周身，所谓"痰之化，无不在脾"，脾为生痰之源，若脾失健运，水谷精微运化不利，则痰浊内生，阻塞脉道，血脉不通，进而瘀血内生。病程迁延势必导致肾的生理功能失常，肾主骨、生髓、上通于脑，痰瘀互结则上扰清窍，神明失司。

在深入研习《黄帝内经》的基础上，笔者及研究团队重视"正气存内，邪不可干""治病必求于本"等"扶正以祛邪"的观念，提出以补肾软坚法作为防治动脉粥样硬化性疾病的根本大法。今从保护内皮和逆转斑块角度入手，以现代医学理念为支撑，深入探讨补肾软坚方药的理论内涵和起效机制。

（一）益肾健脾，固护内皮筑藩篱——"防"重于"治"

1.动脉粥样硬化是一种与增龄、衰老相关的退行性病变　一项纳入10885位患者随访11年的前瞻性研究证实，在排除年龄自然增长的情况之外，过早出现斑秃、白发、面部皱纹、耳垂折痕等衰老标志者，其"10 年缺血性心脏病绝对风险"显著升高，且随表观衰老标志的增加呈递增趋势。而关于增龄导致动脉粥样硬化风险增加的问题早已受到关注，2003 年由国际动脉粥样硬化学会（IAS）发布的《预防动脉粥样硬化性心血管疾病临床指南》已明确将"高龄"列为动脉粥样硬化性心血管疾病的"主要独立危险因素"，并指出"动脉粥样硬化斑块的负荷随着年龄的增长而进行性加重"。换言之，我们需要付诸努力的是如何延缓衰老。年龄的增长无法逆转，衰老是一切老年病的根源，增龄被视为危险因素。陈可冀院士倡导要"老得好""健康 / 成功老年化"，"老得快""老而衰"才是病变的土壤。归根结底，AS 的发生起始于伴随血管内皮细胞衰老所出现的功能障碍。内皮衰老的分子层面证据已在体内被揭示，Minamin 等研究发现人体内冠状动脉粥样斑块表面衰老相关的 β-半乳糖苷酶染色呈强阳性，经免疫组化鉴定为内皮细胞，而在病变轻微的乳内动脉却没有此现象，提示内皮细胞衰老参与了 AS 的发生。衰老是一个连续非匀速的递进性过程，在生命的早期阶段即已开始，表现为易受损和难恢复的状态。增龄、高血压、糖尿病、血脂紊乱等均可加速内皮细胞复制性衰老过程，表现为端粒进行性缩短、保护性自噬减弱、ROS 聚集、炎症激活、NO 信号系统受损等。同时，内皮前体细胞（EPC）因损伤、衰老导致内皮细胞修复和血管再生能力低下；衰老信号通过外泌体（exosome）、微小核糖核酸（micro RNA）等媒介又可在邻近细胞间通讯传递，反馈性放大衰老的进程。所谓"正气存内，邪不可干；邪之所凑，其气必虚"，内皮薄弱，即使正常的血液成分也可能成为粥样病变的促发因素。

2. 内皮功能障碍触发动脉粥样硬化的"生"和"变" 以 NO 生物利用度降低为主要标志的内皮功能障碍是动脉粥样硬化发生的始动环节，也是斑块进展和不良心血管事件的关键促发因素。内皮损伤常常在血管壁发生影像可见的大体形态学改变之前已长期存在，通过光学相干断层扫描（OCT）证实，伴有内皮功能障碍的冠状动脉节段，在疾病发生早期即已出现内膜巨噬细胞浸润和滋养血管增殖等微观结构的改变；并且在其后的进展中，伴功能障碍的冠状动脉节段，斑块内坏死核心及钙化区域的面积明显高于内皮功能正常部位的斑块，具有典型易损斑块的特征。内皮损伤是脂质浸润、炎症激活、血小板活化等所有病理过程的先导。目前广泛开展的冠状动脉介入术，虽能有效地开通罪犯血管，增加缺血区心肌氧供，但并没有完全改善患者的体质状态和病机本质，无法阻断新发斑块的形成，并可能因内皮化延迟出现支架内血栓等额外的心血管风险，且手术相关的微循环障碍可持续 12 个月之久，表现为微血管内皮受损，血流速度储备下降，心肌持续灌注不良，最终导致严重的心室重构。由此可见，内皮功能障碍是一种早发性、系统性改变，影响动脉粥样硬化疾病全程，既是病变产生的先导，也是催生不良质变的引线。一项纳入 618 例无明确心脏病史患者的前瞻性研究，随访（4.6±1.8）年，伴与不伴肱动脉流体依赖性血管舒张功能（FMD）障碍者，未来心血管疾病发生率分别为 15.2% 和 1.2%（P=0.001），进一步明确了内皮保护在预防缺血性心脏病中的关键作用。对于急性冠脉综合征患者，尽早行经皮冠脉介入术（PCI）无疑是确保再灌注疗效的明智之举，但术后持续存在慢性内皮功能障碍者与远期死亡率增加显著相关，所以，在冠心病进程中的任何阶段，固护内皮的任务均不可忽视。

3. 益肾健脾固内皮，不厌"早"和"长" 近期公布的医疗健康大数据显示，我国正跑步进入老龄化，与发达国家相比，"未富先老"是我们的典型特征。身处经济快速发展的社会大环境，日益加重的工作、生活压力使得许多中青年人形成熬夜、吸烟、少动等不良习惯，"未老先衰"越发普遍，而血管作为人体衰老的一面镜子，在目前的医疗中并没有引起足够重视。近几十年来，关于 AS 发病机制的研究多基于斑块本身，如脂质浸润、免疫炎症，虽取得了长足进展，但也不断受到临床实践的冲击和挑战，诸如强化他汀类药物治疗后仍广泛存在的残余风险及相当部分的与高胆固醇血症不相符的无事件发生患者；甾体/非甾体抗炎药、炎症因子特异性拮抗剂在减少不良心血管事件发生方面未能获得满意结果等。人们开始关注影响斑块形成和心肌灌注的微环境——血管稳态，这种观念的转变与中医"治病求本"不谋而合。内皮细胞如血管之藩篱，其功能正常是血管稳态的基础，藩篱坚固则脂无所入，病无所生。所以，固护内皮保持其生命效率是防治 AS 性疾病的根本策略。自古脾肾虚弱是人体衰老的本质，《景岳全书·脾胃》云："人之始生，本乎精血之原，人之既生，由乎水谷之养，非精血无以充形体之基，非水谷无以成形体之壮。"肾藏精，脾生血，二者是人体生命效率的主宰，血管衰老作为整体衰老的一部分，自然该从培补脾肾入手。而且鉴于内皮损伤/衰老的早发性、贯穿性，益肾健脾法应早使用、长维持，才能防患于未然，时时固护，时时修复。辛效毅团队根据物质基础和功能活动相似比类，提出"肾脾—脉与血管内皮祖细胞—血管内皮细胞"轴，强调脾肾之精与血、脉、多能干细胞等组织和细胞层面的密切联系。团队前期基础研究证实，补肾软坚方药能通过 Rho/ROCK 途径改变内皮物理架构而减小其通透性；抑制内质网应激相关的内皮细胞凋亡及抗氧化应激等机制维护内皮稳态，部分验证了益肾健脾法在内皮保护中的作用。在今后的研究中，关于补肾软坚法延缓内皮衰老（对端粒酶活性影响）、调节内皮祖细胞数量及修复其活性等机制需进一步深入探讨。

（二）软坚散结，消除积聚利脉道——"防""治"并重

1.痰浊积聚是动脉粥样硬化的主要病理变化　平素嗜食肥甘，困阻脾胃或脾肾渐衰，无以运化水谷津液，致水湿不化，聚而为痰，壅阻脉络，日久碍血酿毒，成积成痈。古有"痰挟瘀血，遂成窠囊"之说，痰浊随气升降，是有形积聚形成的基础，与现代医学脂质浸润学说一致，脂质成分（LDL-C）通过薄弱受损的内皮沉积于内膜下，被氧化修饰，继而启动后续的炎细胞募集，巨噬细胞增殖泡沫化、脂质坏死、纤维降解等促发斑块破裂的病理过程，也是由痰致瘀生毒的具体体现。痰浊既是病变形成早期的重要病机，也是导致斑块易损的关键环节。在增龄衰老的过程中，脾肾输布水液功能渐退，痰浊内聚是一种普遍现象，起初可能仅表现为系统性代谢失衡或局部可逆性脂质条纹的形成，日久则因局部免疫炎症、氧化应激反应演变为包含平滑肌细胞增殖、巨噬细胞浸润、胶原重构等在内的有形复合性病变。资料表明，血浆及斑块内高氧化低密度脂蛋白水平是斑块不稳定的强力预测因子，其直接促凋亡作用及细胞膜表面清道夫受体介导的自噬减弱和炎症级联放大可能是主要机制。

2.软坚散结，以利脉道，稳斑块防痰浊内生　从生理层面上来说，痰浊是人体衰老过程中脾肾亏虚的病理产物，张景岳云："脾主湿，湿动则为痰，肾主水，水泛亦为痰……所以凡是痰证，非此则彼，必与二脏有涉。"培补脾肾、软坚散结可有效减少痰浊的产生及其在血管壁的聚集，改善机体代谢状态，具有预防意义。而病理层面上，沉积于内膜下的痰浊瘀结，尤其是形成管腔的阻塞性病变时，往往因过氧化微环境继续发展为溃烂、破裂斑块，造成急性血栓事件。目前虽然消退斑块不是笔者治疗的目的，但是对于富含脂质的不稳定性软斑块，通过降脂、涤痰软坚散结等方法仍有望缩小斑块面积，促使斑块塌陷。邓志刚等用软坚散结方（鳖甲、三棱、莪术、枳实、制胆星、石斛）干预颈动脉粥样硬化患者，6个月后，颈动脉内中膜厚度及斑块大小均有消减趋势，结果不逊于西药辛伐他汀组。大脂质池是所有斑块组分中最具促栓活性的标志性物质，笔者所熟知的强化他汀治疗或者外源性补充HDL、ApoA1均可通过促进脂质外排，减轻斑块内脂质负荷以减少不良心血管事件的发生。而脂核缩小造成的总斑块面积的消减并不足以解释获益的全部，伴随着斑块内脂质成分的外流，SREBP/CCR7通路介导的巨噬细胞迁出能通过减轻其增殖活化所带来的炎症放大、基质降解和平滑肌凋亡等易损因素，从组分改变上促进斑块稳定。因此，推断软坚散结法在消脂的基础上，还可能通过抗炎、增加纤维帽厚度等多环节起效，达到消退和稳定斑块的作用，目前还在进一步验证中。团队近期研究证实补肾软坚方药能够上调动脉粥样硬化兔模型肝脏三磷酸腺苷结

合盒转运体 A1（ABCA1）表达，促进胆固醇逆转运，而关于其抑制斑块内 NF-κB 不适当激活，抗炎以稳定斑块的相关机制早已明确。

补肾软坚法在心脑血管疾病中的应用，源于临床实践，又经过长期的临床与系列实验研究验证、深化，已广泛应用于冠心病心绞痛、心律失常、原发性高血压病、中风等心脑血管疾病临床治疗中。其代表方补肾软坚方药能够明显改善肾虚痰瘀型冠心病心绞痛患者胸痹心痛症候，具有良好的抗氧化、抗酪氨酸硝基化作用，而活性氧自由基（ROS）和活性氮自由基（RNS）可能是"痰"的物质基础。补肾软坚方药的系列研究进一步证实了"脾虚生痰，痰瘀互结"是心脑血管病的病理基础，而补肾软坚方药具有减轻动脉粥样硬化类疾病的作用，成为临床心脑血管疾病防治的重要应用药物。

前期大量的实验研究已证实补肾软坚方药通过抗氧化、抗硝基化、抗炎等外因机制发挥稳定斑块的作用，近期又进一步从抑制内皮细胞凋亡、改善内皮物理架构减小其通透性等角度阐释了其内因机制。但补肾软坚方药作为临床上一个行之有效的中药复方，笔者目前的研究只是迈进了很小的一步，在维护内皮稳态方面，关于其对内皮细胞诸多受体（如雌激素受体）、生长因子（VEGF、SDF-1 等）、可溶性微粒（MPs）的相关调控及对骨髓内皮前体细胞的动员、迁移和修复能力的影响，还有待于更深入探讨。在今后的研究中，我们期望从干预易损斑块扩展到干预"易损心肌""易损血液"甚至"易损内膜"的机制探索，以系统揭示"益肾健脾、软坚散结"法在心系疾病一、二级预防中的作用和机制。

二、糖尿病

糖尿病是一种因胰岛素分泌缺陷及（或）其生物效应降低（胰岛素抵抗）引起的以慢性血糖升高为特征的全身代谢性疾病，具有遗传易感性，在环境因素的触发下发病。目前，糖尿病的发病率在全球范围内呈逐年增高的趋势，国际糖尿病联盟（IDF）发布的第 10 版《全球糖尿病地图》显示：2021 年，20~79 岁的成年人中有 5.37 亿糖尿病患者，即每 10 个人中就有 1 个糖尿病患者。到 2030 年，糖尿病患者总人数预计将增至 6.43 亿，到 2045 年将增至 7.83 亿。中国糖尿病患者人数及未诊断糖尿病人数均排名全球第一，糖尿病患者健康支出排名全球第二。目前，我国糖尿病发病形势依然严峻，迫切需要有效的干预策略和措施来控制糖尿病患者人数的增加。因此，对于糖尿病患者来说，控制血糖、减轻高糖损伤任重而道远。

（一）病因病机

糖尿病属于中医"消渴""消瘅"范畴，多由饮食不节、过食肥甘厚味伤及脾胃，脾失健运，酿湿为痰，痰湿日久化热，是为消渴。脾不散精，机体吸收及利用水谷精微的功能发生障碍，致脾肾两虚，久病伤及气阴，虚火内生，火灼津血而成瘀。故糖尿病的病机为本虚标实，本虚为脾肾两虚，标实为痰瘀互结。其病机主要有以下几个特点：一则阴虚为本、燥热为标，病变脏腑在肺脾肾；二则气阴两伤，阴阳俱虚；三则阴虚燥热，变证百出；四则血瘀致病；五则浊毒致病。综其所述，糖尿病病机之本在脾肾亏虚，水液运化失司而致痰、瘀、浊毒蓄积于内，随疾病发展出现兼证。

（二）分期论治

1. 糖尿病前期　糖尿病前期被认为是一个分水岭，标志着患者将来发生糖尿病、心脑血管疾病、微血管病变、肿瘤、痴呆等疾病的风险增高。已有证据显示，有效干预糖尿病前期可明显降低其转化为糖尿病的风险。

（1）糖脂代谢异常　糖脂代谢异常是 2 型糖尿病发生发展的重要危险因素。其中糖代谢紊乱体现在糖尿病发病前的过渡阶段，包括空腹血糖受损（IFG）、糖耐量受损（IGT）及两者的混合状态（IFG+IGT），表明患者正处于正常血糖与糖尿病之间的中间高血糖状态。脂代谢异常通常表现为高脂血症或高甘油三酯血症，且患者多有皮下或内脏脂肪组织增加，伴体重指数超标。脂代谢异常不仅会导致胰岛素抵抗，还易使 β 细胞的分泌功能发生障碍，造成细胞凋亡，即产生脂毒性。此外，糖脂代谢紊乱与动脉粥样硬化密切相关，其对于血管内皮的损害最终会累及全身血管，造成心、脑、肾等大血管及微血管疾病。因此，对糖尿病前期的患者，在关注血糖的同时还要强调降脂。

糖脂代谢紊乱患者临床主要表现为神疲乏力、四肢困倦、腹胀体胖、少气懒言、头晕目眩、舌胖、苔白腻等，根据辨证不难确定脾虚的病机本质。同时脾肾生化散精不畅，久而气阴两虚，虚火煎熬津血成痰、成瘀，壅滞于脉；脉络不通，气血不行，阴阳水火不交而五脏空虚，故痰瘀为糖脂代谢紊乱的病机体现。综上所述，本虚标实依然为糖脂代谢紊乱的中医病机，也是其后续发展为消渴的病理基础。中医药在调节糖脂代谢平衡方面取得了显著的成效，中医复方以辨证施治、整体治疗为指导理论，不仅关注患者糖耐量及血脂情况，同时对其复杂的临床症状也有一定改善，发挥一方多效、改善中医症候的优势。

（2）**胰岛素抵抗** 胰岛素抵抗是 2 型糖尿病重要的发病基础之一，表现为胰岛素靶器官对胰岛素反应性及敏感性下降。多与胰岛素受体及受体缺陷所致的信号传导障碍等因素相关，胰岛素抵抗同时也是糖脂代谢紊乱的病理结局之一。胰岛素抵抗在祖国医学中没有明确的记载，但从特征来看，其与"消渴""痰浊""瘀血"和"浊毒"密切相关。脾的运化功能失调是引起糖尿病病机变化的中心环节，中医学理论中脾肾的功能包含了现代医学中脾和胰腺共同的生理功能，包括消化、吸收和转化糖、脂肪、蛋白质的功能。糖尿病的发病与胰腺微循环障碍有关，造成脾的传输功能失常，从而引起营养物质代谢紊乱、血糖升高。故胰岛素抵抗的病机为脾肾两虚、痰瘀互结的本虚标实之证。

补肾软坚方药具有益肾健脾、涤痰降浊、活血散结的功效，临床应用中取得了良好的疗效。实验研究表明，补肾软坚法指导的相关方药能通过激活 SIRT1-FoxO1- 自噬通路减轻糖尿病大鼠胰岛素抵抗，同时减少肝脏脂肪蓄积，减轻大鼠体重。与常规西药联用，能够提高胰岛 β 细胞指数，降低胰岛素抵抗指数，改善大鼠糖脂代谢紊乱。

2. **2 型糖尿病** 现代医学治疗糖尿病虽然可以较好地控制血糖，但弊端表现为用药种类多，部分种类的降糖药物长期使用可出现继发性失效，加重肝、肾负担，而且有部分患者并不能因为血糖的控制而使临床症状得到改善。

《素问·奇病论》曰："此肥美之所发也，此人必数食甘美而多肥也，肥者令人内热，甘者令人中满，故其气上溢，转为消渴。"《灵枢·五变》曰："五脏皆柔弱者，善病消瘅。"近代张锡纯也提出了消渴是由于"元气不升，大气下陷，脾不散津"所致，指出嗜食肥甘厚味，脾不能为胃行其津液，内热致消的机制。临床上治疗宜益肾健脾、软坚散结为主，同时也当考虑患者年龄、兼症和临床表现，治疗上有所侧重。

补肾软坚方药具有调和阴阳、益肾健脾的作用。动物实验结果表明，其可以通过激活 HO-1/CO-cGMP 路径中关键因子的表达起到抗氧化应激的作用，从而通过氧化应激反应的抑制降低高脂血症、高血压、糖尿病和 AS 的发生发展。

3. **糖尿病慢性并发症** 糖尿病肾脏疾病（DKD）是一种由糖尿病引起的慢性肾脏疾病，发病机制复杂，临床特征为持续性白蛋白尿排泄增加，或伴有肾小球滤过率进行性下降，最终发展为终末期肾脏疾病。糖尿病肾病的诊断，主要通过 3~6 个月内随机尿白蛋白 / 肌酐比值检测三次中有两次超过临界值，或估算肾小球滤过率降低 3 个月以上，配合肾脏活检结果进行诊断。目前，针对糖尿病肾病的分期，推荐采用肾小球滤过率与随机尿白蛋白 / 肌酐比值联合分析进行分期，在有条件的情况下，联合肾脏活检结果进行评价，能够排除如劳累、发热、心力衰竭、尿路感染等因素的干扰。

目前，对糖尿病肾病的发病机制主要包括肾小球血流动力学改变、肾素-血管紧张素-醛固酮系统的过度活跃、活性氧的过度生成及炎症反应。其中，机体高血糖时，促进肾脏释放多种血管活性介质，如胰岛素样生长因子Ⅰ、血管内皮生长因子、一氧化氮等引起肾脏入球小动脉扩张；而出球小动脉由于血管紧张素Ⅱ、内皮素-1局部升高而发生收缩，引起肾小球高压，刺激肾脏系膜细胞增殖、肥大和基质增生，最终引起肾小球硬化而导致糖尿病肾病。另外，当机体血糖水平过高时，糖酵解途径受阻，导致活性氧清除率降低，大量活性氧堆积，继而使线粒体内膜非特异性转运通道激活，一系列凋亡酶及大量炎症介质释放，损伤肾小球足细胞；活性氧还可以激活 PKC、P38MAPK 通路，提高细胞外基质的增殖水平，使肾脏发生炎症和纤维化，加重糖尿病的肾脏损伤。

根据糖尿病肾病的临床表现，与祖国医学的"肾消""下消""尿浊"等关系密切。《外台秘要》记载消渴有三，其中描述为"渴饮水不能多，但腿肿脚先瘦小，阴痿弱，数小便者，此是肾消病也"，该表现类似于糖尿病肾病初期或中期的蛋白尿和轻度水肿表现。糖尿病肾病早期的中医病机特点可以概括为消渴日久，出现肝肾阴虚或脾肾气虚。随着疾病进展，其中期病机特点主要为阴虚耗气、气阴两虚，气虚失治，脾肾阳虚。《太平圣惠方》记载："阳无阴而不降，阴无阳而不升，上下不交，故成痞也"。发展至后期，阴损及阳、阴阳两虚，真元耗伤，肾阳衰微，甚则变生浊毒瘀阻。结合现代医家认识，糖尿病肾病中五脏空虚，阴阳水火不交为病之根源，其中尤以肝、脾、肾三脏为主，基本病机按气虚或阴虚—气阴两虚—阴阳两虚的整体规律动态发展的，同时兼有瘀血、水湿、痰浊等标实证。

针对糖尿病肾病的中医病机变化，补肾软坚方药具有调和阴阳、健脾益肾、涤痰降浊、活血散结的功效，使人体达到阴平阳秘、气血通达的状态。既往研究表明，补肾软坚方药能够通过抑制炎性反应、减少活性氧生成，降低氧化应激反应、延缓内膜增生等途径，抑制肾脏炎症及纤维化，降低肾小球硬化水平，干预糖尿病肾病的发生发展。

三、骨关节病

中医学理论认为肾主骨生髓，骨关节疾病以"脾肾亏虚"为本，风、火、痰、瘀为标，故治当益肾健脾、软坚散结并进，宜滋补肝肾、化痰开窍、活血通络。现代医学认为骨性关节炎（OA）是一种多因素疾病过程，以不同方式涉及关节多种组织成分（软骨细胞、胶原、软骨下骨及滑膜），是老年极易致残的疾病，其早期的预防和治疗显得尤为重要。

目前现代医学对 OA 的明确病理过程尚不清楚，但认为其与骨和软骨老化、机械因素如微损伤的累积及下肢力线对位的改变、遗传和生化因素等有密切关系。现代医学治疗以非药物治疗（患者的教育和自我管理、辅助护具的使用、治疗性肌力练习和热疗等）、药物治疗（止痛药、类固醇皮质激素、关节注射等）及外科治疗为主。近年来，实验性基因治疗迅速发展。研究表明，多种生物活性物质不仅在关节软骨和滑膜的正常结构和功能维持方面发挥重要作用，而且也不同程度地参与关节炎的病变过程，如白细胞介素 -1（IL-1）、肿瘤坏死因子 - α（TNF-α）、前列腺素 E_2（PGE_2）、白细胞介素 -6（IL-6）等，其中，IL-1 的致病作用最显著。研究表明，补肾软坚方药能降低总胆固醇（TC）、TNF-α 及 IL-1 水平，具有直接抑制炎症的作用。

颈椎病及颈椎间盘病变是影响椎动脉血流的主要原因，由此而产生的眩晕称为颈源性眩晕。造成颈源性眩晕的原因多为椎动脉在穿行颈椎横突孔过程中受压，椎动脉发育异常或有粥样硬化，颈部交感神经受刺激引起椎动脉痉挛，供应前庭神经核和迷路的动脉细小，椎动脉血流受心率、血黏度、血压变化等的影响。

中医学认为，本病以"脾肾亏虚"为本，"痰瘀互结"为标，故治以"益肾健脾、软坚散结"。方中以桑寄生、制何首乌、菟丝子、龟甲、杜仲等益肾填精；以茯苓、陈皮、党参健脾；以丹参、川芎活血软坚；以夏枯草清热软坚；以海藻、昆布消痰软坚散结。诸药合用，脾肾得补，痰瘀可消，气血畅和，清窍得养，眩晕自除。临床研究表明，补肾软坚方药能改善椎 - 基底动脉供血情况，同时对患者血流变指标亦有改善作用，具有较好的临床疗效，值得推广。

第四节　补肾软坚法的验案精选

【验案一】患者，女，66 岁，2014 年 4 月 3 日初诊。

患者间断心前区疼痛 2 年余，加重 2 个月。患者 2012 年 2 月 16 日无明显诱因出现心前区疼痛，于天津市某医院行冠状动脉造影示：左前降支弥漫性狭窄，右冠状动脉弥漫性狭窄，远端完全闭塞，确诊为冠心病，于右冠状动脉置入支架 1 枚。术后心前区间断疼痛，近 2 个月加重，伴有左侧背部疼痛，胸闷憋气，气短喘息，心悸时作，偶有汗出，头晕耳鸣，腰酸腰痛，纳可，寐欠安，多梦，大便每两日一行。舌暗红，苔白，脉弦细。

西医诊断：冠心病，冠状动脉支架植入术后。

中医诊断：胸痹，气虚血瘀证。

治法：益肾健脾，活血化瘀，软坚散结。

处方：绞股蓝10g，炙鳖甲30（先煎），海藻10g，丹参20g，当归10g，女贞子20g，枸杞子15g，降香10g，炙黄芪20g，淫羊藿10g，补骨脂10g，火麻仁10g，炙甘草10g。7剂，水煎服。

1周后患者复诊，心前区及背部疼痛发作频次减少，程度较前明显缓解，见效守方，继服7剂。半年后随访，患者病情平稳，可从事日常家务。

【按】《金匮要略》对于胸痹病机有述，曰"阳微阴弦，即胸痹而痛，所以然者，责其极虚故也。今阳虚知在上焦，所以胸痹、心痛者，以其阴弦故也"。脏腑亏虚的根本乃脾肾虚损，肾阳乃一身阳气之源，心阳得之于肾阳，肾阳不足，无以温煦心阳，胸阳不展，气滞血瘀，痰浊由生。本案患者支架术后本虚为主，证属气虚血瘀，治以益肾健脾为主，活血化瘀为辅。方中淫羊藿、补骨脂、枸杞子、女贞子补肾温脾；绞股蓝、炙鳖甲、海藻软坚散结；炙黄芪、当归、丹参、降香益气活血化瘀。全方补肾温脾不敛邪，散结消瘀不伤正。

【验案二】患者，女，67岁，2013年6月13日初诊。

患者间断头晕6年余，加重1周。患者高血压病史6年，头晕间作，血压最高180/90mmHg，规律服用替米沙坦片每日80mg，倍他乐克片每日25mg，但血压控制不理想。近1周无明显诱因头晕加重，伴有目眩心悸，晨起血压150/95mmHg左右，未诉胸闷胸痛等不适。平素畏寒肢冷，纳可，寐欠安，夜尿1次，大便每日一行。舌暗红，苔白腻，脉弦细。颅脑CT、尿常规、肝肾功能均未见异常。血压：170/90mmHg。

西医诊断：高血压病。

中医诊断：眩晕，痰浊中阻证。

治法：健脾降浊，调和气血。

处方：当归10g，白芍20g，茯苓10g，夏枯草15g，半夏6g，白术15g，天麻15g，远志10g，山楂10g，泽泻30g，炙甘草10g。7剂，水煎服，每日1剂。

7剂后，患者头晕缓解，守法守方。继服14剂，患者血压平稳，头晕消失。

【按】眩晕的病因无外乎"虚""风""痰"。《灵枢·卫气》认为"上虚则眩"，肾精不足，髓海空虚，或气血亏虚，脑窍失养，发为眩晕；血虚生风，或阳亢动风，发为眩晕；朱丹溪则提出，"无痰不作眩"，认为痰浊中阻，清阳不升，蒙蔽清窍，脑失所养，发为眩晕。阮士怡教授综合历代医家观点，认为眩晕非单一病因所致，因于肝风者，平肝潜阳、熄风定眩；因于痰浊者，健脾化浊、健脾和胃。同时，眩晕非仅实邪所致，多伴有气血亏虚、肾精不足，故兼予以调和气血、填精益髓，祛除致病因素不忘固护正气。本案眩晕证属痰浊中阻，除痰蒙清窍症状外，尚有畏寒肢冷等虚寒证表现，系痰阻脉络、气血不畅，故治以健脾降浊、调和气血。方中当归、白芍、白术养血和血，健脾益气；半夏、茯苓、泽泻健脾祛湿；夏枯草软坚化痰。上药同用，起到化痰祛湿、健脾和胃的作用。

【验案三】患者，男，74岁，2013年12月12日初诊。

患者心悸5年，加重1周。患者2009年无明显诱因出现心前区不适，诊断为心律失常（频发室性期前收缩、心动过缓）、冠心病，置入支架1枚，置入后症状好转。2011年至2013年12月患者出现间断心悸，伴汗出，尿频，自行服用速效救心丸或硝酸甘油数粒后可缓解，近1周心悸频发。患者自诉有糖尿病病史，现空腹血糖11mmol/L。纳可，寐安，大便黏腻不成形，小便有泡沫。舌紫暗，苔黄腻，脉弦缓结。2013年11月19日查24h动态心电图示：窦性心律、心动过缓，房性期前收缩，可见成对、短阵房性心动过速，多形室性期前收缩，可见三联律成对，ST段下移，T波低平或双向。

西医诊断：心律失常（冠状动脉支架植入术后），糖尿病。

中医诊断：心悸，痰浊瘀阻证。

治法：益肾健脾，软坚散结。

处方：炙鳖甲30g（先煎），海藻15g，细辛3g，丹参30g，绞股蓝10g，银杏叶10g，淫羊藿10g，肉苁蓉15g，钩藤15g，知母15g，女贞子20g，夏枯草15g，牡丹皮15g。7剂，水煎服。

服药后患者心悸减轻，继服14剂，症状明显缓解，遂改"益肾健脾，涤痰复脉"之中成药守效。

【按】中医学强调"治病必求其本"，注重养护机体正气，抓住疾病邪正斗争病理变化过程中的主要环节。治疗冠心病当从疾病之本——脾肾虚损出发，强调运用益肾健脾法补脾肾之虚，健后天之运，使"正气存内，邪不可干"，以达到控制冠心病反复发作的目的。因冠心病的病机为虚中夹实，除了脾肾虚损外，还有痰浊、瘀血等病理产物的互结、停滞，故又以软坚散结法来祛其邪气以治标。标本兼顾，消补并用，很好地起到了防治冠心病的作用。

胸痹、心悸、不寐等心系疾病的病位在心，而病因病机各异。心藏神，主血脉，为五脏六腑之大主，受肾精肾水之济，脾胃水谷精气化生之营血滋养，得以血脉充足、畅达四末，得以化神养神，正常发挥心的生理功能，故阮士怡教授认为，其病机根本之脏多在脾、肾。如在心律失常的辨治过程中，阮教授认为其机制为正气虚弱、外舍于心，发病与心、脾、肾三脏相关，故治疗上以益肾健脾为主。以炙鳖甲、海藻、绞股蓝、夏枯草涤痰软坚散结，淫羊藿、肉苁蓉、女贞子平补肾阴肾阳，细辛、丹参活血祛瘀、温通心阳，钩藤、知母滋阴平肝清热。上药同用，共奏益肾健脾、软坚散结复脉之效。

【验案四】患者，男，56岁，2014年3月13日初诊。

患者胸闷气短5年余，活动后背部不适感，偶伴有心前区疼痛。时潮热汗出，汗后畏寒加重，偶有头晕，头部右侧自觉胀闷感，腰背畏寒喜暖，四肢不温，足部湿疹频发。纳可，寐差易醒，大便干溏不调。舌暗红，苔白微腻，脉左弦细、右沉弦。心电图示：ST段及T波异常，前侧壁、下壁心肌缺血；心脏彩超示：主动脉硬化，左心室舒张功能减低，左心室壁运动欠协调，三尖瓣反流轻度。冠心病病史3年余，冠状动脉造影示：LAD狭窄＞50%。血压120/80mmHg。

西医诊断：冠心病。

中医诊断：胸痹，脾肾亏虚、痰浊内蕴证。

治法：益肾健脾，软坚散结。

处方：绞股蓝10g，茯苓10g，夏枯草10g，法半夏6g，川芎10g，丹参10g，香附10g，补骨脂10g，刺五加10g，五味子10g，紫石英20g，豆蔻6g。7剂，水煎服，每日1剂。

二诊：2014年3月20日。患者背部不适感及心前区疼痛较前减轻，仍自汗频出，伴潮热感，下肢及腰背部畏寒，若遇寒或进食寒凉后即出现腹泻症状，不必服药，得温则舒，移时好转。纳可，寐安，二便调，舌红，苔薄白，脉沉细。初诊方去五味子、夏枯草、法半夏，加淫羊藿10g、熟地黄15g、山茱萸10g、泽泻30g、鳖甲30g（先煎）、海藻10g。继服7剂。

三诊：2014年3月27日。患者自觉服药后症状减轻，尤前4剂效果明显，无心前区不适，背部僵直、畏寒均大为改善。守前方加减，嘱2日1剂以巩固疗效。

【按】本案辨证为脾肾亏虚、痰浊内蕴。肾藏元阴元阳，为水火之宅。肾属水，心属火，二脏相互影响、相互制约，水火既济，则阴阳平衡，五脏相安。《灵枢·本神》曰："肾气虚则厥，实则胀，五脏不安"，肾阳为一身命门之火，肾阳虚则会导致脾阳虚，脾胃运化功能失职，气血乏源，而心主血脉，气血不足则心脉失养，不荣则痛，入夜阳入于阴，阴不制阳，而寐难安。心肾阳虚，阴寒之邪上乘于胸则见胸闷、心痛气短。肾阳虚衰，水液代谢输布失常则见足部湿疹频发，大便干溏不调。阳虚卫外不固，故见汗出、喜暖畏寒之症。痰浊痹阻日久，血行不畅而生瘀，故见舌暗。治以益肾健脾、涤痰散结之法，佐以理气消瘀。方中绞股蓝益气健脾，刺五加、茯苓善入脾经，健脾补中；半夏、夏枯草涤痰理气；补骨脂、紫石英、五味子温肾助阳；舌暗红，乃血瘀之象，遂用川芎、丹参、香附行气化瘀止痛。诸药合用，共奏益肾健脾、涤痰散结、理气消瘀之功。二诊中，仍遗留自汗、畏寒、腹泻等典型的命门火亏、下元虚衰症状，故续用健脾药物，增大补肾药比重，加淫羊藿、山茱萸、熟地黄等补肾固涩填精药物，针对病本，溯本求源，以求远效；同时运用海藻、鳖甲软坚散结。

情志致病和不良生活习惯是现代老年病和心血管疾病的重要致病因素，如冠心病伴发焦虑、抑郁，情绪波动致高血压病患者血压波动或心律失常反复发作，膏粱厚味引发高脂血症、2 型糖尿病等。七情太过或不及可影响脏腑气血运行，发为胸痹、心痛、心悸、眩晕、不寐等，即"七情失调"。在"生物 - 心理 - 社会"医学模式的要求下，心血管疾病领域提出"双心"医学模式，旨在关注心理疾病和心血管疾病的相互作用。阮教授在发现有情志因素致病时，除了嘱患者调畅情志、精神内守、淡泊名利外，在处方用药上常使用宽胸解郁散结之品如石菖蒲、郁金、延胡索、厚朴等，安神定志之品如远志、生龙骨、生牡蛎、合欢花、珍珠母、酸枣仁、首乌藤等。不规律的作息习惯及肥甘厚腻饮食等有碍脾胃运化，使气血生化乏源，所以在祛除病因的同时，要嘱咐患者注意调和气血，颐养性情，规律生活，劳逸结合。

【验案五】患者某，女，82 岁，2012 年 11 月 25 日初诊。

患者胸闷憋气间作 10 余年，加重 1 周。高血压病史 10 余年，血压最高达 180/80mmHg，平素口服硝苯地平控释片（拜新同）30mg，1 次 / 日。刻诊：面色晦暗无华，形体消瘦，现自觉活动劳累后发作，伴心慌气短，偶有咳嗽，痰少色白，纳可，寐安，二便可，舌瘦暗红，苔薄黄，脉沉缓。血压 150/70mmHg。

西医诊断：冠心病，高血压病。

中医诊断：胸痹，气虚血瘀证。

治法：益肾健脾，软坚散结。

处方：鳖甲 30g，绞股蓝 10g，当归 15g，川芎 10g，丹参 20g，泽泻 20g，沉香 6g，女贞子 15g，墨旱莲 15g，补骨脂 10g，桑寄生 15g，海藻 15g，茯苓 15g，砂仁 10g。

服药 14 天后，患者诸症减轻。原方加减后继服 20 天，患者血压稳定在 130/70mmHg 左右，未诉胸闷憋气，纳寐可，二便调，嘱继服补肾软坚方药以巩固治疗。

【按】动脉粥样硬化是冠心病和许多内科疾病的共同病理基础，延缓动脉粥样硬化的发生不仅可以预防冠心病的发生，同时也可以延缓衰老。冠心病多与中医学"胸痹"相关，其病机为"本虚标实"，"本虚"虚在脏腑亏虚，根本为脾肾虚损；"标实"为瘀血、痰浊互结于血脉之中，阻塞脉络。故在治疗胸痹时，多针对病机采用益肾健脾治本、软坚散结治标的法则。

从年龄角度分析，冠心病属于增龄性疾病，发病以中老年居多，与渐进性衰老有关；而中医学认为衰老与肾密切相关，肾中精气的盛衰是人体生、长、壮、老、已的根本，故肾虚应为该病的主要病机。患者已是耄耋之年，《灵枢·天年篇第五十四》有云："年四十，五脏六腑十二经脉，皆大盛以平定。五十岁，肝气始衰。六十岁，心气始衰。七十岁，脾气虚。八十岁，肺气虚。九十岁，肾气焦。百岁，五脏皆虚。"可见"五脏皆虚"是冠心病的重要特点，唯有肾精充盈方可使"五脏坚固"。另冠心病常伴随动脉粥样硬化的发生，病理过程即是基于气血津液紊乱，脏腑功能失调，以致痰浊、瘀血等有形实邪壅塞脉道，脉道失利而成。故血脉不通，心脉失养，发为胸痹。

结合现代病理学机制研究，冠心病的治疗当以降脂、保护血管内皮细胞的完整性、限制血流速度以缓解血管微循环障碍为重，宜选用活血补气药。处方中加入鳖甲、绞股蓝、海藻以益肾健脾、软坚散结。此三药为阮教授临床善用药对，具有降脂、改善微循环等功效，临床多应用于预防动脉粥样硬化，且疗效显著；继以女贞子、墨旱莲、补骨脂、桑寄生滋补肝肾，以泽泻、茯苓、砂仁健脾化湿，以当归、川芎、丹参行气活血，以沉香暖肾纳气。可发挥降低全血黏度与减少血小板聚集的作用，抑制血栓形成，达到治疗冠心病的目的。

【验案六】患者某，男，42 岁，2012 年 11 月 28 日初诊。

患者眩晕伴心慌胸闷 4 年余。患者于 4 年前体检时发现血压升高，服中药治疗 1 年余，效果不佳。近 1 年服用酒石酸美托洛尔片（倍他乐克）25mg/ 次，每日 1 次；福辛普利钠片（蒙诺）5mg/ 次，每日 1 次。血压最高达 150/90mmHg。刻诊：头晕昏沉，双目视物不清，偶有耳鸣，口干口苦，但欲饮冷。纳可，寐欠安，入睡难，夜尿 2~3 次，大便可，双下肢水肿（＋），舌红绛，苔白厚腻，唇色紫黯，脉弦数。血压 140/100mmHg。

西医诊断：高血压病。

中医诊断：眩晕，肝肾阴虚证。

治法：益肾养肝，健脾化痰。

处方：泽泻30g，细辛3g，丹参20g，天麻20g，杜仲20g，牛膝15g，决明子15g，泽兰10g，地龙15g，柏子仁30g，何首乌30g，紫石英20g，瓜蒌30g，炙甘草6g。7剂，水煎服，每日1剂。

服药7天后，患者诸症大减。初诊方加减后继服20天，患者血压稳定在135/80mmHg左右，偶有头晕，纳寐可，二便调，余无明显不适，嘱继服补肾软坚方药巩固疗效。

【按】现代医学认为，高血压发病机制为"肾素-血管紧张素-醛固酮系统"平衡失调，血管紧张素Ⅱ刺激肾上腺皮质球状带分泌醛固酮促使水钠潴留，刺激交感神经节增加去甲肾上腺素分泌，提高特异性受体的活动从而使血压升高，病理过程涉及心、脑、肾。本例为原发性高血压病患者，属中医眩晕、头痛范畴。患者现症头晕耳鸣、口干口苦、夜尿频数，兼有失眠，结合其舌脉分析证属肝肾阴虚，其源在脾肾二脏，病损及肝，肾阴阳两虚，水不涵木，肝阴亏，肝阳上犯；加之脾虚不能运化水湿，痰浊内生，肝阳挟痰蒙蔽神府，神明失司，心失所主，发为眩晕，故本病治宜益肾养肝、健脾化痰。

本例以天麻钩藤饮为主方，以天麻、杜仲、牛膝、决明子加何首乌补益肝肾、潜镇肝阳；继以泽泻、泽兰、瓜蒌、丹参活血祛瘀、健脾化痰；配伍细辛、地龙通络开窍；以紫石英、柏子仁镇静安神；最后以炙甘草补脾和胃、益气复脉。全方旨在补肾、健脾、宁心神，以达到降压效果。

【验案七】患者，男，79岁，2013年5月23日初诊。

患者胸闷、憋气、后背痛间作2年。患者2年前劳累后出现胸闷、后背隐痛，时伴憋气，每于劳累后诱发。查冠脉CT：右冠近段狭窄（50%~75%）。症见：胸闷、憋气、后背隐痛，腰膝酸软，周身乏力，纳差，寐安，二便调，舌淡紫，苔薄白，脉弦细无力。

西医诊断：冠心病。

中医诊断：胸痹，脾肾两虚、痰瘀互结证。

治以：益肾健脾，软坚散结。

处方：淫羊藿10g，巴戟天10g，女贞子20g，山萸肉10g，党参15g，五味子10g，丹参20g，赤芍20g，红花6g，绞股蓝10g，醋鳖甲30g（先煎），砂仁3g。7剂，水煎服，每日1剂，早晚分服。

二诊：2013 年 5 月 30 日。胸闷、憋气、后背隐痛症状稍减轻，自诉劳累后仍有心前区不适，纳少，夜寐安，二便调，舌暗红，苔薄白，脉弦细。继以初诊方去鳖甲、红花、绞股蓝，加云苓（即茯苓）15g、瓜蒌 30g、知母 10g、川芎 10、海藻 10g，7 剂，水煎服，每日 1 剂，早晚分服。

三诊：2013 年 6 月 6 日。胸闷、后背隐痛症状有所缓解，周身乏力，活动后易憋气，纳食稍增，寐安，舌暗红，苔薄白，脉弦细。继以初诊方去山萸肉、党参、天冬、知母，加制首乌 15g、绞股蓝 10g、夏枯草 15g，丹参加量至 30g。7 剂，水煎服，每日 1 剂，早晚分服。

四诊：2013 年 6 月 13 日。未再发胸痛，劳累后偶发憋气，休息可缓解，纳可、寐安，二便调。舌淡红，苔薄白，脉弦缓。继三诊方去制首乌、夏枯草，加枸杞子 15g、川芎 10g。7 剂，水煎服，每日 1 剂，早晚分服。

药后再诊，症状平稳，见效守方，继服 14 剂以巩固疗效。

【按】动脉粥样硬化（AS）是以脂质代谢障碍为病理基础的常见血管疾病，是冠心病、脑卒中发生的重要病理因素。现代医学所说的"脂质、脂肪"的含义类似于中医学的"膏、脂"。清代张志聪《黄帝内经灵枢集注》曰："中焦之气，蒸津液化，其精微溢于外则皮肉膏肥，余于内则膏脂丰满。"正常的脂质为营养全身的精微物质，但"膏、脂"生化运转失常，聚而为痰，滞于营中，浸淫血脉，即成血脉痰浊之患。脂质代谢紊乱不仅是 AS 形成的始发病理因素，也是中医"痰浊"内生的物质基础。同时，根据津血同源、痰瘀相关理论，病理产物"瘀血"实质是血液中的"痰浊"，两者相互胶结。故阮教授认为 AS 属于"坚、结"之证，是动脉血管壁上的"痰瘀互结"。

患者年近八旬，脾肾两虚，肾气亏虚，血脉失于温煦，无力鼓动脉中气血运行；脾阳不足，胸阳亦随之不振，加之脾气亏虚，失于健运，痰浊内生，日久痰阻血瘀、痰瘀互结，共致心脉气血失畅，则发胸痹心痛。治疗时标本兼顾，治以益肾健脾、软坚散结。初诊方中淫羊藿、巴戟天、女贞子、山萸肉滋补肾阴肾阳；党参、五味子补益心之气阴，且党参补气健脾兼能养血；绞股蓝健脾化痰，综上补肾健脾养心，共奏扶正补虚以软坚散结之功；丹参配伍赤芍、红花，活血祛瘀以散结；鳖甲化痰软坚，荡涤脉络之痰浊，且能通血脉，甚合本案痰浊、瘀血互结之证。纵观全方，益肾健脾以治本、化痰活血以治标，共奏软坚散结之功。二诊时，患者症状好转，故仍守前方之治则。考虑原方大滋大补，故加知母清热润燥，以防滋补温热太过；海藻易鳖甲，为咸寒润下之品，仍达化痰软坚之功；加用瓜蒌理气开郁、涤痰宽胸，以助全方软坚散结之力；考虑患者纳少，故加用云苓，健脾益气和胃以助饮食，同时脾胃健运有利于化湿浊，进一步体现了补虚扶正以散结。三诊时，患者胸闷、胸痛症状好转，出现周身乏力，故减少滋阴药物用量，加制首乌 15g 以增补肾强筋骨之力；活动后憋气，仍为痰瘀互结之症，故增加丹参用量至 30g，"一味丹参饮，功同四物汤"，加强活血化瘀以软散之功；夏枯草清热散结，既配合鳖甲、海藻，加大软坚散结之力，又防全方滋补化热之势。四诊患者未发胸痛，仅劳累后憋气，舌脉较前好转，继前方酌加枸杞子 15g 替换制首乌，减去夏枯草，加川芎 10g，继予加强滋补肾阴、活血通络以散结之力。

【验案八】患者，女，70 岁，2013 年 10 月 31 日初诊。

患者 2010 年 9 月行经皮冠状动脉介入治疗（PCI），右冠状动脉置入支架 2 枚。现症：活动后气短，伴喘息，时有心前区疼痛，自服硝酸甘油可缓解，神疲乏力，口干口苦，胃胀，腹胀满，四肢逆冷，畏寒，偶痉挛。纳差，夜寐易醒，服艾司唑仑每日 2mg 辅助睡眠，小便调，大便困难。舌暗紫，苔薄白，脉沉细。平素服药：苯磺酸氨氯地平片，每日 5mg；富马酸比索洛尔片，每日 2.5mg；阿司匹林肠溶片，每日 0.1mg；单硝酸异山梨酯缓释片，每日 60mg。平素血压控制在 130 ～ 140/80 ～ 90mmHg。

西医诊断：冠心病；冠脉内支架置入术后状态。

中医诊断：胸痹，气虚血瘀证。

治法：益肾健脾，滋阴理气。

处方：党参 15g，麦冬 10g，知母 15g，白芍 20g，淫羊藿 15g，肉苁蓉 15g，丹参 20g，制何首乌 20g，川芎 10g，木香 10g，番泻叶 3g，火麻仁 15g，合欢花 10g，砂仁 6g。7 剂，每日 1 剂，水煎服。

二诊：2013 年 11 月 7 日。口苦、乏力症减，口干，活动后胸闷气喘，腹胀满，畏寒。纳可，寐安，夜尿频，大便无力，便后不爽。舌暗淡，苔白润，脉沉细。初诊方去党参、麦冬、白芍、淫羊藿、肉苁蓉、川芎、木香、番泻叶、合欢花、砂仁，易火麻仁为 20g，加绞股蓝 10g、炙鳖甲 30g（先煎）、当归 10g、女贞子 20g、远志 10g、石菖蒲 10g。7 剂，每日 1 剂，水煎服。

三诊：2013 年 11 月 14 日。胸闷憋气症减，喘息时感背部疼痛，食后胃脘胀满。纳差，夜寐多梦，夜尿频，大便无力。舌暗苔白腻，脉沉细数。二诊方去绞股蓝、远志、石菖蒲，易火麻仁为 10g，加瓜蒌 30g、麦冬 10g、赤芍 15g、板蓝根 10g、泽泻 30g、炙甘草 6g。7 剂，每日 1 剂，水煎服。

四诊：2013 年 11 月 21 日。背部疼痛症减，活动后喘息，心前区满闷不舒，食后胃脘胀满，偶感胃痛。纳可，夜寐多梦，夜尿频，大便调。舌暗苔白腻，脉沉。三诊方去麦冬、赤芍、板蓝根、女贞子，加天冬 10g、荷叶 15g、绞股蓝 10g、葶苈子 10g、吴茱萸 5g、枳壳 10g、酸枣仁 30g。7 剂，每日 1 剂，水煎服。

五诊：2013 年 12 月 19 日。诸症均减，偶感胸闷憋气。纳可，寐安。舌红，苔薄白，脉沉。四诊方去天冬、荷叶、炙鳖甲、知母、葶苈子、泽泻、枳壳、火麻仁，加桑寄生 15g、续断 15g、黄连 15g、焦三仙各 10g。继续服用 7 剂巩固治疗。

随访 2 个月，病情再未发作。

【按】本案为 PCI 术后，患者年事已高，久病伤正，脾肾虚衰，水液运化失司，内聚生痰，痹阻心脉，困阻清阳；心气亏虚兼之肾不纳气，气为血之帅，气虚则血运无权，无以濡养脏腑九窍、四肢百骸，瘀阻脉络，痰瘀互结而成胸痹。

初诊方中党参、麦冬、知母益气养阴；白芍养血活血；淫羊藿、肉苁蓉、制何首乌温补肾阳；川芎、合欢花行气活络止痛；木香、砂仁理气健脾，助番泻叶、火麻仁利水通便；结合舌脉症状，患者痰瘀之邪较盛，中焦气机壅滞，加之老年肾气不足，脾失健运，腑气不通，则见口干口苦、胃胀满，故用健运脾气、温补肾阳之品。全方温而不燥，寒热平调，共奏益肾健脾、滋阴理气之功。二诊阳气不振则发为胸闷憋气，以绞股蓝益气健脾、清热解毒，炙鳖甲滋阴潜阳、软坚散结；当归助火麻仁活血通便；石菖蒲、远志合用理气解郁、宁心安神；女贞子滋阴补肾温脾，阴阳双补。三诊阳气复生，热象毕现，遂减补肾温阳之药，续加瓜蒌清热涤痰、宽胸散结，赤芍清热凉血，板蓝根清心胸之热，泽泻利水渗湿；炙甘草甘温益气，通经脉，利血气，缓急养心。四诊以枳壳、吴茱萸行滞消胀、理气止痛；重用酸枣仁以宁心安神。

第二章

补肾软坚法的方药研究

第一节 补肾软坚法代表方药

补肾软坚方药是国医大师阮士怡教授治疗动脉粥样硬化性疾病的经典名方。阮士怡教授和其弟子张军平教授在多年从事中医药防治心血管疾病的临床研究中发现，"肾精亏耗"是动脉粥样硬化性疾病发病之根本所在，虚、瘀、毒并存，虚即脾肾两虚，瘀即血瘀，毒即痰毒和热毒。防治当以"补肾软坚"为大法，他们根据多年的临床经验筛选出具有补肾气、填肾精、固真元的中药组成补肾软坚方药。方药由党参、丹参、杜仲、桑寄生、龟甲、淫羊藿、何首乌、石菖蒲、茯苓、砂仁、夏枯草、海藻等药物组成，具有调和阴阳、健脾益肾、涤痰降浊、活血散结之功效，标本兼顾，补虚泻实，使人体阴平阳秘、气血调畅、经脉条达。全方组方严谨，配伍独特，临床应用三十余载，疗效卓著。方中丹参活血通络，桑寄生、杜仲、淫羊藿、龟甲、何首乌等调补肝肾、益精填髓，党参健脾益肾，茯苓、砂仁、石菖蒲祛痰开窍、祛湿化痰，夏枯草清热毒、抑肝阳，海藻泻火散结，合而用之，令气血和畅、阴阳调和、脾肾健旺、五脏经脉条达，热毒、痰瘀自去，以此达到保护血管、抑制炎症反应的作用。补肾软坚方药在提高机体保护性因素方面具有一定优势，祛邪与扶正兼顾。

运用具有益肾健脾、涤痰降浊、活血散结之功效的补肾软坚方药，加强机体正气，不仅可以使各种血管活性物质在体内的表达及比例正常，而且可以使内皮功能得以恢复，以此达到抗氧化、保护血管内皮、稳定 AS 斑块的作用，目前已广泛应用于冠心病心绞痛、心律失常、原发性高血压病、中风等心脑血管疾病临床治疗中。补肾软坚方药能够明显改善肾虚痰瘀型冠心病心绞痛患者的胸痹心痛证候，具有良好的抗氧化、抗酪氨酸硝基化的作用，并且证实了活性氧自由基（ROS）和活性氮自由基（RNS）可能是"痰"

的物质基础。"脾虚生痰，痰瘀互结"是心脑血管病的病理基础。补肾软坚方药具有改善动脉粥样硬化类疾病的作用，成为"补肾软坚法"用于防治心脑血管疾病的一个重要实践。

近年来，课题组对补肾软坚方药先后以"补肾复脉液""补肾千金复脉方""补肾软坚方药"等进行了系统科学的临床及实验研究，探讨其组方原理与作用机制，从氧化应激、炎症反应、内膜增生、脂质过氧化损伤等多个角度阐释了此方的药理机制。

第二节　补肾软坚法代表药物研究

一、本草考证

补肾软坚方药是阮士怡教授结合中医传统理论与临床经验研制而成，针对衰老的生理病理改变，对症用药，组方合理，具有补肾健脾、软坚散结的功效。其中，杜仲、桑寄生、龟甲、淫羊藿、何首乌可补肾气、强筋骨。杜仲补益肝肾，《本草求真》载"入肝而补肾，子能令母实"，王好古则称其为"肝经气分药，润肝燥，补肝虚"。桑寄生，功用与炒杜仲类似，益肾强腰，《医林纂要探源》言其"坚肾泻火"。龟甲，咸寒，至阴之品，益肾滋阴。《本草经解》载淫羊藿"气寒，禀天冬令之水气，入足少阴肾经，味辛无毒，得地润泽之金味，入手太阴肺经，气味降多于升"，"主阴痿绝伤，茎中痛，利小便，益气力，强志"。方中茯苓、砂仁、党参补脾益气、温中化湿，与夏枯草、海藻、丹参、龟甲、石菖蒲活血化瘀、利水消痰、涤痰散结之功相合，同时治疗脾虚与痰浊。何首乌，气微温，味苦涩，无毒，主瘰，消痈肿，疗头风面疮，治五痔，止心痛，益血气，黑髭发，悦颜色，久服长筋骨，益精髓，延年不老。

方药中健脾当选党参、茯苓、砂仁。《本草正义》中记载："党参力能补脾养胃，润肺生津，健运中气，本与人参不甚相远。其尤可贵者，则健脾运而不燥，滋胃阴而不湿，润肺而不犯寒凉，养血而不偏滋腻，鼓舞清阳，振动中气而无刚燥之弊。"《本草新编》中记载茯苓道："助阳，利窍通便，不走精气，利血仅在腰脐，除湿行水，养神益智，生津液，暖脾，去痰火，益肺，和魂练魄，开胃浓肠，却惊痫，安胎孕，久服耐老延年。"砂仁则止哕定吐，除霍乱，止恶心，安腹痛，温脾胃，治虚劳冷泻，消宿食，止休息痢，安胎颇良，但只可为佐使，以行滞气，所用不可过多。用之补虚绝佳，能辅诸补药，行气血于不滞也。

补肾软坚方药，功能软坚散结，其中软坚药物为夏枯草、海藻、石菖蒲。《本草新编》记载海藻曰："此物专能消坚硬之病，盖咸能软坚也。然而单用此一味，正未能取效，随所生之病，加入引经之品，则无坚不散矣。"夏枯草专散痰核鼠疮，尤通心气，头目之火可祛，胸膈之痞可降。石菖蒲能开心窍，善通气，止遗尿，安胎除烦闷，能治善忘。三者相辅相成，软坚散结。

本方中活血首选丹参，其味苦，微寒，归心、心包和肝经，既可活血调经、祛瘀止痛、凉血消痈，又可除烦安神。丹参专通营分，用于治疗各种血瘀证。方中丹参活血通络，桑寄生、淫羊藿、何首乌等调补肝肾、益精填髓；茯苓、石菖蒲祛痰开窍。全方使脾肾健旺，气血和畅，五脏经脉条达。因此，补肾软坚方药可以达到抗氧化、保护血管内质、稳定 AS 斑块的作用。

二、化学成分

在现代研究中，笔者研究团队依托中药系统药理学数据库与分析平台（TCMSP）检索补肾软坚方药中药物化学成分，发现补肾软坚方药的中药成分中含有大量抗衰老、抗氧化的化学成分，为复方的药理循证提供了支持。通过 TCMSP 检索补肾软坚方药中党参、陈皮、天冬、石菖蒲、丹参、菟丝子、杜仲、桑寄生、夏枯草、海藻、昆布、川芎等中药的所有化学成分，一共搜集了 3718 种化合物。其中，党参 279 种、陈皮 119 种、天冬 256 种、石菖蒲 115 种、丹参 1350 种、菟丝子 290 种、杜仲 595 种、桑寄生 94 种、夏枯草 336 种、海藻 119 种、昆布 103 种、川芎 62 种。在 TCMSP 平台中，OB ≥ 30%，DL ≥ 0.18 的条件下，对以上化合物中已有文献报道的成分进一步筛选，得出 142 个活性化合物，其基本信息见附录表 2-1。

党参 根据药材的来源不同，党参分为西党、条党、潞党、东党、白党等多种品种，但所含化学成分相似。几十年来，经过国内外广大学者的研究，从党参中分离并鉴定得到 21 种糖类物质（单糖、多糖、低聚糖等），如单糖中的葡萄糖，低聚糖中的菊糖，多糖中绝大部分为酸性多糖，还有 4 种杂多糖且均含果糖（CP-1、CP-2、CP-3、CP-4）；苷类成分，如党参苷Ⅰ、党参苷Ⅱ、党参苷Ⅲ、党参苷Ⅳ等 4 种党参苷和丁香苷；10 种甾醇类成分，如甾醇、甾苷、甾酮 3 类，包括 α- 菠甾醇、α- 菠甾酮、△- 菠甾醇、△5,22- 豆甾烯醇、α- 菠甾醇 -β-D- 葡萄糖苷、豆甾醇、豆甾酮、豆甾醇 -β-D- 葡萄糖苷、7- 豆甾烯醇、△7- 豆甾烯醇 -β-D- 葡萄糖苷、α- 菠甾醇 -7,22- 双烯 -3- 酮、豆甾 -5,22- 双烯 -3- 酮、△7- 豆甾烯酮和豆甾烯醇 -β-D- 葡萄糖苷等；5 种生物碱，包括党参碱、胆碱、党参脂、党参酸、5- 羟基 -2- 羟甲基吡啶、烟酸挥发油、正丁基脲基甲酸酯等成分及含 N 成分；34 种挥发性成分，13 种三萜及其他成分。此外，党参中还含有人体必需的多种无机元素和氨基酸。

丹参　主要含有脂溶性和水溶性 2 类成分。脂溶性成分，如丹参酮Ⅰ、ⅡA、ⅡB，隐丹参酮，异隐丹参酮，羟基丹参酮，降丹参酮，异丹参酮Ⅰ、Ⅱ，丹参新酮，左旋二氢丹参酮，丹参酸甲酯，丹参醇Ⅰ、Ⅱ、Ⅲ，紫丹参甲素，紫丹参乙素，丹参醌 A、B、C，亚甲基丹参醌，丹参酚及丹参醛等。水溶性成分，如丹参素（β-3'，4'- 二羟基苯基乳酸），丹参酚酸甲、乙、丙，原儿茶酸，原儿茶醛等。

杜仲　杜仲科植物杜仲的树皮，所含化学成分多达 138 种。杜仲其他部位的药用有效成分与树皮相似，均含木脂素类、环烯醚萜类、苯丙素类、黄酮类、糖类、甾萜类、杜仲胶、酚苷类、微量元素及氨基酸等。

桑寄生　始载于《神农本草经》，"主腰痛，小儿背强，痈肿，安胎，充肌肤，坚发、齿，长须眉"。药理与临床实践已证实桑寄生具有抗肿瘤、抗炎等多种功效，其成分含有黄酮类的槲皮素、萹蓄苷等，挥发油类，维生素 C，微量元素钾、磷、镁、钠等，1- 脱氧野尻霉素（DNJ），等等。

龟甲　又称为龟板，其上、下甲均含有相同的 18 种氨基酸；含铬、锰、铜、锌、铁、硒等人体必需微量元素；另含动物胶、角质、蛋白质、维生素、脂肪等化学成分。

淫羊藿　含有淫羊藿总黄酮、淫羊藿苷和淫羊藿多糖及其他生物活性成分。淫羊藿总黄酮是从淫羊藿叶中提取的有效成分，其主要功效是补肾阳、强筋骨、祛风湿。淫羊藿苷对心脏具有明显的保护和增强作用，可增加心脑血管血流量、促进造血功能，还具有补肾壮阳、抗老等功效。淫羊藿多糖具有调节免疫、抗病毒、抗衰老等功效。目前对淫羊藿中的生物碱、木脂素类、蒽醌类、花青素、植物甾醇、萜类化合物、绿原酸、必需脂肪酸、微量元素等营养成分及其他生物活性成分的研究较少。

何首乌　主要含有蒽醌类化合物、二苯乙烯苷类化合物及聚合原花青素等，还含有大量的卵磷脂和多种微量元素。其中，二苯乙烯苷是何首乌的主要活性成分。

石菖蒲　含有大量挥发油，主要包含 β- 细辛醚、α- 细辛醚、甲基异丁香酚、榄香素、α- 甜没药萜醇，其余有甲基丁香酚、γ- 细辛醚、龙脑、α- 萜品醇、β- 石竹烯、β- 蒎烯、长叶松烯、α- 细辛脑、桧脑、桉油、丁香酚甲醚、甲基胡椒酚、毕橙茄烯等。石菖蒲中含有多种有机酸，主要有原儿茶酸、阿魏酸、咖啡酸、隐绿原酸、肉豆蔻酸、香草酸、烟酸、对羟基苯甲酸、反式桂皮酸、苯甲酸、反式丁烯二酸、辛二酸；另外还含有环阿屯醇、胡萝卜苷、羽扇豆醇、豆甾醇等三萜和水菖蒲酮、菖蒲螺烯酮、菖蒲螺酮、石菖蒲酮等倍半萜成分。除上述成分外，石菖蒲还含氨基酸、木脂素、糖类和水溶性成分。

茯苓 人们对茯苓的化学成分、药理作用做了大量研究工作，发现茯苓的主要化学成分为茯苓糖，含量约为84.2%，包括β-茯苓聚糖、葡萄糖、蔗糖及果糖；含硬烷0.68%、纤维素2.84%。茯苓的化学成分还有茯苓素，一组小分子的四环三萜类化合物，它以酸的形式存在于植物中。除此之外，茯苓中还含有麦角甾醇、三萜类、辛酸、月桂酸、组氨酸、胆碱、蛋白质、脂肪、酶、腺嘌呤、树胶等成分。

砂仁 是姜科豆蔻属多年生草本植物干燥成熟果实。砂仁种子含挥发油1.7%～3%；含槲皮苷和异槲皮苷两种黄酮类化合物；另含钴、铅、氮、银、镁、钾、铁、硼、铜、镍、锌、锰、磷等无机成分。

夏枯草 含有丰富的三萜类化合物，主要为齐墩果烷型、乌索烷型和羽扇烷型三萜。迄今为止，夏枯草共分离得到28种三萜类化合物。夏枯草中的甾体类化合物主要有β-谷甾醇、豆甾醇、α-菠甾醇、Δ7-豆甾醇及其葡萄糖苷、豆甾-7,2-二烯-3-酮和胡萝卜苷。夏枯草还含有3种黄酮类化合物：木犀草素、异茛草素和木犀草苷；3种香豆素类化合物：伞形酮、莨菪亭和七叶苷元；另外，还包括苯丙素类、有机酸、挥发油和糖类。

海藻 含有一些特殊生理功能的活性物质，在我国沿海地区分布广泛。其中含有的粗蛋白等活性蛋白质，各藻类中含量不等，质量分数为4.08%～23.70%。由于海藻生态环境特殊，其体内含有功能多样的生物活性物质如酚类、吲哚类等。海藻多酚是海藻中多酚类化合物的总称，在褐藻中含量较多；海藻中多糖的含量相对较多，尤其是褐藻多糖中含有以脑磷脂为主的磷脂类化合物，如磷脂酰乙醇胺、磷脂酰胆碱、甜菜碱酯、磷脂酰甘油、单半乳糖甘油二酯和硫代异鼠李糖甘油二酯等；高度不饱和脂肪酸含量也较为丰富，主要有花生四烯酸（AA）、ω-3系的廿碳五烯酸（EPA）、廿二碳六烯酸（DHA）等，大叶海藻中还富含二十碳三烯酸；海藻中还有单萜、倍半萜、二萜类成分，现已发现的萜类化合物已达上千种，并且研究发现海藻中可作药用的氨基酸有100多种。此外，海藻还含有维生素、纤维素、生物碱类、黄酮类、甾体类、无机元素等。

三、药理作用

补肾软坚方药依"益肾健脾、软坚散结"法立方，组方独特，配伍得当，问世三十余载，疗效卓著。现代药理研究发现，其中每一味方药都有其特定的药理学意义。笔者科研团队利用 Cytoscape 将筛选出的 142 个化合物与靶点构建化合物 - 靶点网络（见附录，图 2-1）。在化合物 - 靶点相互作用网络中，共包括 393 个节点和 3620 条边。

团队进一步利用 David 数据库（https://david.ncifcrf.gov）对筛选出的核心靶点蛋白进行 KEGG 通路富集分析，共获得 121 条富集通路。其中，$P < 0.05$ 的前 20 条通路主要包括 2 条信号传导相关通路，1 条代谢通路，13 条生物系统相关通路（涉及免疫系统、内分泌系统、神经系统及循环系统）和 5 条疾病通路，具体为 NF-κB 信号通路、多巴胺能突触通路、吗啡通路、异生素代谢 - 细胞色素 P450 通路、前列腺癌通路、南美锥虫病通路、膀胱癌通路、尼古丁通路、HIF-1 信号通路、cGMP-PKG 信号通路、间隙连接通路、PI3K-Akt 信号通路、逆行内源性大麻素信号通路、药物代谢 - 细胞色素 P450 通路、cAMP 信号通路、癌症通路、TNF 信号通路、5- 羟色胺能突触通路、钙信号通路、神经活性配体 - 受体相互作用通路。团队通过 Omicsh（http://www.omicshare.com/tools/index.php/）对富集分析结果进行可视化处理（见附录，图 2-2）。

在上述现代辅助技术的指导下，结合查阅相关资料及分析整理补肾软坚法的临床研究，笔者携科研团队发现其组成中的每一味药物均有其独特的药理学作用，具体内容如下。

党参 现代药理研究表明，党参具有调节血糖、促进造血机能、降血压、抗缺氧、耐疲劳、增强机体免疫力、延缓衰老、调节胃收缩及抗溃疡等多种作用。此外，党参还具有改善机体微循环的作用，可明显改善机体血液流变学，降低红细胞的硬化指数，并对体外实验性血栓的形成有明显的抑制作用，还能同时提高人左右脑的记忆能力。

丹参 丹参的药理作用广泛。在心血管系统方面：研究发现，丹参煎剂对蟾蜍在体心脏有房室传导阻滞作用，但对离体蛙心有增强收缩力的作用；离体实验表明，丹参注射液能扩张冠状动脉，增加冠状动脉流量；丹参对缺血和再灌注损伤的心肌脂质过氧化和局部血流量有一定的保护作用，能减轻缺血再灌注所致损伤；血管在体灌流实验表明，丹参煎液能显著扩张血管。对血液系统的作用：丹参注射液能使实验性微循环障碍家兔的微循环血流显著加快、毛细血管网开放数目增多、血液流态改善，表明其有改善微循环作用；抗凝血及抗血小板聚集；丹参注射给药可显著减少小鼠的自主活动，作用强度与用量成正比；抗菌、抗炎；丹参注射液肌内注射能明显增加正常大鼠和小鼠肝脏血流量。

现代药理研究表明，丹参的有效成分可分为水溶性的丹酚酸 B、丹参素、原儿茶醛和脂溶性的丹参酮ⅡA 等。丹酚酸 B 能够降低载脂蛋白 E 基因敲除小鼠的非高密度脂蛋白，升高高密度脂蛋白水平，减小斑块脂质核体积百分比，减少斑块内新生血管数目及斑块糜烂发生率，增强纤维帽厚度，从而提高 AS 斑块的稳定性。丹酚酸 B 能够明显下调 OX40/OX40L mRNA 水平，阻断该免疫通路，抑制下游 TNF-α 分泌，减缓动脉粥样硬化过程。原儿茶醛通过抑制 NF-κB-MAPK 通路，减少脂多糖（LPS）刺激导致的细胞间黏附分子（ICAM-1）和纤连蛋白（FN）的表达及单核细胞趋化蛋白 -1（MCP-1）的分泌，从而抑制血管炎症反应。丹参酮ⅡA 的药理作用涉及 AS 发生发展的各个机制，主要有抗氧化、抗炎、抑制平滑肌细胞迁移、血管舒张、钙拮抗等作用。在动脉粥样硬化小鼠模型中，丹参酮ⅡA 可通过降低小鼠血清中脂质运载蛋白（LCN-2）、IL-6、MCP-1 及 TNF-α 表达水平，从而抑制炎症反应，显著减轻 ApoE⁻/⁻ 小鼠 AS 病变。丹参酮ⅡA 能通过降低 AS 血清甘油三酯（TG）浓度，升高 NO 浓度，而抑制 AS 斑块的形成，具有明确的抗 AS 的作用。用丹参酮ⅡA 干预兔 AS 模型后发现，兔血清中氧化型 LDL、超氧阴离子及丙二醛的浓度下降，而 Cu/Zn SOD 的 mRNA 和蛋白水平升高，表明丹参酮ⅡA 抗氧化作用可能是通过上调相应抗氧化酶的表达水平，增强对自由基的清除作用而实现的。丹参酮ⅡA 的抗氧化作用可以减轻 AS 早期脂质氧化，从而阻止泡沫细胞的形成，延缓 AS 病变进程。此外，丹参酮ⅡA 能够通过调控 NF-κB p65 信号通路的表达，抑制 AS 的炎症级联反应，发挥保护血管内皮的作用。丹参酮ⅡA 磺酸钠能够改善对急性冠脉综合征患者 AS 的氧化应激状态，降低患者血清 CRP、同型半胱氨酸及基质金属蛋白酶（MMP-9）和 TNF-α 的表达。原儿茶醛预干预能够对血管成纤维细胞起到保护作用，抑制 LPS 诱导的炎症反应；同时，对血管外膜成纤维细胞具有抗炎作用，能够抑制 NLRP3 炎症体的表达和激活，并减少下游炎症因子 IL-1β 的释放，其作用机制可能与抑制 NLRP3 炎症体通路的相关蛋白相关。

杜仲 药理学研究发现，杜仲的主要作用有降血压、降血脂、抗菌、抗病毒、抗氧化、抗疲劳、抗衰老、抗肿瘤，以及免疫、降血糖等。此外，杜仲还可以增强肾上腺皮质功能，有镇静、镇痛和利尿作用，还有一定的强心作用。还有实验证实，杜仲叶醇提取物有类似性激素的作用，能增进实验动物骨髓生成和增加其骨髓的强度。

桑寄生 其多种溶剂萃取物在体外对白血病细胞株 K562 有抑制增殖作用，故有抗肿瘤的作用。桑寄生还可以降血脂、降血压、降血糖、抗炎、镇痛、抗氧化、抗变态反应、增强记忆、保护神经。氨甲蝶呤和独活寄生汤联合应用，可减少氨甲蝶呤用量及毒副作用。

龟甲 药理学研究发现，龟甲可以提高细胞免疫及体液免疫功能；还可以使胸腺、甲状腺、肾上腺及脾的结构和重量基本恢复正常或接近正常，能有效地降低甲状腺功能；对肾脏 β 肾上腺素受体具有调整作用；对鼠、豚鼠、家兔和人的离体子宫均有明显的兴奋作用；对细胞具有延缓衰老作用。龟甲还能降低甲亢型阴虚大鼠的整体耗氧量，减慢心率，升高血糖，降低血浆皮质醇含量，还能降低血清中铜元素的含量及铜/锌比值。

淫羊藿 对生殖器官和细胞具有一定的保护作用；对骨骼系统有直接的影响，因肾精的充足与否决定了骨的生长发育和营养，而淫羊藿可以补肾精，故其可以促进骨修复。淫羊藿对心血管系统在临床上具有较好的运用价值，可以起到降低血脂、血压和胆固醇的作用。淫羊藿多糖具有调节免疫、抗病毒、抗衰老等功效，还可以促使胸腺缩小，使 IL-2 合成增加，其与淫羊藿总黄酮制成的复合脂质体，可以显著改善调节因子的活性，增强 T 淋巴细胞的免疫活性。淫羊藿苷可以提高儿童和成人扁桃体单核细胞的杀伤活性，并可协同 IL-2 提高 LAK 细胞对 K562 和 HL-60 细胞的杀伤活性，并且与剂量的大小呈正相关关系。淫羊藿苷对心脏具有明显的保护和增强作用，可增加心脑血管血流量和促进造血功能，也可以抑制肝癌细胞的增殖，促进其凋亡，并增强肿瘤细胞的抗原性。淫羊藿黄酮是对抗免疫衰老的主要指标，能够减少肝脏过氧化脂质的形成，并减少心、肝等组织的脂褐色素形成，还能消除自由基，保护细胞免遭氧自由基损害，进而延缓器官和整个机体的衰老。研究发现淫羊藿具有一定的抗炎、止咳、平喘、祛痰效果，可以用于哮喘病的治疗，能降低血糖，减轻炎症，降低组胺所致的毛细血管通透性增加，还有明显的镇静作用。

何首乌 有抗衰老的药理作用，能延长二倍体细胞的生长周期，使细胞发育旺盛。何首乌中的二苯乙烯苷对 β - 淀粉样蛋白和过氧化氢所致神经细胞存活率下降及乳酸脱氢酶漏出增多有明显拮抗作用，发挥神经保护作用。何首乌水提物及水煎醇沉物能增强小鼠 T、B 淋巴细胞功能，使机体的特异性免疫功能增强。制何首乌醇提取物可显著降低老年鹌鹑的血浆甘油三酯（TG）和游离胆固醇（FC）水平，抑制血浆总胆固醇和胆固醇酯的升高。有报道指出，何首乌还具有抗心肌缺血、抗菌、抗癌、抗诱变、保肝、促进红细胞的生成等作用，并可影响代谢。二苯乙烯苷类（TSG）是何首乌的主要药用成分。现代药理研究发现，在同型半胱氨酸（Hcy）诱导血管内皮细胞凋亡及内质网应激模型中，100μM TSG 干预血管内皮细胞，可以改善内皮细胞形态，提高细胞活力，减少细胞凋亡数目和凋亡率；TSG 具有抗 Hcy 诱导的血管内皮细胞的细胞毒性和细胞凋亡作用；同时，TSG 能够增加内皮细胞自噬小泡数目，促进自噬相关蛋白 Beclin1、LC3β-II/I 表达，抑制 Hcy 诱导的 ERS 相关蛋白 GRP78、p-IRE1α、XBP1s 表达，通过干预 IRE1-XBP1 途径影响内皮细胞自噬水平，进而对 Hcy 诱导的内皮细胞凋亡起保护作用。

石菖蒲 有镇静、抗惊厥、抗抑郁的作用，尤以镇静效果显著，其挥发油、水煎剂、醇提物均有镇静作用，并且能有效减慢心率；挥发油对肾上腺素、乌头碱等诱发的心律失常还有治疗作用。除此之外，石菖蒲还有抗菌、抗肿瘤、降血压、抗血栓、抗氧化、抗阿尔茨海默病等药理作用。

茯苓 茯苓水提液可能通过提高皮肤中羟脯氨酸的含量来延缓衰老。茯苓多糖具有增强免疫功能的作用，它有抗胸腺萎缩、抗脾脏增大和抑制肿瘤生长的作用，既可增强细胞免疫，又可增强体液免疫；茯苓多糖有明显的抗肿瘤作用，一方面是直接增强细胞毒性作用，真菌多糖能非特异地刺激网状内皮细胞和血液系统功能，另一方面是通过增强机体免疫功能而抑制肿瘤生长。有实验证实，茯苓多糖还能有效抑制大鼠肾内草酸钙结晶的形成和沉积，具有较好的预防结石作用。茯苓素是利尿消肿的主要成分；茯苓浸液对家兔离体肠肌有直接松弛作用，使肠肌收缩振幅减少，张力下降，对大白鼠实验性溃疡有防治作用，并能减低胃酸分泌，临床上常用于脾胃虚弱、消化不良、食少便溏者；茯苓提取物对大鼠异位心脏移植急性排斥反应有明显的抑制作用；白茯苓对酪氨酸酶有显著的抑制作用且为竞争性抑制，通过抑制酪氨酸酶活性来减少黑色素生成量。

砂仁 有一定的抑菌、镇痛、消炎、止泻作用，可以增强胃肠的运动功能。砂仁煎剂能显著抑制胃酸分泌及胃蛋白酶活性，对胃溃疡具有显著的预防和保护作用，还可以通过促进胃肠蠕动增强胃肠的保护作用，并且砂仁提取物中乙酸乙酯层提取物具有较强的抗氧化作用。

夏枯草 有降血压、降血糖的作用，并且国内早有研究认为，夏枯草可能是一种免疫抑制剂，表现出对特异性免疫机能有相当强的抑制作用。夏枯草水煎剂有轻微抗淋球菌作用，且其中提取的一种三萜类物质夏枯草皂苷，被发现具有初步的抗 HIV 活性。

海藻 海藻中多种成分具有良好的抗肿瘤活性，且有一定的抗病毒抑菌作用。多酚类物质具有较高的抗氧化活性，褐藻多酚对羟自由基、超氧阴离子和 DPPH 均有较高的抗氧化活性和清除率。海藻多糖能刺激各种免疫活性细胞的分化、成熟、繁殖，使机体的免疫系统得到恢复与加强。另外，海藻还有免疫调节、降血脂等作用。

第三节　补肾软坚方药的药物血清制备

由于中药复方成分的复杂性，体内代谢过程中其自身的代谢物及产生的中间产物等潜在的有效成分，均无法在离体实验中被证实，可能造成实验结果的假阳性；此外，粗提物的理化性质（杂质、不可溶成分、pH值、鞣质）对离体反应体系的干扰，也会影响实验结果的准确性。鉴于此，有学者首次提出"中药血清药理学"，即指给动物灌服中药粗制剂一定时间后，经吸收进入机体血液循环，在一定时间内采取血液样本，分离所得血清，该血清含有一定量的中药药物成分，此时的血药浓度反映了机体的真实血药浓度，将血清加入体外细胞培养体系，再观察其药理作用的体外实验的药理学方法。这种实验方法是目前比较常用的一种药理学方法，尤其适用于中药及中药复方研究。

1. 血清供体要求　不同种属及同种动物不同类别的动物，其血清成分存在显著差异。笔者科研团队研究发现，不同种属动物血清对同种细胞生长的影响有很大差异，并且血清来源动物种属与其培养细胞的生长没有明显规律。因此，在选择血清制备含药血清时，应选择同种属动物血清，并选用与人类生物学活性近似的物种。另有研究发现，血清来源动物的生理机能差异会对实验结果造成影响，实验结果显示正常状态下大鼠血清与病理状态下其功能有明显差异。所以，为了保证实验结果与在体实验的一致性，血清供体动物应该造模，使其处于与实验相关的病理状态。

2. 给药方法、剂量及采血时间　在体外培养给药方面，目前多采用多个时间、多个药物浓度进行观察，根据细胞培养的最大药理学效应确定最佳采血时间和药物浓度。其中，普遍的做法是：给动物喂药（灌胃）1周或10天（或3天），然后禁食禁水，于给药后1小时（或2小时）取血制备血清，常规处理备用。注意，为避免出现食物对中药化学成分的干扰，应采取空腹给药。传统中药复方通用服法为"一剂药煎煮两次后合并药液，每日分两次服用"，制订每日1次的给药方案势必直接影响到该药的疗效，因而中药血清药理学实验多采用1天内多次给药的方案。经研究发现，应用补肾活血中药，给大耳白兔连续灌胃，每4小时1次，完成2次后采血制作血清，其血清药效较常规给药3天后明显低下。综合考虑中药复方成分及其半衰期的不确定性，为保证其在血中浓度维持稳定，故采取7~10天给药方案较为合适。

实验中，含药血清浓度由于离体实验的稀释，无法达到体内药物浓度，可能会导致实验出现假阴性反应。有学者提出可以按照一定的公式计算给药量，**给药剂量＝临床用药量 × 动物等效剂量系数（按体表面积）× 培养体系内血清的稀释比例**。然而不同药物的吸收代谢、半衰期等差异因素使给药剂量的选择也会有差异。通过合理的预实验，寻找最佳的给药剂量，才能有效降低实验误差，保证结果的有效性和科学性。

在采血时间上，由于药物代谢问题，给药后采血时间点的选择成为一个敏感问题。虽然普遍采取 1 小时（或 2 小时）采血，但我们研究中发现，大耳白兔每 12 小时灌胃 1 次，连续给药 96 小时，于最末一次给药后 1 小时即时心脏直接采血，与给药后 2 小时同样方法采血制作的血清，在药效上存在着明显的差异。对于单味中药、药对及复方的研究，都应进行必要的血清药理学预实验，最终确定合理的方案。

因此，应根据药效特点、药物理化性质、实验指标等因素综合考虑实验动物禁食、给药及血清制备时间。

3. 含药血清的处理与保存　血清中存在各种活性成分，如溶酶体、补体等，会对体外培养的细胞、病毒、组织产生影响。其常用的血清灭活方法包括丙酮法、乙醇法、加温法等。然而有学者通过实验研究灭活处理对含药血清的影响，结果发现经过灭活处理后的含药血清，对研究的几种细菌均无抑制作用，而未灭活处理的含药血清可显著抑制或杀灭流感嗜血杆菌、大肠杆菌，故据此猜测血清中补体等活性成分也可能参与中药复方各组分的协同作用。因此，血清灭活是必须的，但需要根据实验的具体要求调整灭活程度。

另有研究发现，血清经长期低温保存（－ 20℃，2 个月）后药效显著降低，提示保存含药血清中药有效成分会发生分解等变化，致使药效成分含量显著降低。如需长期保存，药物血清宜储存于－ 70℃以下。

4. 补肾软坚方药含药血清的制备　根据实验设计的需要，提前计算出实验所需含药血清的量，并计算出所需动物的数量。将若干只健康雄性 SD 大鼠称重、编号，随机平均分为空白对照组和补肾软坚组。根据临床成人用药剂量，按体表面积比等效剂量折算大鼠用量，约为 1.5g/kg。药物用蒸馏水稀释，按 10mL/kg 体质量灌胃，每日 1 次，连续 7 日。空白对照组予等体积的生理盐水灌胃。末次给药 2 小时后，麻醉，无菌条件下经大鼠腹主动脉取血，室温下静置 3 小时，3000r/min 离心 30 分钟，分离血清，将同组血清混匀，56℃水浴灭活 30 分钟，无菌条件下 0.22μm 微孔滤膜过滤除菌，冻存管分装，取一部分于－ 20℃保存以供短时间备用，余血清于－ 80℃冰箱保存。

第三章

补肾软坚方药作用机制的在体实验研究

第一节 兔动脉粥样硬化模型的证候归属研究

动脉粥样硬化（AS）作为缺血性心脑血管疾病的病理基础，严重威胁人类的健康，开展对 AS 的研究具有重要的实际意义。动物实验研究是连接基础和临床的桥梁。近年开展的"病证结合模型"的研究为 AS 证候学的研究积累了丰富的经验，而将已建立的西医学病理模型进行中医学的证候归属性研究，无疑在病证结合的证候模型研究中具有重要的意义。本研究是在建立兔 AS 模型之后，对所有兔的中医证候学进行了观察，并进一步探求其证候学属性，为病证结合的中医实验学研究提供思路。

（一）材料

1. 试验动物与分组　普通级雄性日本大耳白家兔 24 只，体重（2.0±0.2）kg（由北京维通利华实验动物技术有限公司提供），适应性喂养 1 周后，按抽签法随机分成空白组（8 只）和实验组（16 只）。空白组给予普通饲料；实验组以高胆固醇饲料饲养，注射牛血清白蛋白及行球囊拉伤术。两组家兔均不限制饮水，分笼饲养，自由采食，共喂养 10 周。

2. 主要试剂与仪器　胆固醇（分析纯）购自天津市英博生化试剂有限公司；胎牛血清白蛋白（Albumin Bovine fraction V）购自上海生物工程有限公司。4F 导管（规格：215mm×1.2mm）购自上海上医康鸽医用器材有限责任公司，球囊由天津市医疗器械有限公司定做。血清总胆固醇（TC）、甘油三酯（TG）、低密度脂蛋白（LDL）等测试盒均购自南京建成生物技术有限公司。OLYMPUS-BX40 生物显微镜；200- 型半自动生化分析仪（Humaly Company）；HMIAS-2000 高清晰度彩色病理图像分析系统，高分辨率三星数码相机等。

（二）方法

1. 造模方法　24只家兔经普通饲料适应性喂养1周后予高脂饲料100g/只/日（早），普通饲料50g/只/日（晚），直至第10周取材。于第2周（高脂饲料喂养一周后）以胎牛血清白蛋白250mg/mL/kg，经耳缘静脉注射；第4周行经股动脉球囊扩张术，术前12小时禁食不禁水，用3%戊巴比妥钠（30mg/mL/kg）麻醉后将动物固定于手术台。左侧腹股沟周边区域备皮，沿股动脉走向切开皮肤，分离股动脉。结扎动脉远心端，用手术丝线轻轻提起动脉近心端以阻断近端血流。在动脉壁上约呈45°角"V"形剪开一小口，逆行插入肝素生理盐水（1∶15稀释）浸泡过的球囊导管（内置钢丝引导）至胸主动脉。送入约20cm，抽出导丝，连接于20mL注射器，注入约10mL空气，以球囊充盈为度，缓慢回拉球囊至髂总动脉附近（约10cm刻度处），重新插入导管，再牵拉1次，以确保内膜损伤。退出导管，结扎近心端。逐层缝合，以青霉素钠注射液冲洗创面。

2. 模型评价

（1）主动脉大体观察　所有动物在第10周末麻醉后处死，取出主动脉纵切后肉眼观察。

（2）血脂水平检测　分别于实验0周、3周、6周、10周采血，采血前禁食12h，经耳缘静脉抽取空腹血3mL，静置1h后3000r/min离心10min，取血清置于－80℃冻存待用。甘油三酯（TG）（酶比色法）、胆固醇（TC）（酶比色法），采用半自动生化分析仪测定。

3. 证候学研究

（1）证候学观察　所有动物定期观察耳、舌、眼、饮食情况、精神状况、活动量、粪便及死亡率，于10周末进行眼、舌的图像采集。

（2）生化指标评价　已有研究表明，痰为机体的代谢产物，其与氧化低密度脂蛋白（ox-LDL）、丙二醛（MDA）、超氧化物歧化酶（SOD）等密切相关，同时MDA、SOD也是心气虚的评价指标。本研究采用Thermo Multiskan MK3酶标仪（ELISA法）检测上述指标。

4. 本实验符合《天津中医药大学实验动物管理保护条例》。

5. 统计学方法　实验数据计量资料以$\bar{x}\pm s$表示，采用t检验（SPSS 11.5统计软件），$P < 0.05$为有统计学差异。

（三）结果

1. 模型建立情况

（1）主动脉大体观察 在第 10 周末取材中发现，空白组的主动脉柔韧均匀，颜色粉红，纵切后肉眼可见内膜光滑鲜亮；而实验组的主动脉粗细不均，血管明显增粗、变脆，外壁黄白相间、凹凸不平，纵切后肉眼可见管壁明显增厚、黄白色条纹或大小不等的黄白色脂质斑块向血管表面隆起。（见附录，图 3-1a、图 3-1b）

（2）血脂检测 实验组血清总胆固醇（TC）、低密度脂蛋白胆固醇（LDL-C）、随时间均呈上升趋势，且与同期空白组比较，在第 3 周、10 周时差异均有统计学意义（$P < 0.01$）。而空白组血脂前后无显著变化。

表 3-1　两组在造模过程中的血脂水平观察（mmol/L）（$\bar{x} \pm s$）

组别		n	0周	3周	10周
总胆固醇	空白组	6	1.65 ± 0.24	2.16 ± 0.72	3.51 ± 0.99
	实验组	10	1.75 ± 0.46	4.54 ± 1.10[**]	6.25 ± 1.66[**]
甘油三酯	空白组	6	1.14 ± 0.39	0.69 ± 0.07	0.77 ± 0.20
	实验组	10	1.19 ± 0.54	1.25 ± 0.57[*]	1.416 ± 0.51[*]
低密度脂蛋白	空白组	6	0.53 ± 0.17	0.39 ± 0.13	0.67 ± 0.21
	实验组	10	0.51 ± 0.12	3.50 ± 1.74[**]	11.73 ± 3.09[**]

注：[*] 与空白组比较 $P < 0.05$；[**] 与空白组比较 $P < 0.01$。

2. 证候学研究

（1）证候学观察 空白组动物精神状态良好，毛色呈雪白色，干净有光泽，目睛光亮有神，扑抓时反应灵敏、挣扎有力，饲喂时不断抓挠食盒。

实验组动物，从 3 周左右开始出现精神欠佳、活动量减少、懒于理毛，但饮食尚可，气候变化时鼻孔分泌物增多，耳郭红热，出现死亡；5 周左右饲喂时较少有反应，喜卧少动，饮食有所减少，毛色变暗；7 周左右发现目睛混浊，周围可见脂肪沉积斑或者圆形脂肪带，耳郭触之冰凉，血液回流差，粪便量少，粒小粘连，反应迟钝，气候变化时死亡数增多；至 10 周时精神差，对外界刺激反应迟钝，多寐，舌质紫黯或有瘀斑，耳郭青紫，耳缘采血困难。（见附录，图 3-2）

表3-2　两组在造模过程中的证候学观察

组别	n	d	3周		7周				10周			
			耳	活动	耳	眼	粪便	扑捉反应	耳	舌	眼	活动
空白组	8	2	温热	多动	温热	明亮	粒大松软	反抗	红润	淡红	明亮	多动
实验组	16	6	红热	量少	冰凉	脂肪沉积	粒小粘连	呆钝	青紫	暗红	暗滞	多寐

注：n为初期入组数，d为死亡动物数量。

（2）生化指标检测结果　两组动物10周末检测氧化低密度脂蛋白（ox-LDL）、超氧化物歧化酶（SOD）活性、脂质过氧化物如丙二醛（MDA）。结果显示，实验组ox-LDL明显增高，SOD活性降低，MDA的产生增多，与空白组比较差异均有显著性。

表3-3　血清ox-LDL、SOD、MDA含量在10周末的变化（$\bar{x} \pm s$）

组别	n	ox-LDL（μg/dL）	SOD（NU·mg^{-1}）	MDA（nmol·mg^{-1}）
空白组	6	55.388 ± 18.719	264.735+27.511	4.590+1.910
实验组	10	406.215 ± 129.246[*]	194.972+48.282[*]	9.547+3.009[*]

注：[*]为与空白组比较，$P < 0.05$。

（四）讨论

兔动脉粥样硬化疾病模型的研究已经日趋成熟和规范，尤其高脂饮食造成兔动脉粥样硬化模型已经被公认并广泛应用。中医对疾病的良好临床疗效是建立在病证结合的诊疗模式之上的。病证结合的动物模型是研究中医药的理想途径，也是药物作用机理探讨的最佳平台和药效评价的最佳模式，故建立理想的病证结合动物模型是中医实验学的主要内容之一。

本研究通过高脂饮食、免疫损伤和球囊拉伤建立兔动脉粥样硬化模型，通过对实验动物宏观证候学诊断，结合并吸收证候实质的现代研究成果，归纳了兔动脉粥样硬化模型的证候学特征。研究发现，实验组家兔早期（即3周左右时）活动量逐渐减少，气候变化时出现鼻腔分泌物增多、呼吸有喘鸣、耳郭红热等感冒症状，此为气虚之证候，可能与第2周末注射牛血清白蛋白损伤免疫有关。至第7周左右，主要表现为气虚痰凝之候，家兔眼睛周围可见脂肪斑或者形成脂肪带，触之耳郭冰凉，血液循环差，精神萎靡呆钝，检查血脂明显高于空白组。至第10周左右，实验组家兔舌质暗红或有瘀斑，耳郭青紫冰凉，耳缘采血困难，取材时可见血管内有栓子形成，此为血瘀之证候。另外，根据证候的生物学基础研究结果，检测氧化型低密度脂蛋白（ox-LDL）、超氧化物歧化酶（SOD）活性、脂质过氧化物如丙二醛（MDA）。结果显示，实验组 ox-LDL 明显增高，SOD 活性降低，MDA 的产生增多，与空白组比较差异均有显著性。

此项研究表明，在疾病模型稳定的情况下，动物的证候学是变化的。本方法建立的兔动脉粥样硬化模型在初期表现为气虚，中期表现为气虚痰凝，后期表现为气虚血瘀。这也与临床动脉粥样硬化的发病具有相似性。

建立更符合中医临床的动物模型，是中医实验学研究的重要内容之一。以往研究常以病因学模拟造模，而后以生物学指标判定，这在很大程度上忽略了中医证候诊断对模型的评判价值。但随着病证结合模型的探索和中医证候模型拟临床研究概念的提出，中医证候模型的研究将会更符合中医学的诊断评价标准。

第二节　氧化/抗氧化系统在家兔动脉粥样硬化建模过程中的调控时效性研究

越来越多的研究表明，在动脉粥样硬化（AS）和急性冠状动脉综合征（ACS）有关的心血管功能障碍的发生发展中，氧化应激（OS）起了重要的作用。机体的氧化应激是指由于氧自由基过量生成、细胞内抗氧化防御系统受损等导致氧自由基及其相关代谢产物过量聚集，从而对细胞产生多种毒性作用的病理状态。健康人体内存在着强大的抗氧化酶系统，它们可通过单独或协同作用清除体内氧自由基，从而保护机体免受氧自由基的损伤。当各种原因导致血管内皮损伤时，机体产生过多的氧自由基，为了清除氧自由基，超氧化物歧化酶（SOD）、谷胱甘肽过氧化物酶（GSH-Px）、过氧化氢酶（CAT）等抗氧化物酶在早期代偿性高表达，而后随着氧自由基的进一步产生，抗氧化酶被大量消耗，进而导致机体过量的氧化应激与内源性清除氧自由基的抗氧化系统失去平衡，进一步加剧动脉粥样硬化及相关疾病的发展。本研究以高脂饮食、球囊拉伤及免疫损伤干预日本大耳白兔，动态观察了日本大耳白兔动脉粥样硬化模型建立过程中体内氧化酶的变化，旨在进一步探讨氧化/抗氧化酶系在体内的实时水平，为临床治疗动脉粥样硬化性相关疾病提供思路。

（一）材料与方法

1. 材料　动物模型及相关试剂同第三章第一节；超氧化物歧化酶（SOD）、丙二醛（Malondialdehyde，MDA）、一氧化氮（Nitric oxide，NO）、总抗氧能力（T-AOC）、过氧化氢酶（CAT）测定试剂盒均购自南京建成生物技术有限公司；氧化低密度脂蛋白（ox-LDL）试剂盒、谷胱甘肽过氧化物酶（GSH-Px）ELISA试剂盒购自美国R&D公司。

2. 分组与建模方法　同第三章第一节。

3. 标本采集　所有大耳白兔分别于实验0周、3周、6周、10周末采血。每次采血前禁食12h，经耳缘静脉抽血3mL，静置1h后3000r/min离心10min提取血清，置于-80℃冰箱冻存备用；在第10周末取材，用3%戊巴比妥钠（30mg/mL/kg）麻醉成功后，取出主动脉血管组织，沿纵轴剪开，用生理盐水冲洗后置于10%中性福尔马林固定。

4. 实验方法

（1）苏木精-伊红（HE）染色　石蜡切片常规脱蜡至水，苏木精染色5min，自来水冲洗，70%的盐酸乙醇分色30s，水洗后酸化伊红复染10min，水洗、脱水、透明、中性树胶封片。

（2）酶比色法检测　分光光度计检测血清甘油三酯（TG）、总胆固醇（TC）、总抗氧能力（T-AOC）、过氧化氢酶（CAT）。一氧化氮（NO）用硝酸还原酶法，超氧化物歧化酶（SOD）用黄嘌呤氧化酶法，丙二醛（MDA）用硫代巴比妥酸（TBA）法。

（3）酶联免疫吸附法　氧化低密度脂蛋白、谷胱甘肽过氧化物酶均采用酶联免疫吸附测定法（Enzyme-Linked Immunosorbent Assay, ELISA），严格按照试剂盒说明步骤进行。

5. 统计学方法　采用SPSS 11.5统计分析软件处理，计量数据以均数±标准差（$\bar{x}±s$）表示，多组间比较用单因素方差分析。

（二）结果

1. 一般情况　正常组8只，死亡2只；实验组16只，死亡6只；其死亡时间大都集中在4~6周。其他实验动物手术创口愈合良好，未感染任何其他疾病。（见图3-3）

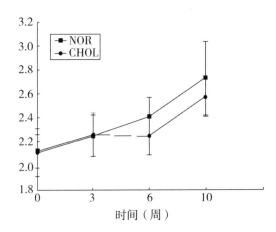

图 3-3 正常组与实验组动物体重变化趋势

注：正常组与实验组动物体重随时间变化呈增长趋势，但同一时间点两组间体重比较差别不大，无统计学意义（$P > 0.05$）。可以证实此干预因素未影响实验兔的正常生长。

2. 建模过程中两组家兔血脂变化 实验组血清总胆固醇（TC）、低密度脂蛋白胆固醇（TG）、低密度脂蛋白胆固醇（LDL-C）随着时间的延长表达水平逐渐升高（$P < 0.05$ 或 $P < 0.01$），与同一时间点对照组相比较，在 3 周、6 周、10 周时血脂水平差异均有显著性（$P < 0.05$ 或 $P < 0.01$），而正常组血脂前后无显著变化。在第 10 周时，实验组 TC 和 LDL-C 均较正常组升高 22 倍左右。

表 3-4 两组在造模过程中的血脂水平观察（$\bar{x} \pm s$，mmol/L）

组别		n	0 周	3 周	6 周	10 周
TC	正常组	6	1.04 ± 0.13	1.43 ± 0.40	1.31 ± 0.17	1.35 ± 0.34
	实验组	10	1.08 ± 0.40	10.38 ± 4.99 ★	10.99 ± 3.89 ★	24.04 ± 4.73 ★
TG	正常组	6	1.14 ± 0.39	0.69 ± 0.07	0.96 ± 0.34	0.77 ± 0.20
	实验组	10	1.19 ± 0.54	1.25 ± 0.57 ◆	0.95 ± 0.47	1.42 ± 0.51 ◆
LDL-C	正常组	6	0.53 ± 0.17	0.39 ± 0.13	0.35 ± 0.16	0.67 ± 0.21
	实验组	10	0.51 ± 0.12	3.50 ± 1.74 ★	2.39 ± 1.17 ★	11.73 ± 3.09 ★
HDL-C	正常组	6	0.66 ± 0.18	0.68 ± 0.09	0.53 ± 0.08	0.37 ± 0.09
	实验组	10	0.37 ± 0.09	1.54 ± 0.59 ★	1.59 ± 0.38 ★	4.00 ± 0.90 ★

注：与正常组比较，◆ $P < 0.05$，★ $P < 0.01$。

3. 血清 SOD、MDA、ox-LDL、NO 的变化 两组动物分别在 0 周、3 周、6 周、10 周末检测 ox-LDL、SOD 活性、MDA，结果显示：与空白组比较，实验组 ox-LDL 在 3 周、6 周、10 周时水平均明显增长（$P < 0.05$）；MDA 含量逐渐升高，在 6 周时尤为

明显（$P < 0.01$），3 周和 10 周与空白组比较，差异具有统计学意义（$P < 0.05$）；实验组 SOD 活力呈逐渐下降趋势，在 3 周和 10 周与空白组比较差异有显著性（$P < 0.05$）。（见图 3-4）

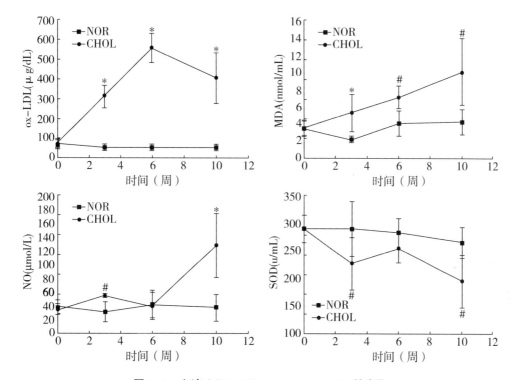

图 3-4　血清 SOD、MDA、ox-LDL、NO 的变化

注：NOR 表示正常组，CHOL 表示实验组。与正常组比较，#$P < 0.05$，*$P < 0.01$。

4. 10 周末血清 CAT、T-AOC 活性的变化　与正常组比较，实验组 CAT、T-AOC 活性明显升高（$P < 0.01$），GSH-Px 水平有升高趋势，但差异无统计意义（$P > 0.05$）。（见图 3-5）

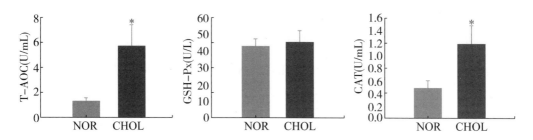

图 3-5　10 周末血清 CAT、T-AOC 活性的变化

注：NOR 表示正常组，CHOL 表示实验组；与正常组比较，*$P < 0.01$。

5. 主动脉形态学观察

（1）**主动脉大体观察**　在第 10 周末取材中发现正常组的主动脉柔韧均匀，颜色粉红，纵切后肉眼可见内膜光滑鲜亮。而实验组的主动脉粗细不均，血管明显增粗、变脆，外壁黄白相间、凹凸不平，纵切后肉眼可见管壁明显增厚、黄白色条纹或大小不等的黄白色脂质斑块向血管表面隆起。（见附录，图 3-6）

（2）**图像分析**　苏丹Ⅲ染色见实验组主动脉壁大部分被染成深红色，正常组主动脉内膜光滑，无深红色的病变区；切片分析结果显示（见附录，图 3-7、图 3-8；见表 3-5），实验组主动脉中膜厚度无明显变化，与正常组比较差异无统计意义（$P > 0.05$）；但实验组内膜明显增厚（$P < 0.01$），内膜中膜厚度比、内膜增生指数增加与正常组比较有统计意义（$P < 0.01$）。

表 3-5　两组间内膜厚度、中膜厚度及内膜中膜厚度比、内膜增生指数的比较（$\bar{x} \pm s$）

部位	组别	样本数△	内膜厚度（μm）	中膜厚度（μm）	内膜厚度/中膜厚度	内膜增生指数
主动脉弓	正常组	6	7.39 ± 1.94	240.07 ± 53.54	0.03 ± 0.01	0.04 ± 0.01
	实验组	10	258.07 ± 94.64**	237.28 ± 47.09	1.10 ± 0.36**	0.45 ± 0.13**
胸主动脉	正常组	6	9.88 ± 0.89	187.19 ± 35.91	0.05 ± 0.01	0.06 ± 0.01
	实验组	10	327.02 ± 98.44**	196.18 ± 51.06	1.84 ± 0.64**	0.53 ± 0.09**
腹主动脉	正常组	6	8.98 ± 1.21	141.23 ± 34.90	0.06 ± 0.01	0.06 ± 0.02
	实验组	10	391.52 ± 163.51**	147.25 ± 52.68	1.94 ± 0.58**	0.55 ± 0.09**

注：△所选取的用于图像分析的病理切片数量；与正常组比较，$^*P < 0.05$，$^{**}P < 0.01$。

（三）讨论

高脂饲料加球囊拉伤建立腹主动脉、髂动脉 AS 模型及颈总动脉狭窄的模型广泛应用于 AS 的研究。另有报道用高脂饲料加炎症刺激及注射牛血清白蛋白诱导制作此病理模型，本实验模拟人 AS 发病机制综合多种因素，以高脂饲喂叠加免疫生物损伤和内皮损伤的复合因素干预日本大耳白兔。研究显示，实验组动物 TC、TG、LDL-C 水平随着时间的延长均呈上升趋势（$P < 0.05$ 或 $P < 0.01$），在第 3 周时血脂水平大幅升高，可能与第 2 周末注射牛血清白蛋白有关，经第 4 周末球囊拉伤后，在三种损伤的综合作用下，第 10 周末实验组 TC 和 LDL-C 较正常组升高 22 倍左右，经多角度

评价认为，典型的动脉粥样硬化家兔模型已经形成。氧化应激与 AS 的发生密切相关，贯穿了 AS 的全过程，自动脉脂质条纹形成开始，到严重病变处斑块破裂。SOD 活性的高低可间接反映机体清除氧自由基的能力，MDA 是脂质过氧化反应的主要代谢产物，本研究提示家兔 AS 建立过程中，MDA 产物呈时间依赖性增多，SOD 总体活力呈下降趋势，但在第 6 周时间点时较第 3 周时间点活力强，可能是由于动脉内膜经球囊破坏后，内皮细胞代偿性产生了更多的 SOD 以对抗活性氧对血管内皮的损伤。T-AOC 反映机体防御系统抗氧化能力的强弱，CAT 是抗氧化应激酶系的重要成员之一，第 10 周末实验组 CAT、T-AOC 活性明显升高（$P < 0.01$）。此结果提示，AS 后即使 SOD 等抗氧化酶活力下降，但抗氧化体系依然活跃。ox-LDL 是低密度脂蛋白的氧化产物，它可激活内皮细胞，增强细胞黏附分子的表达，从而促进单核巨噬细胞的黏附和浸润，同时可刺激单核巨噬细胞表达基质金属蛋白酶，增加纤维帽内细胞外基质降解，削弱纤维帽抗损伤能力，使斑块易损性增加。另外，ox-LDL 还可进一步加剧血管粥样病变的炎症反应。

在 AS 的发病过程中，SOD 清除氧自由基的能力降低，导致氧自由基大量蓄积，破坏细胞膜的生物功能，导致细胞损伤老化，氧化应激作用增强，MDA 等毒性物质的产生增多，修饰 LDL 形成 ox-LDL，而 ox-LDL 则激活炎性因子引起内皮的损伤。GSH-Px 是机体抗氧化酶系统的一种酶，在细胞质中直接参与清除 H_2O_2，减少羟自由基的产生，也可使脂质过氧化物分解从而减轻其毒性，GSH-Px 易受氧自由基攻击而失活，有研究表明，在 ApoE 敲除的小鼠中，GSH-Px 基因的缺失加剧了 AS 的发病，而 C57BL/J6 系小鼠敲除 GSH-Px 基因却没有增加 AS 病变。研究还发现，在高脂加球囊拉伤及免疫损伤导致的 AS 病变中，GSH-Px 水平仅有升高趋势，与正常组比较，差异并无显著性（$P > 0.05$）。

本实验结果显示，AS 兔模型体内存在着明显的脂质过氧化损伤。血脂水平大幅上升，ox-LDL、MDA 血清含量呈时间依赖性增加，SOD 血清含量降低，但实验组 10 周末 CAT、T-AOC 活性明显升高（$P < 0.01$），这可能是 CAT、T-AOC 的代偿性表达所致，GSH-Px 水平可能在 AS 发病的氧化应激机制中不具有关键作用。研究进一步提示，动脉粥样硬化后机体发生的氧化应激可能在早期有一个代偿性高表达的过程，抗氧化系统可能存在应激保护时间窗。

第三节　补肾软坚方药对动脉粥样硬化氧化应激状态的干预研究

一、补肾软坚方药对兔一氧化氮、脂质过氧化产物及超氧化物歧化酶的干预

本研究从动脉粥样硬化氧化应激状态入手，观察补肾软坚方药对实验性动脉粥样硬化家兔血脂、一氧化氮、脂质过氧化产物及超氧化物歧化酶等影响，明晰其作用机理。

（一）材料与方法

1. 主要试剂与仪器　血清总胆固醇（TC）、甘油三酯（TG）、低密度脂蛋白（LDL）、超氧化物歧化酶（SOD）、丙二醛（MDA）、一氧化氮（NO）试剂盒（南京建成生物技术有限公司）；NF-κB 免疫组化试剂盒（美国 CHEMICON 公司）；氧化低密度脂蛋白（ox-LDL）ELISA 试剂盒（美国 RB 公司）；200 型半自动生化分析仪（荷兰威图公司）；OLYMPUS-BX40 生物显微镜（BX40，日本奥林巴斯公司）；HMIAS-2000 高清晰度彩色病理图像分析系统（武汉同济医科大学千屏影像工程公司）。

2. 药物　补肾软坚方药（主要药物组成：党参、丹参、杜仲、桑寄生、龟甲、淫羊藿、何首乌、石菖蒲、茯苓、砂仁、夏枯草、海藻等，0.5g/片，60 片/瓶，天津中医药大学第一附属医院制剂，批号：071105）；辛伐他汀（40mg/片，5 片/盒，Meck sharp&Dohme Ltd.U.K 生产，杭州默沙东制药有限公司分装，批号：07283）。

3. 实验方法

（1）动物分组　选用普通级雄性日本大耳白兔 36 只，北京市维同利华实验动物中心提供，SCXK 京 2007-0001，体重（2.2±0.2）kg。所有动物给予普通饲料适应性饲养 1 周，然后随机分为正常对照组 6 只，模型组 10 只，补肾软坚组 10 只，辛伐他汀组 10 只。所有动物单笼饲养，饮水不限，自由摄食，每日每只给予 150g 饲料；对照组动物给予普通饲料，其他组给予高脂饲料，共 9 周，第 10 周取材。

（2）造模和给药方法　造模方法：同第三章第一节。给药方法：给予高脂饮食的同时，给药组分别给予辛伐他汀 5mg/kg/次，1 次/d；补肾软坚方药 1g/kg/次，2 次/d。

（3）**血清学指标检测**　分别于实验开始及第3、6、10周进行采血，采血前禁食12h，然后经耳缘静脉抽取空腹血3mL，静置1h后3000r/min离心10min，取血清于－80℃冻存待用。TG、TC以酶比色法，LDL-C、HDL-C以可见光匀相清除法，采用半自动生化分析仪测定。NO用硝酸还原酶法，SOD采用黄嘌呤氧化酶法，MDA用硫代巴比妥酸（TBA）法，ox-LDL用ELISA方法检测，步骤严格按照说明书进行。

（4）**病理检测**　第10周取材，用3%戊巴比妥钠（30mg/mL/kg）麻醉成功后，取出主动脉血管组织，沿纵轴剪开，生理盐水冲洗后置于10%中性福尔马林固定，进行苏丹Ⅲ染色，分析斑块面积占内膜面积的百分比；然后改刀、石蜡包埋、切片、HE染色，光镜观察病理改变并进行图像分析。测量计算内膜中膜厚度比（IT/MT）、纤维帽厚度与内中膜厚度比（FCT/IMT）及内中膜面积比值即内膜增生指数（IHI）。

（5）**免疫组织化学检测**　选取与病理图像分析所用切片相邻的切片用免疫组化方法检测NF-κB阳性表达。步骤：脱蜡→0.01mol PBS洗3次→3%过氧化氢封闭→0.01mol PBS洗3次→打孔液打孔10min→蒸馏水冲洗，0.01mol PBS洗3次→微波枸橼酸热修复→冷却至室温→5%兔血清封闭液封闭45min→4℃过夜→滴加一抗NF-kB P65→4℃取出，复温20min→滴加二抗→37℃孵育→0.01mol PBS洗3次→DAB显色→苏木素复染，自来水冲洗→分化液分化，自来水冲洗→返蓝→中性树胶封片→显微镜下观察。每只动物选取3张切片，每张切片随机观察5个不同的高倍镜视野（40×），计算阳性细胞的面积占内膜面积的百分比，取其平均值。

（6）**统计学方法**　实验数据计量资料以 $\bar{x} \pm s$ 表示，多组间比较采用单因素方差分析（SPSS 11.5统计软件），差异显著性水平设为a=0.05。

（二）结果

1. 各组血脂水平变化的比较　表3-6显示，与正常对照组比较，模型组TC、TG、LDL、HDL呈增长趋势（$P < 0.05$ 或 $P < 0.01$）。给药组与模型组比较，辛伐他汀在第3周时对血脂具有明显降低作用，与模型组比较有统计意义。补肾软坚方药对血脂的影响主要在于调脂，在第6周时对HDL-C的升高作用，与模型组比较有统计意义。

表3-6　各组血脂水平变化情况（mmol/L）（正常对照组 n=6，其他组 n=10）

时间	组别	TC	TG	LDL	HDL
0周	正常对照组	1.04 ± 0.13	1.14 ± 0.39	0.53 ± 0.17	0.66 ± 0.18
	模型组	1.08 ± 0.40	1.19 ± 0.54	0.51 ± 0.12	0.60 ± 0.15
	辛伐他汀组	1.03 ± 0.42	1.01 ± 0.33	0.45 ± 0.22	0.68 ± 0.12
	补肾软坚组	1.23 ± 0.43	1.17 ± 0.39	0.64 ± 0.29	0.77 ± 0.18
3周	正常对照组	1.43 ± 0.40	0.69 ± 0.07	0.39 ± 0.13	0.68 ± 0.09
	模型组	10.38 ± 4.99*	1.25 ± 0.57*	3.50 ± 1.74*	1.54 ± 0.59*
	辛伐他汀组	4.34 ± 1.57*△	1.15 ± 0.42*	1.58 ± 0.66*△	1.69 ± 0.72*
	补肾软坚组	12.29 ± 5.83*	2.06 ± 1.02*	2.84 ± 1.24*	2.22 ± 0.92*
6周	正常对照组	1.31 ± 0.17	0.96 ± 0.34	0.35 ± 0.16	0.53 ± 0.08
	模型组	10.99 ± 3.89*	0.95 ± 0.47	2.39 ± 1.17*	1.59 ± 0.38*
	辛伐他汀组	11.40 ± 5.23*	0.74 ± 0.23	2.01 ± 0.89*	2.17 ± 0.99*
	补肾软坚组	13.12 ± 3.48*	0.85 ± 0.37	2.55 ± 1.13*	2.79 ± 1.19*△
10周	正常对照组	1.35 ± 0.34	0.77 ± 0.20	0.67 ± 0.21	0.37 ± 0.09
	模型组	24.04 ± 4.73*	1.42 ± 0.51*	11.73 ± 3.09*	4.00 ± 0.90*
	辛伐他汀组	22.59 ± 4.96*	1.48 ± 0.70*	11.15 ± 3.27*	4.24 ± 0.83*
	补肾软坚组	20.52 ± 8.12*	1.29 ± 0.60	11.07 ± 4.35*	4.77 ± 1.38*

注：与对照组比较，$*P < 0.05$，$**P < 0.01$；与模型组比较，$△P < 0.05$，$△△P < 0.01$。

2. 补肾软坚方药对 SOD、MDA、ox-LDL、NO 水平的影响　表3-7 显示，与正常对照组比较，模型组 SOD 水平在第3、10周时降低，NO 水平在第3、10周时增高，至第10周时，此水平大幅增加；MDA、ox-LDL 水平在各时间点均增高（$P < 0.05$ 或 $P < 0.01$）。给药组与模型组比较，补肾软坚组 SOD 水平在第3、10周时高于模型组；NO 水平在第6周时高于模型组，第10周时低于模型组；MDA 水平在第3、6、10周时均低于模型组；ox-LDL 水平在第3周时低于模型组（$P < 0.05$ 或 $P < 0.01$）。辛伐他汀组 MDA 水平在第3、6周时水平低于模型组；NO 水平在第10周时低于模型组（$P < 0.05$ 或 $P < 0.01$），其余效果不显著。可见与辛伐他汀比较，补肾软坚方药在调节 SOD 和 NO 水平方面具有一定优势。

表 3-7　在不同时间点各组 SOD、MDA、NO、ox-LDL 水平变化
（正常对照组 n=6，其他组 n=10）

时间	组别	SOD（U/m）	MDA（nmol/m）	ox-LDL（μg/d）	NO（μmol/L）
0周	正常对照组	290.27 ± 25.65	3.46 ± 0.86	67.97 ± 18.02	37.07 ± 10.32
	模型组	290.19 ± 30.98	3.60 ± 0.99	73.19 ± 17.28	34.60 ± 7.76
	辛伐他汀组	290.68 ± 30.98	4.54 ± 0.98	71.90 ± 7.57	40.52 ± 11.20
	补肾软坚组	297.48 ± 27.77	3.87 ± 1.73	83.72 ± 10.72	50.86 ± 5.06
3周	正常对照组	289.16 ± 50.76	2.71 ± 0.38	54.85 ± 15.66	30.60 ± 14.12
	模型组	227.55 ± 46.49 ☆	5.30 ± 2.15 ★	311.89 ± 54.88 ★	54.79 ± 2.84 *
	辛伐他汀组	221.54 ± 56.28	3.64 ± 0.85 △	290.25 ± 62.16	62.07 ± 6.98
	补肾软坚组	288.14 ± 70.91 △	3.27 ± 1.02 ▲	229.83 ± 49.94 ▲	62.76 ± 9.06
6周	正常对照组	283.05 ± 26.21	4.09 ± 1.45	53.39 ± 19.26	41.38 ± 19.94
	模型组	255.37 ± 27.75	7.08 ± 1.37 *	556.39 ± 74.07 ★	39.41 ± 19.32
	辛伐他汀组	258.38 ± 23.65	4.29 ± 1.39 ▲	517.10 ± 117.95	48.28 ± 10.53
	补肾软坚组	260.30 ± 25.26	5.48 ± 1.62 △	491.10 ± 112.00	87.19 ± 22.32
10周	正常对照组	264.74 ± 27.51	4.23 ± 1.44	55.39 ± 18.72	36.55 ± 18.11
	模型组	194.97 ± 48.28 *	10.05 ± 3.90 *	406.22 ± 129.25 ★	127.09 ± 47.14 ★
	辛伐他汀组	172.66 ± 32.53	8.46 ± 1.75	393.32 ± 99.71	66.81 ± 29.37 ▲
	补肾软坚组	240.42 ± 43.85 △	7.12 ± 1.97 △	376.01 ± 58.40	82.27 ± 38.63 △

注：与对照组比较，$^*P < 0.05$，$^★P < 0.01$；与模型组比较，$^▲P < 0.05$，$^△P < 0.01$。

3. NF-κB 阳性表达面积比较　正常对照组血管壁见少量 NF-κB 阳性表达，胞核内见少量不均匀的黄褐色沉淀物，阳性染色面积与内膜面积比是 0.012 ± 0.006。模型组血管壁平滑肌细胞、内皮细胞的胞核有较多表达，在胞质内也有少量阳性表达，阳性染色面积与内膜面积比是 0.162 ± 0.046（$P < 0.01$）。辛伐他汀组与补肾软坚组在内皮细胞和平滑肌细胞有少量表达，阳性染色面积与内膜面积比分别是

0.107 ± 0.049、0.111 ± 0.038，均低于模型组，有统计学差异（$P < 0.01$），给药组间无统计学差异。

4. 各组 IT/MT、IHI、斑块面积与内膜面积比、纤维帽厚度　如表 3-8 所示，IMT 的比较给药组斑块面积与内膜面积比、IT/MT、内膜增生指数低于模型组、FCT/IMT 高于模型组（$P < 0.05$ 或 $P < 0.01$）。给药组之间无统计学差异。

表 3-8　各组 IT/MT、IHI、斑块面积 / 内膜面积、FCT/IMT 比较（%）（$\bar{x} \pm s$, n=10）

组别	IT/MT	IHI	斑块面积 / 内膜面积	FCT/IMT
正常对照组	0.063 ± 0.013	0.06 ± 0.02	—	—
模型组	1.94 ± 0.58 ★	0.55 ± 0.09 ★	0.54 ± 0.11	0.09 ± 0.04
辛伐他汀组	0.87 ± 0.28 ▲	0.38 ± 0.11 △	0.35 ± 0.09 ▲	0.15 ± 0.03 ▲
补肾软坚组	1.10 ± 0.45 △	0.37 ± 0.08 △	0.29 ± 0.08 ▲	0.19 ± 0.049 ▲

注：与对照组比较，＊$P < 0.05$，★$P < 0.01$；与模型组比较，△$P < 0.05$，▲$P < 0.01$。

（三）讨论

氧化应激与 AS 的发生密切相关，贯穿了 AS 的全过程。NF-κB 的异常激活是引起炎症或氧化损伤的关键步骤，因而控制 NF-κB 的异常激活是治疗 AS 的重要策略。本实验 AS 兔模型的动脉壁组织 NF-κB 呈高表达，补肾软坚方药对其表现出明显抑制作用，与对照药辛伐他汀作用相当，两者之间无统计学意义。

在 AS 的发病过程中，SOD 清除氧自由基的能力降低，导致氧自由基大量蓄积，破坏细胞膜的生物功能，导致细胞损伤老化；氧化应激作用增强，MDA 等毒性物质产生增多，修饰 LDL 形成 ox-LDL。ox-LDL 激活炎性因子引起内皮损伤，中断 NO 的受体后信号传递，直接降解和灭活 NO，引起局部血管收缩，血管平滑肌细胞（VSMC）增殖和血小板黏附聚集；加之被氧化的脂质沉积于动脉壁并被巨噬细胞吞噬形成泡沫细胞，使脂核增大，内膜增厚，从而使纤维帽变薄，加快 AS 的发病进程。可见，体内过氧化产物是影响斑块面积、内膜和纤维帽厚度的重要因素之一。本实验结果显示，AS 兔模型病理分析显示内膜增厚、纤维帽变薄；体内存在着明显的脂质过氧化损伤，内皮功能紊乱。血脂水平上升，ox-LDL、MDA 血清含量呈时间依赖性增加，SOD 血清含量呈时间依赖性降低，NO 呈现上升 - 降低 - 再上升的波浪形。在造模因素干预后，机体保护性反应致使 NO 含量稍有增加；随着干预因素对机体的不断刺激，至 6 周时 NO 水平低于正常对照组水平；至 10 周时，远远超过正常对照组水平。在生理状态下，NO 可防止内皮损害，体现其保护作用。病理情况下，NO 过高会对机体产生负面影响，可产生细胞毒素、致癌等病理作用。NO 毒性作用机制主要为：NO 作用于铁蛋白，影响细胞呼吸及能量代谢，参与过氧化脂质的形成；加速过氧亚硝基阴离子（$ONOO^-$）及羟自由基（·OH）等氧化剂的生成，引起细胞损害，致使细胞死亡。所以，10 周时过高的 NO 水平不仅对机体没有保护作用，反而加重了脂质过氧化对机体的损伤。

影响斑块不稳定的另一重要因素是纤维帽厚度，本实验兔 AS 模型主动脉内膜明显增厚、斑块面积增大、纤维帽变薄，增加了斑块的不稳定性。而补肾软坚方药可防止纤维帽变薄，控制斑块发展，从而有效保护动脉壁。此保护作用可能与抗脂质过氧化有关。实验结果显示，补肾软坚方药可减少 MDA 和 ox-LDL 的生成，增强 SOD 活力，清除氧自由基，减轻脂质过氧化损伤，延缓 ox-LDL 对组织的损伤，从始动环节抑制动脉粥样硬化斑块的形成；而且能够调节 NO 水平，使之维持在一定范围内，改善内皮功能状态；下调氧自由基激活转录调控因子 NF-kB 及相关炎症因子的表达，从而在保护血管内皮细胞中起重要作用。尤其在升高 SOD 和 NO 水平方面，补肾软坚方药优于辛伐他汀，可见补肾软坚方药在提高机体保护性因素方面具有一定优势；其祛邪扶正兼顾，通过加强机体正气，提高 HDL、SOD 和 NO 水平，来抵抗邪气，降低血脂水平，抗脂质过氧化，从而实现抗 AS、稳定 AS 斑块的作用。这与中医对本病的病因病机认识及以此制定的治疗法则是一致的。

中医对本病病因病机的认识是虚、瘀、毒。虚即脾肾两虚，瘀即血瘀，毒即痰毒和热毒。脂质过氧化形成的氧化物可能是痰毒血瘀的物质基础。因此，通过"益肾健脾、软坚散结"疗法，运用具有健脾益肾、涤痰降浊、活血散结之功效的补肾软坚方药，不仅可以使各种血管活性物质在体内的表达及比例正常，而且可以使内皮功能得以恢复，以此达到抗氧化、保护血管内皮、稳定 AS 斑块的作用。

二、补肾软坚方药对实验性动脉粥样硬化家兔 HO-1 mRNA 及其相关通路的影响

动脉粥样硬化（AS）的发病机制复杂，氧化应激机制是其中的一个中间环节，活性氧（ROS）过量生成，就会对机体造成氧化损伤。越来越多的证据表明氧化应激参与并促进 AS 的发生、发展，在 AS 病程中发挥重要作用。随着 AS 氧化应激机制研究的深入，抗氧化治疗在 AS 相关疾病的临床治疗中的作用也逐步彰显。补肾软坚方药立法于"益肾健脾，软坚散结"，临床应用广泛，对 AS 病变疗效明确，对实验性动脉粥样硬

化也具有较好的治疗作用，然而补肾软坚方药抑制 AS 发生、发展过程的机制尚未完全阐明。本实验观察补肾软坚方药对动脉粥样硬化氧化应激作用的影响，从对血红素氧合酶 -1（haem oxygenase-1, HO-1）及其对 HO-1/CO-cGMP 调控角度入手，探讨补肾软坚方药对 AS 的干预机制。

（一）材料与方法

1. 实验动物　普通级雄性日本大耳白兔 56 只［北京市维通利华实验动物中心，许可证编号 SCXK（京）2007-0001，防疫合格证号：20060038］，体重（2.2±0.2）kg。

2. 药物和试剂　补肾软坚方药（主要药物组成：党参、丹参、杜仲、桑寄生、龟甲、淫羊藿、何首乌、石菖蒲、茯苓、砂仁、夏枯草、海藻等，0.5g/ 片，60 片 / 瓶，天津中医药大学第一附属医院制剂，批号：071105）；辛伐他汀（40mg/ 片，5 片 / 盒，Meck sharp&Dohme Ltd.U.K 生产，杭州默沙东制药有限公司分装，批号：07283）。实时荧光定量 PCR（Real-time quantitative Polymerase Chain Reaction, 简称 Real Time PCR）试剂盒购于美国 Invitrogen 公司，批号：100008919；环氧合酶 -2（cyclooxygenase-2, COX-2）、一氧化碳血红素（Carboxyhemoglobin, HbCO）、环磷酸鸟苷（cyclic Guanosine Monophosphate, cGMP）等 ELISA 试剂盒购于美国 R&D systems 公司；羊 HO-1 多克隆抗体（sc-7695）、驴抗羊 FITC-IgG（sc-2024）均购于 SANTA CRUZ 公司；HO-1 引物：上游：5' TTGGCTGG CTTCCTTACC 3'，下游：5' GGCTCCTTCCTCCTTTCC 3'（扩增片段为 77bp）；PPAR 引物：上游：5' AATGCCCGTGAAGA3'，下游：5' AAGCGATAGGACAAACT3'（扩增片段为 89 bp）；GAPDH 引物：上游：5' CATC ATCCCTGCCTCCAC 3'，下游：5' TGCCTGCTT CACCACCTT 3'（扩增片段为 181bp），均由北京千汇博联生物科技有限公司合成。

3. 主要实验仪器　实时定量 PCR 仪（Rotor-Gene RG-3000，德国 QIAGEN），微量恒温器（绍兴市卫星医疗设备制造有限公司 HW－8C），OLYMPUS-BX40 生物显微镜（BX40，日本奥林巴斯公司），HMIAS-2000 高清晰度彩色病理图像分析系统（武汉同济医科大学千屏影像工程公司）。

4. 方法

（1）模型制备　动物模型：同第三章第一节。自第 8 周开始给药，给药 16 周后（第 24 周），用 3% 戊巴比妥钠（30mg/mL/kg）麻醉，将动物固定于手术台，在无菌条

件下获取主动脉，生理盐水冲洗后，置于组织冻存管，液氮保存备用，余新鲜组织置于 −80℃冰箱保存。（见图 3-9）

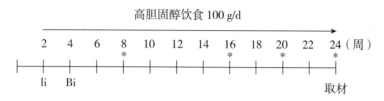

高胆固醇饮食 100 g/d

2　4　6　8　10　12　14　16　18　20　22　24（周）
　　　　　*　　　　　　　　*　　　　*　　　　*

li　Bi　　　　　　　　　　　　　　　　　　　　取材

图 3-9　动脉粥样硬化家兔模型建立示意图

注：li 为免疫损伤时间点；Bi 为球囊拉伤时间点；* 为采血时间点。

（2）分组与给药　所有动物适应性喂养 1 周后，随机分成正常组 8 只、实验组 48 只。自第 8 周时，实验组随机分为模型组、模型＋补肾软坚组、模型＋辛伐他汀组，以下简称正常组（Normal Group，NOR）、模型组（Cholesterol Group，CHOL）、补肾软坚组（BSKSH Group，BSKS）、辛伐他汀组（Simvastatin Group，SIMVA）；实验兔每日药物剂量按等效临床剂量和体表面积公式计算得出：辛伐他汀 5mg/kg，每日 1 次；补肾软坚方药 1g/kg，每日 2 次，每克以蒸馏水 5mL 溶解饲喂。正常组同时饲喂等剂量蒸馏水。

（3）病理标本的留取及检测　24 周末取材，用 3％戊巴比妥钠（30mg/mL/kg）麻醉后将动物固定于手术台，取出主动脉血管组织，沿纵轴用眼科剪剪开，用生理盐水轻轻冲洗后置于 10％中性福尔马林固定；然后以主动脉弓、胸主动脉、腹主动脉改刀，石蜡包埋，切片，每个部位切 3 张片子，HE 染色，光镜观察病理改变，各组选 10 张片子进行图像分析。

（4）免疫荧光技术检测 HO-1 蛋白水平　石蜡切片经过热修复后，羊 HO-1 多克隆抗体（1:1000）4℃孵育过夜；0.01 mol/L PBS 漂洗 3 次后，FITC-IgG 标记的驴抗羊二抗（1:800）室温下孵育 4h，封片。用不加一抗、只有二抗和 Hoechst 孵育的切片作为阴性对照。在 Olympus BX51 荧光显微镜下观察免疫组化结果，并使用 Olympus DP70 数码相机采图，用 Image-Pro Plusv 6.0 图像软件分析结果。

（5）血清学指标检测　各组分别于给药前、给药后 8 周、12 周、16 周采血，采血前禁食 12h，然后经耳缘静脉抽取空腹血 3mL，静置 1h 后 3000r/min 离心 10min，取血清 − 80℃冻存待用。HbCO、cGMP、COX-2 采用 ELISA 方法检测，步骤严格按照说明书进行。

（6）荧光实时定量 PCR 法检测 每个标本均进行 HO-1 mRNA 和内参 GAPDH 基因的荧光定量 PCR。总反应体积 $10\mu L$，反应体系为：$5\mu L$ SYBR GreenMix-Plus，上下游引物各 $0.5\mu L$（$10pmol/\mu L$），$2\mu L$ cDNA，加 ddH_2O 至反应总体积 $10\mu L$。反应条件：$95℃$，$5min$；$95℃$，$30s$；$59℃$，$30s$。共进行 40 个循环，$57℃\sim96℃$ 绘制熔解曲线。

5. 统计学方法 利用比较 CT 法计算各样本 mRNA 的表达情况，依据公式 $\Delta Ct = Ct_{目的基因} - Ct_{内参基因}$，分别计算各组的 ΔCt 值，各样本 mRNA 的相对表达量，以 $2^{-\Delta Ct}$、$2^{-\Delta\Delta Ct}$ 表示各组间的相对表达率，其中 $\Delta\Delta Ct = \Delta Ct_{目的基因} - \Delta Ct_{校正样本基因}$。数据统计采用 PASW Statistics 18.0 统计软件，计量资料以 s 表示，多组间比较采用 One-way ANOVA 检验，显著性水平为 $P < 0.05$，非显著性水平为 $P < 0.01$。

（二）结果

1. 病理形态学观察 正常组主动脉内皮细胞完整，单层紧贴内弹力板，中层平滑肌细胞排列整齐，呈长椭圆形。模型组主动脉见有典型粥样斑块形成，斑块表面有纤维组织覆盖，形成典型的"纤维帽"，且纤维帽较薄；内膜明显增厚，内皮部分脱落、不完整，内皮下见脂质浸润，脂核面积大，大量泡沫细胞及炎性细胞浸润，中膜平滑肌增殖并迁移于内膜，弹力板不连续，弹力纤维断裂溶解，有大量胶原纤维生成。辛伐组内膜增厚，有少量泡沫细胞形成，内皮完整，中膜平滑肌增殖，部分向内膜移行，弹力板尚完整。补肾软坚组内膜增厚，可见若干泡沫细胞，内皮完整，中膜平滑肌增殖，排列尚规则。（见附录，图 3-10）

2. 家兔主动脉 HO-1 荧光面积比较 对照组血管壁见少量 HO-1 阳性表达；模型组血管外膜成纤维细胞、平滑肌细胞及斑块边缘有大量绿色荧光区域，在胞质内也有少量荧光阳性表达；补肾软坚组和辛伐他汀组绿色荧光区域均明显增加。（见附录，图 3-11）

3. 各组 HbCO、cGMP、COX-2 水平比较 与正常组比较，模型组 cGMP 水平在给药前、给药后第 8、12、16 周均明显降低，在补肾软坚方药干预 8 周后，cGMP 水平逐渐升高，补肾软坚组和辛伐他汀组在第 12、16 周时，与正常组同期比较，差异有显著性（$P < 0.05$，$P < 0.01$）；模型组在给药前、第 8 周，COX-2 活性高于同期正常组（$P < 0.05$），但在第 12、16 周时，各组均没有明显差异（$P > 0.05$）；补肾软坚组、辛伐他汀组第 8、12、16 周时，与同期模型组比较，HbCO 水平明显低于模型组（$P < 0.01$）。（见图 3-12）

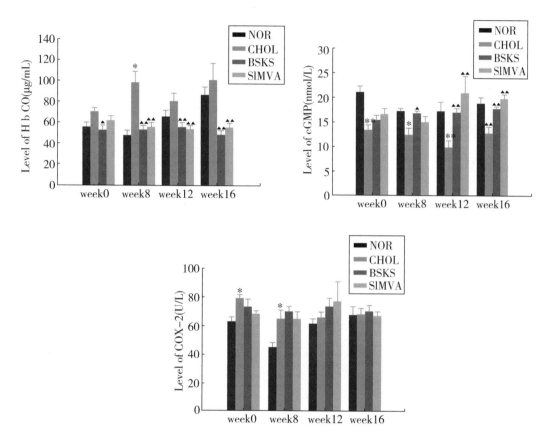

图 3-12　各组主动脉 HbCO、cGMP、COX-2 水平比较

注：各组家兔给药前（week0），给药后第 8 周（week8）、12 周（week12）、16 周（week16）时 cGMP、HbCO 水平及 COX-2 酶活力。

NOR：正常组；CHOL：模型组；BSKS：补肾软坚组；SlMVA：辛伐他汀组。与正常组比较，$^*P < 0.05$，$^{**}P < 0.01$；与模型组比较，$^▲P < 0.05$，$^{▲▲}P < 0.01$。

4. 家兔主动脉 HO-1 mRNA 与 PPARα mRNA 基因表达　家兔正常组主动脉 HO-1 mRNA 基因在仅有少量表达，模型组 HO-1 mRNA 表达增加，经补肾软坚方药干预后 HO-1 mRNA 表达明显升高，差异具有显著的统计学意义（$P < 0.05$），辛伐他汀也有类似于补肾软坚方药的抗氧化效应；PPARα mRNA 各组之间没有显著的统计学意义，但家兔动脉粥样硬化病变后，PPARα mRNA 水平升高，而经补肾软坚方药与辛伐他汀片干预后，均有下降的趋势。（见图 3-13）

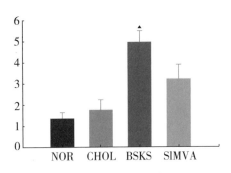 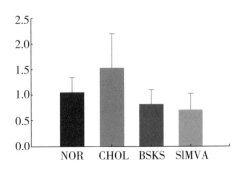

图 3-13　家兔主动脉 HO-1 mRNA 与 PPARα mRNA 基因表达水平比较

注：补肾软坚方药组（BSKS），辛伐他汀组（SIMVA）。与模型组比较，▲$P < 0.05$；与正常组比较，*$P < 0.05$。

（三）讨论

血红素氧合酶（HO）是热休克蛋白家族中的一个成员，是一种体内广泛存在的抗氧化防御酶，HO-1 是 HO 的一种同工酶。HO-1 分解产物的抗氧化和细胞保护作用及其本身的可诱导性，使得 HO-1 具有独特的抗氧化生理特性，并在 AS 的防治中起到重要作用。

前期研究显示，补肾软坚方药在动脉粥样硬化所致脑损伤中具有重要的抗氧化作用。本次研究发现，家兔正常组主动脉 HO-1 mRNA 基因仅有少量表达，模型组 HO-1 mRNA 表达增加，经补肾软坚方药干预后 HO-1 mRNA 表达明显升高。研究提示，补肾软坚方药可能含有类似 HO-1 诱导剂的成分，能诱导 HO-1 在体内的表达增高，加速血红素的分解代谢，减轻血红素的细胞毒性作用，使 CO 和胆红素的生成增多，有效缓解氧化应激对机体的损伤，抑制 AS 的形成和发展。

HO-1 抑制炎性细胞因子和化学因子的分泌主要是通过 CO 的作用实现的，CO 主要通过间接介导 cGMP 生成增多发挥抗氧化、保护血管内皮细胞及心肌细胞作用。本研究结果显示，模型组动物 HbCO 水平明显升高，经补肾软坚方药干预后，HbCO 水平明显下降，而 cGMP 水平显著升高，可能是由于补肾软坚方药促进 CO 介导 cGMP 生成增多，增加细胞内 cGMP 浓度，减少了内皮细胞的过氧化损伤。有研究表明，COX-2 的选择性抑制剂 NS-398 促进了经炎症刺激后血管内皮细胞中 HO-1 mRNA 的表达，有效减少内皮细胞的应激损伤。本研究发现，家兔经高脂饲喂、球囊拉伤及免疫损伤后，机体处于应激状态，COX-2 活性明显升高，补肾软坚方药干预后 COX-2 活性有降低的趋势，但与同期对照组比较，差异没有显著性；同时，免疫组织化学法发现，模型组血管壁有大量 MMP-9 棕黄色阳性区域，而补肾软坚方药组和辛伐他汀组内皮细胞和平滑肌细胞仅有少量棕黄色阳性沉淀物。

补肾软坚方药和辛伐他汀均可提高机体的抗氧化能力，延缓动脉粥样硬化发生、发展。本次研究也提示补肾软坚方药通过激活 HO-1/CO-cGMP 路径中关键因子的表达是其抗氧化应激作用的机理，也是其抗 AS 的机制之一。

三、补肾软坚方药对动脉粥样硬化家兔海马氧化应激的影响

氧化应激是指活性氧（ROS）的生成速率大于清除速率而在体内蓄积的状态。中医学之"痰证"与活性氧代谢有关，活性氧与体内大分子结合形成过氧化物，过氧化物作为新的致病因素引起人体的广泛损害。补肾软坚方药立法于"健脾益肾、软坚散结"，临床应用广泛，对动脉粥样硬化病变疗效明确，对动脉粥样硬化也具有较好的治疗作用。然而，动脉粥样硬化是全身多系统病变，补肾软坚方药对 AS 后脑血管的影响研究较少。本研究在成熟的 AS 模型基础上，探讨补肾软坚方药对兔 AS 病变后海马组织氧化应激的影响。

（一）材料与方法

1. 实验动物　同第三章第三节实验二。

2. 药物和试剂　药物：同第三章第三节实验二。Q-PCR 试剂盒购自德国 QIAGEN 公司，批号：204143；SOD、MDA、cGMP 等 ELISA 试剂盒均购自美国 Adlitteram Diagnost 公司；GSH-PxELISA 试剂盒购自美国 R&D 公司；HO-1 引物：上游：5' TGC CGA GGG TTT TAA GCT GGT 3'，下游：5' AGA AGG CCA TGT CCA GCT CCA 3'（扩增片段为 158bp）；Beta-actin 引物：上游：5' CGC GAC ATC AAG GAG AAG CTG 3'，下游：5' ATT GCC AAT GGG TGA TAC CTG 3'（扩增片段为 129bp），均由上海生工生物技术服务有限公司合成。

3. 仪器　实时定量 PCR 仪（Rotor-Gene RG-3000，德国 QIAGEN），微量恒温器（绍兴市卫星医疗设备制造有限公司 HW-8C）。

4. 方法

（1）实验分组及给药　所有动物适应性喂养 1 周后，随机分成正常组 8 只、实验组 48 只。自第 8 周时，实验组随机分为模型组、模型＋辛伐他汀组、模型＋补肾软坚组（以下简称正常组、模型组、辛伐组、补肾组）。各给药组给药后第 16 周取材。给药量：辛伐他汀 5mg/kg，每日 1 次；补肾软坚方药 1g/kg，每日 2 次。每克以蒸馏水 5mL 溶解。

（2）**造模方法**　同第三章第一节。

（3）**标本的收集及处理**　第 24 周（即给药后第 16 周）取材。用 3% 戊巴比妥钠（30mg/mL/kg）麻醉成功后将动物固定于手术台，20mL 注射器心脏取血；无菌条件下，在体获取海马并使用生理盐水冲洗后，置于组织冻存管，液氮保存备用，余新鲜脑组织置于 −80℃冰箱保存。

（4）**实验指标检测**

①苏木精 - 伊红（HE）染色观察海马病理形态学改变：取新鲜海马组织，−20℃作 6μm 厚度冰冻切片，做苏木精 - 伊红（HE）染色。取各组 HE 染色片于光学显微镜下（400×）观察，摄像。

②酶联免疫吸附试验（ELISA）检测血清 SOD、MDA 含量：血清作 5 倍稀释后严格按照说明书加样，置入酶标仪于 450nm 处测各孔 OD 值。

③海马组织匀浆氧化酶相关指标测定：取兔海马组织 100mg 加入匀浆器匀浆，制作 10% 组织匀浆液；采用 ELISA 方法检测海马组织 SOD、MDA 及 GSH-Px 酶含量。

④血红素氧合酶基因表达的检测（Q-PCR 法）：每个标本均进行 HO-1 mRNA 和内参 β-actin 基因的荧光定量 PCR。总反应体积 25μL，反应体系为：12.5μL SYBR GreenMix-Plus，上下游引物各 0.5μL（10pmol/μL），1μL cDNA，加 ddH$_2$O 至反应总体积 25μL。反应条件：94℃，4min；94℃，20s；56℃，20s；72℃，45s。共进行 70 个循环，57℃~96℃绘制熔解曲线。

5. **统计方法**　利用比较 Ct 法计算各样本 mRNA 的表达情况，依据公式 $\Delta Ct = Ct_{目的基因} - Ct_{内参基因}$ 分别计算各组的 ΔCt 值，各样本 mRNA 的相对表达量以 $2^{-\Delta Ct}$ 表示，以 $2^{-\Delta\Delta Ct}$ 表示各组间的相对表达率，其中 $\Delta\Delta Ct = \Delta Ct_{目的基因} - \Delta Ct_{校正样本基因}$。数据统计采用 SPSS 11.5 统计软件，计量资料以 $\bar{x}\pm s$ 表示，多组间比较采用 One-way ANOVA 检验，显著性水平为 $P < 0.05$，非显著性水平为 $P < 0.01$。

（二）结果

1. **海马形态学观察**　正常组海马组织细胞排列整齐紧密，形态正常，无变性，椎体细胞大而圆，呈均匀的染色，核仁清晰，细胞质丰富。模型组家兔海马椎体细胞排列稀疏紊乱，细胞脱失明显，甚至仅见少量的不规则细胞，细胞核体积变小，深染，呈核固缩。补肾组和辛伐组海马细胞脱失现象减轻，细胞排列较模型组整齐，形态较正常，接近正常组。（见附录，图 3-14）

2. 补肾软坚方药对血清 SOD、MDA 表达水平的影响   正常组兔血清 SOD 活性明显高于模型组和补肾组，经补肾软坚方药干预后血清 SOD 活性明显增高，与模型组比较差异有显著性（$P < 0.01$）；模型组兔血清 MDA 含量高于对照组，经补肾软坚方药干预后血清 MDA 含量明显降低，与模型组比较差异有显著性（$P < 0.01$）。（见表 3-9）

表 3-9   各组血清 SOD、MDA 水平比较（$\bar{x} \pm s$）

组别	n	SOD（μg/m）	MDA（ng/m）
正常组	8	7.92 ± 1.70	14.24 ± 1.87
模型组	8	1.31 ± 0.45 *	19.72 ± 2.60 *
辛伐组	9	2.05 ± 0.44 *◆	15.78 ± 2.42 ◆
补肾组	12	2.06 ± 0.35 *◆	14.91 ± 2.68 ◆

注：* 为与正常组比较 $P < 0.01$；◆ 为与模型组比较 $P < 0.01$。

3. 补肾软坚方药对海马组织 SOD、MDA 及 GSH-Px 水平的影响   模型组海马组织 SOD 活性显著低于对照组（$P < 0.01$），而 MDA 含量显著高于对照组（$P < 0.01$）；辛伐他汀干预后海马组织 SOD、MDA 与模型组之间差异无显著性（$P > 0.05$），经补肾软坚方药干预后兔海马组织 SOD 较模型组明显升高（$P < 0.05$），MDA 较模型组明显下降（$P < 0.01$），与正常组相比，模型组海马组织中 GSH-Px 活性明显下降（$P < 0.01$）；经补肾软坚方药干预后 GSH-Px 活性提高（$P < 0.05$），辛伐组 GSH-Px 活性明显提高（$P < 0.01$），但补肾组和辛伐组相比差异没有显著性（$P > 0.05$）。（见表 3-10）

表 3-10   各组海马组织 SOD、MDA、GSH-Px 水平比较（$\bar{x} \pm s$）

组别	n	SOD（μg/m）	MDA（ng/m）	GSH-Px（U/L）
正常组	8	10.10 ± 1.08	9.17 ± 2.44	48.85 ± 8.59
模型组	8	6.43 ± 1.29 *	16.69 ± 1.42 *	36.95 ± 5.53 *
辛伐组	9	6.58 ± 1.09 *	14.97 ± 1.36 *◆	44.03 ± 3.52 ▲
补肾组	12	8.59 ± 0.78 *▲	12.81 ± 1.23 *▲	44.03 ± 8.16 ◆

注：* 为与正常组比较，$P < 0.01$；◆ 为与模型组比较，$P < 0.05$；▲ 为与模型组比较，$P < 0.01$。

4. 补肾软坚方药对 HO-1 mRNA 的影响   兔海马 HO-1 mRNA 基因在各组均有

表达，与正常组相比，模型组海马 HO-1 mRNA 表达差异无显著性（$P > 0.05$），但模型组经辛伐他汀和补肾软坚方药干预后，海马 HO-1 mRNA 表达均明显升高，差异具有显著性（$P < 0.05$）。（见图 3-15）

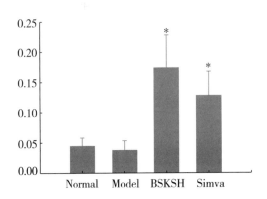

图 3-15　海马组织 HO-1 mRNA 基因的相对表达量

注：Normal：正常组；Model：模型组；BSKSH：补肾组；Simva：辛伐组。与模型组相比，$^*P < 0.05$。

（三）讨论

脑组织对缺血缺氧等损伤非常敏感，高胆固醇血症及 AS 时脑组织处于缺血缺氧状态，且发生了病理形态学改变。HO-1 不仅对脑神经具有直接保护作用，而且可以有效抑制脂质过氧化，清除氧自由基，对血管内皮细胞和平滑肌细胞也具有保护作用。已有研究证实，HO-1 减轻了氧化应激所致的单核细胞损伤。

本研究以实时荧光定量 PCR 技术检测 HO-1 mRNA 基因的表达，结果发现，补肾软坚方药可诱导 HO-1 mRNA 的表达，但作用机制不明。HO-1 是一种抗氧化蛋白，多数情况下由氧化应激或 ox-LDL、过氧化氢等氧化剂诱导上调。还原剂姜黄素也可上调 HO-1，它通过调控 HO-1 基因启动子区域的抗氧化效应元件而活化 HO-1 基因，直接上调 HO-1 表达水平。补肾软坚方药是否通过对抗氧化效应元件的调控直接从转录水平上升高 HO-1 表达水平还有待进一步的试验证明。

MDA 作为氧自由基和生物膜不饱和脂肪酸发生脂质过氧化反应的代谢产物，其含量的变化可间接反映组织中氧自由基含量的变化，并间接反映细胞损伤的程度。SOD 的表达水平可反应机体内抗自由基水平的高低。本研究发现正常组、补肾组兔血清 SOD 活性明显高于模型组（$P < 0.01$），MDA 水平比模型组明显减低（$P < 0.01$），显示补肾软坚方药可促进血清 SOD 活性，降低 MDA 的产生，减轻氧化应激、抗脂质过氧化反应，从

而保护血管内皮细胞功能，这可能是补肾软坚方药减轻动脉粥样硬化症状的机制之一。研究同样发现，模型组海马组织 SOD 活性表达显著低于对照组（$P < 0.01$），而 MDA 表达显著高于对照组（$P < 0.01$）；辛伐他汀干预后海马组织 SOD 与模型组之间差异无显著性（$P > 0.05$），但是经补肾软坚方药干预后的兔海马组织 SOD 较模型组明显升高（$P < 0.05$），MDA 较模型组明显下降（$P < 0.01$）。已有实验证明，在球囊损伤的兔髂动脉局部注射 SOD 或过氧化氢酶基因，发现活性氧的产生明显减少，同时发现炎症细胞浸润下降，胶原合成减少，再狭窄明显减轻。

GSH-Px 是机体抗氧化酶系统的一种酶，在细胞质中直接参与清除 H_2O_2，减少羟自由基的产生，也可使脂质过氧化物分解从而减轻其毒性。本实验结果显示，与正常组相比，模型组海马组织中 GSH-Px 活性明显下降（$P < 0.01$）；经补肾软坚方药干预治疗后 GSH-Px 活性明显提高（$P < 0.05$），辛伐组 GSH-Px 活性亦明显提高（$P < 0.01$），但补肾组和辛伐组相比差异没有显著性。结果表明，补肾软坚方药可能通过抑制脂质过氧化反应、保护酶活性，降低 MDA 含量，进而达到保护动脉粥样硬化实验兔海马组织的作用，并从另一个侧面验证了 MDA、SOD 含量及 GSH-Px 活性的改变在动脉粥样硬化发病中的作用。

本实验结果显示，补肾软坚方药在动脉粥样硬化所致脑损伤中具有重要的抗氧化作用。其保护机制可能是通过调控 HO-1 mRNA 基因的表达，以及上调 SOD、GSH-Px 酶的活性，同时清除脂质氧化终产物 MDA 而实现的。

四、补肾软坚方药干预动脉粥样硬化家兔蛋白质硝基化修饰的研究

动脉粥样硬化（AS）的发病机制复杂。最新研究发现，在 AS 复合异生细胞斑块、无细胞纤维斑块和内膜斑块中均发现有 3- 硝基酪氨酸（3-NT）的存在，而蛋白质中的酪氨酸硝基化生成 3-NT 正是蛋白质硝基化的重要标志，也是斑块易损的机制之一。蛋白质硝基化现象在心血管疾病中普遍存在，是一种典型的氧化还原依赖的蛋白质翻译后修饰，也是一氧化氮发挥其广泛信号转导作用的新的重要途径。越来越多的证据表明蛋白质络氨酸硝基化参与并促进 AS 的发生、发展，在 AS 病程中发挥重要作用。补肾软坚方药立法于"健脾益肾、软坚散结"，对 AS 病变疗效明确，对实验性 AS 也具有较好的治疗作用。本实验观察补肾软坚方药对 AS 家兔硝化反应的抑制作用，从对 p38 丝裂原活化蛋白激酶（p38MAPK）、诱导型一氧化氮合成酶（iNOS）、内皮型

一氧化氮合成酶（eNOS）及其对 iNOS/NO-COX-2 调控角度入手，探讨其干预 AS 的机制。

（一）材料与方法

1. 动物　同第三章第三节实验二。

2. 药物与试剂　补肾软坚方药，辛伐他汀，3-NT、环氧合酶 -2（COX-2）、一氧化氮（NO）ELISA 试剂盒，p38MAPK、基质金属蛋白酶 -9（MMP-9）免疫组化试剂盒，羊 eNOS 多克隆抗体、羊抗兔 IgG。

3. 方法

（1）造模　采用高脂饮食加免疫损伤和球囊拉伤方法建立兔 AS 模型。

（2）分组给药　雄性家兔 56 只，按体重随机分为 4 组，即正常组、模型组、补肾软坚方药组、辛伐他汀组（以下简称正常组、模型组、辛伐组、补肾组）。正常组 8 只，其余各组 16 只。于第 8 周时，各给药组按剂量开始灌胃给药，辛伐他汀 5mg/kg，1 次 / 日；补肾软坚方药 1g/kg，2 次 / 日，每克以蒸馏水 5mL 溶解饲喂。正常组同时饲喂等剂量蒸馏水。第 24 周（即给药后第 16 周）取材。

（3）取材　各组分别于 0 周（给药前）、给药后第 8、12、16 周采血。每次采血前禁食 12h，经耳缘静脉采血 3mL，静置 1h 后 3000 r·min^{-1} 离心 10min，提取血清置于 -80℃冰箱冻存备用。自第 8 周开始给药，给药第 16 周（第 24 周）后，用 3% 戊巴比妥钠 30mg/mL/kg 麻醉固定，无菌条件下在体获取主动脉，生理盐水冲洗后，置于组织冻存管，液氮保存备用，余新鲜组织置于 - 80℃冰箱保存。

4. 标本检测项目

（1）酶联免疫吸附法检测血清 NO、3-NT、COX-2 水平　检测步骤严格按试剂盒说明书进行。

（2）Western-blot 检测 NOS 蛋白水平　取 100mg 主动脉组织样本剪碎，加入裂解液（50mM Tris-HCl，pH8.0，150mmol·L^{-1} NaCl，100mg·L^{-1} PMSF，1%TritonX-100），用组织匀浆器冰上裂解组织 30min，12000×g，离心 5min 后，取 20μg 样品与上样缓冲液混合，煮沸 5min，进行 10% SDS-PAGE 电泳，转硝酸纤维素膜（Pall Corporation）；将膜在含 5% 脱脂奶粉的 TBST（10mmol·L^{-1} Tris-HCl，pH7.5，150mmol·L^{-1} NaCl，0.05% Tween-20）中室温下封闭 1h，随后加入羊抗兔 eNOS 多克隆一抗，抗羊 IgG-HRP 二抗，ECL 化学发光试剂检测，显影，摄像，图片分析。

（3）免疫组化检测 p38MAPK 阳性面积　选取与病理图像分析所用片子相邻的切片用免疫组化检测 p38MAPK 阳性面积。每只动物选取 3 张切片，每张切片随机观察 5 个不同的高倍镜视野（40×），计算阳性细胞（细胞内有黄褐色或棕黄色沉淀物）面积占内膜面积的百分比，取其平均值。

（4）RT-PCR 检测 iNOS mRNA、p38MAPK mRNA 基因　采用 Trizol 法提取总 RNA，每个标本均进行 p38MAPK mRNA、iNOS mRNA 和内参 GAPDH 基因的荧光定量 PCR。总反应体积 $10\mu L$，反应体系为：$5\mu L$ SYBR GreenMix-Plus，上下游引物各 $0.5\mu L$（$10\mu mol \cdot L^{-1}$），$2\mu L$ cDNA，加 ddH$_2$O 至反应总体积 $10\mu L$。反应条件：95℃，5min；95℃，30s；59℃，30s。共进行 40 个循环，57℃～96℃绘制熔解曲线，利用比较 CT 法计算各样本 mRNA 的表达。比较 CT 法计算各样本 mRNA 的表达情况，依据公式 $\Delta Ct = Ct_{目的基因} - Ct_{内参基因}$，分别计算各组的 ΔCt 值，各样本 mRNA 的相对表达量以 $2^{-\Delta Ct}$ 表示，以 $2^{-\Delta\Delta Ct}$ 表示各组间的相对表达率，其中 $\Delta\Delta Ct = \Delta Ct_{目的基因} - \Delta Ct_{校正样本基因}$。引物序列见表 3-11。

表 3-11　iNOS，p38MAPK 基因引物序列

基因名称	引物序列	基因长度 /bp
iNOS	F：5'-AGGAGGATGGGACTGGAGAC-3'	83
	R：5'-TGGAGCACGGCGATGTTG-3'	
p38MAPK	F：5'-AGTCGCAGTCGGATCTCAG-3'	94
	R：5'-GTGGTCAGCAGGTTGTTCTC-3'	
GAPDH	F：5'-CATCATCCCTGCCTCCAC-3'	181
	R：5'-TGCCTGCTTCACCACCTT-3'	

注：F 为上游引物，R 为下游引物；iNOS 为诱导型一氧化氮合酶基因；p38MAPK 为丝裂原活化蛋白激酶基因。

5. 统计学方法　采用 PASW Statistics 18.0 统计软件进行数据统计，多组间比较采用 One-way ANOVA 检验，显著性水平为 $P < 0.05$。

（二）结果

1. NO，3-NT，COX-2 水平　与正常组比较，模型组 NO 水平在给药前及给药后第 8、12、16 周均明显降低，在补肾软坚方药干预 8 周后，NO 水平逐渐升高，补肾组和辛伐组在第 12、16 周时，与正常组同期比较，差异有显著性（$P < 0.01$）；与正常

组比较，模型组 3-NT 水平在给药前及给药后第 8、12、16 周均明显升高，提示动脉组织硝基化，在补肾软坚方药干预 8 周后，3-NT 水平逐渐下降，补肾软坚方药抑制了硝基化损伤；模型组在给药前 8 周，COX-2 活性高于同期正常组（$P < 0.05$），但在第 12，16 周时，各组均没有明显差异。（见表 3-12）

表 3-12　补肾软坚方药对各组 NO、3-NT、COX-2 水平比较

时间	组别	3-NT（U/L）	NO（mg/L）	COX-2（U/L）
0 周	正常组	$76.36 \pm 7.31^{*}$	$73.63 \pm 22.51^{\triangle}$	$62.64 \pm 3.08^{\triangle}$
	模型组	95.92 ± 12.77	52.46 ± 17.03	79.32 ± 2.53
	补肾组	102.44 ± 14.24	65.11 ± 14.53	72.65 ± 5.73
	辛伐组	99.88 ± 19.18	$77.64 \pm 21.72^{*}$	68.73 ± 1.55
8 周	正常组	$80.63 \pm 10.41^{*}$	$98.99 \pm 13.58^{*}$	$45.09 \pm 3.27^{\triangle}$
	模型组	116.28 ± 18.68	55.05 ± 12.17	65.20 ± 5.94
	补肾组	$87.50 \pm 10.65^{*}$	66.74 ± 16.48	69.80 ± 3.94
	辛伐组	$99.14 \pm 10.59^{\triangle}$	61.88 ± 12.12	64.76 ± 5.32
12 周	正常组	$88.89 \pm 15.87^{\triangle}$	$87.59 \pm 28.33^{*}$	61.23 ± 3.58
	模型组	109.19 ± 13.77	40.65 ± 20.05	65.96 ± 3.61
	补肾组	$89.14 \pm 15.18^{\triangle}$	$69.50 \pm 14.94^{*}$	73.80 ± 5.89
	辛伐组	96.40 ± 18.62	$67.79 \pm 23.77^{*}$	77.34 ± 14.05
16 周	正常组	$78.74 \pm 10.33^{*}$	$82.62 \pm 18.28^{*}$	68.03 ± 5.62
	模型组	133.35 ± 13.26	54.60 ± 9.17	68.90 ± 3.42
	补肾组	$77.34 \pm 9.24^{*}$	61.96 ± 22.16	70.26 ± 4.39
	辛伐组	$84.44 \pm 12.82^{*}$	69.88 ± 20.56	67.69 ± 2.42

注：与模型组比较，$^{\triangle}P < 0.05$，$^{*}P < 0.01$。

2. 主动脉 eNOS 蛋白结果　以预染 Marker 为标准条带显示，eNOS 蛋白为 133kDa，GAPDH 为 35kDa，符合分子量。家兔经造模因素干预后，主动脉 eNOS 蛋白较正常组比较明显减少，经补肾软坚方药干预后 eNOS 蛋白表达明显升高，差异具有显著的统计学意义（$P < 0.05$）。（见图 3-16）

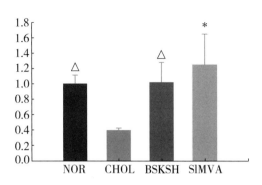

图 3-16　主动脉 eNOS 蛋白水平比较

注：正常组（NOR）；模型组（CHOL）；补肾组（BSKSH），1g·kg⁻¹·d⁻¹；辛伐组（SIMVA），0.005g·kg⁻¹·d⁻¹；与模型组比较 $^\triangle P < 0.05$，$^* P < 0.01$。

3. 主动脉 p38MAPK 阳性表达面积比较　正常对照组血管壁见少量 p38MAPK 阳性表达；模型组血管壁平滑肌细胞、内皮细胞的胞核有大量棕黄色阳性区域，在胞质内也有少量阳性表达；补肾组和辛伐组内皮细胞和平滑肌细胞有少量棕黄色阳性沉淀物。（见附录，图 3-17）

4. 主动脉 p38MAPK mRNA 及 iNOS mRNA 表达　家兔正常组主动脉 iNOS mRNA 基因仅有少量表达，模型组 iNOS mRNA 表达增加，经补肾软坚方药干预后 iNOS mRNA 表达明显减少，差异具有显著性（$P < 0.05$），辛伐他汀也有类似于补肾软坚方药的抑制硝基化效应；家兔正常组主动脉 p38MAPK mRNA 基因仅有少量表达，模型组 p38MAPK mRNA 表达增加，经补肾软坚方药干预后 p38MAPK mRNA 表达明显升高，差异具有显著性（$P < 0.05$），辛伐他汀也有类似于补肾软坚方药的抗氧化效应。（见表 3-13）

表 3-13　补肾软坚方药对各组 iNOS mRNA、p38 MAPK mRNA 的影响

	组别	剂量 g·kg⁻¹·d⁻¹	n	Ct（目标基因）	Ct（GAPDH）	Ct（Ct目标−Ct$_{GAPDH}$）	Normalized 2$^{-\triangle\triangle Ct}$
iNOS mRNA	正常组	–	8	30.22 ± 0.93	25.43 ± 1.26	4.79 ± 0.45	1.06 ± 0.21[1)]
	模型组	–	8	29.74 ± 1.31	24.37 ± 3.32	5.25 ± 1.16	3.29 ± 1.02
	补肾组	1	12	29.26 ± 1.15	22.76 ± 4.04	6.49 ± 1.27	1.15 ± 0.41[1)]
	辛伐组	0.005	9	30.01 ± 0.83	24.59 ± 2.25	6.06 ± 0.97	1.32 ± 0.56[1)]

续表

组别	剂量 $g \cdot kg^{-1} \cdot d^{-1}$	n	Ct（目标基因）	Ct（GAPDH）	Ct（$Ct_{目标} - Ct_{GAPDH}$）	Normalized $2^{-\triangle\triangle Ct}$
p38 MAPK mRNA 正常组	–	8	31.59 ± 1.25	21.40 ± 1.19	9.47 ± 0.25	1.03 ± 0.23[1]
模型组	–	8	30.26 ± 1.15	21.79 ± 2.44	8.14 ± 0.51	2.64 ± 0.69
补肾组	1	12	30.72 ± 1.30	22.63 ± 3.97	8.27 ± 0.71	1.43 ± 0.15
辛伐组	0.005	9	30.98 ± 1.96	22.46 ± 3.64	8.52 ± 0.93	1.31 ± 0.24[1]

（三）讨论

蛋白质硝基化是与氧化应激密切相关的蛋白质翻译后修饰。作为一种蛋白质翻译后修饰，酪氨酸硝基化常在病理状态下伴随活性氧和活性氮的增加而产生。AS病变组织内产生大量活性氧，这些活性氧可以与炎症状态下产生的大量一氧化氮（NO）结合生成过氧化亚硝基阴离子（$ONOO^-$），启动硝基化应激，破坏蛋白质的功能和酶的活性，造成细胞凋亡，增强 iNOS 的表达，使蛋白质酪氨酸残基硝基化生成 3-NT。AS 的不同时期，在巨噬细胞丰富的损伤部位都可检测到 iNOS 的表达和蛋白质酪氨酸的硝基化。临床研究发现，蛋白质硝基化现象在心血管疾病中普遍存在，体内蛋白质硝基化水平的升高可以作为 AS 的独立危险因素。

本研究发现，家兔正常组主动脉 iNOS mRNA 基因仅有少量表达，模型组 iNOS mRNA 表达增加，经补肾软坚方药干预后 iNOS mRNA 表达明显升高。本研究结果显示，动脉粥样硬化发生后，机体内存在氧化/抗氧化调节系统失衡，模型组内膜明显增厚、纤维帽较薄，斑块内有大量脂质沉积，血清 3-NT 水平明显升高，经补肾软坚方药干预后，血清 3-NT 水平下降，NO 水平明显升高，而 COX-2 活性没有明显变化；免疫组化染色发现，补肾软坚方药也明显降低了家兔 p38MAPK 水平；主动脉 p38MAPK mRNA、iNOS mRNA 基因在正常组仅有少量表达，动脉粥样硬化病变组 p38MAPK mRNA 及 iNOS mRNA 表达增加，经补肾软坚方药干预后，p38MAPK mRNA、iNOS mRNA 基因表达明显下降，辛伐他汀也有类似的抑制硝基化效应。研究发现，家兔经高脂饲喂、球囊拉伤及免疫损伤后，机体处于应激状态，COX-2 活性明显升高，补肾软坚方药干预后 COX-2 活性有降低的趋势，但与同期对照组比较没有显著的统计学差异；同时，免疫组织化学法发现，模型组血管壁有大量 p38 MAPK 棕黄色阳性区域，而补肾组和辛伐组内皮细胞和平滑肌细胞仅有少量棕黄色阳性沉淀物。

在人体内，酪氨酸硝基化途径不是唯一的，而且可能不是彼此独立发生而是同时发生。人体是一个复杂的巨系统，对于每种疾病，须分别探讨酪氨酸硝基化在其中的作用。与此同时，体内硝基化的机制仍然在研究中且存在很多争议，并期望能找到一种直接抑制酪氨酸硝基化的方法，在机体硝基化损伤的防治中起到重要作用，对于相关疾病的治疗开辟一条新的途径。蛋白质硝基化普遍存在于 AS 的发生及发展阶段，找到抑制酪氨酸硝基化的方法，可为防治 AS 提供新的途径。补肾软坚方药可明显提高机体的抗硝基化能力，延缓 AS 发生、发展。本次研究也提示补肾软坚方药通过激活 iNOS/NO-COX-2 路径中相关因子的表达是其抗硝基化应激作用的机制，也是其抗 AS 的机制之一。

第四节　补肾软坚方药对动脉粥样硬化炎症的干预研究

一、补肾软坚方药对实验性动脉粥样硬化家兔 NF-κB 及炎症因子的影响

对 AS 病理机制的认识，Ross 于 1999 年在内皮损伤反应学说基础上提出的"AS 是一种炎症性疾病"已被广泛接受。其中，调控炎症反应作用的重要信号通路细胞核因子-κB（NF-κB）及炎症细胞因子高表达在 AS 的发生发展过程中起了非常重要的作用。NF-κB 转录到细胞核后，调节肿瘤坏死因子-α（TNF-α）、白介素-1（IL-1）、单核细胞趋化蛋白-1（MCP-1）等一些细胞因子及炎症介质的转录过程，而这些细胞因子及炎症介质均可影响动脉粥样斑块的发展及其稳定性。说明 NF-κB 和炎症因子在 AS 的发生发展过程中具有重要作用。多年来我们于临床上运用补肾软坚方药治疗冠心病效果肯定，既往有研究显示补肾软坚方药具有降低血液黏度和减少血浆纤维蛋白原的作用。本研究将从对 NF-κB 和炎症因子调控角度入手，探讨补肾软坚方药对 AS 的干预机制。

（一）材料与方法

1. 实验动物　普通级雄性日本大耳白兔 36 只，体重（2.2±0.2）kg。

2. 试剂与药品　补肾软坚方药，辛伐他汀。血清总胆固醇（TC）、甘油三酯（TG）、低密度脂蛋白胆固醇（LDL-C）、高密度脂蛋白胆固醇（HDL-C）试剂盒，NF-κB 免疫组化试剂盒，MCP-1、IL-1、TNF-α ELISA 试剂盒。

3. 方法

（1）**造模**　同第三章第一节。

（2）**分组给药**　实验动物随机分为正常对照组 6 只，模型组 10 只，补肾软坚组 10 只，辛伐他汀组 10 只（以下简称为正常组、模型组、补肾组和辛伐组）。辛伐组予辛伐他汀 5mg/kg，每天 1 次；补肾组予补肾软坚方药 1g/kg，每天 2 次。

（3）**取材**　同第三章第一节。

4. 标本检测项目

（1）**血脂指标检测**　采用全自动生化分析仪测定血清总胆固醇（TC）、甘油三酯（TG）、低密度脂蛋白胆固醇（LDL-C）和高密度脂蛋白胆固醇（HDL-C）水平。TG、TC 采用酶比色法，LDL-C、HDL-C 采用清除法，应用半自动生化分析仪测定。

（2）**ELISA 方法检测 MCP-1、IL-1、TNF-α**　严格按照说明书步骤进行。

（3）**一般形态学观察**　主动脉行苏丹Ⅲ染色，分析斑块面积占内膜面积的百分比；常规脱水包埋，切片厚 5μm，行 HE 染色，光镜下观察。HMIAS-2000 高清晰度彩色病理图像分析系统测量血管内膜厚度（IT）、内膜中膜厚度比（IT/MT）及内膜增生指数（IHI）。

（4）**免疫组化检测 NF-κB 阳性表达**　石蜡切片脱蜡至水，3%H_2O_2 封闭，PBS 洗 3 次，蒸馏水冲洗，PBS 洗 3 次，微波枸橼酸热修复，滴加 5% 兔血清封闭液，室温 45min，4℃过夜，滴加一抗 NF-κBP65，4℃ 20min，加二抗 37℃孵育，PBS 洗涤 3 次，DAB 显色，苏木素复染，脱水封片，显微镜观察。每只动物选取 3 张切片，每张切片随机观察 5 个不同的高倍镜视野（40×），计算阳性细胞（细胞内有黄褐色或棕黄色沉淀物）的面积占内膜面积的百分比，取其平均值。

5. 统计学方法　采用 SPSS 11.5 统计软件，计量资料以 $\bar{x}\pm s$ 表示，多组间比较采用单因素方差分析，变量间采用 Pearson 相关分析方法，$P < 0.05$ 为差异有统计学意义。

（二）结果

1. 血脂水平检测结果　与正常组比较，模型组与给药组 TC、HDL-C、LDL-C 均呈增长趋势（$P < 0.05$，$P < 0.01$）。模型组 3 周、10 周，辛伐组 3 周、10 周，补肾组 3 周 TG 与正常组同期比较，差异有统计学意义（$P < 0.05$，$P < 0.01$）。两给药组与模

型组比较，辛伐组 3 周时 TC、LDL-C 水平明显低于模型组（$P < 0.05$）；补肾组 6 周时 HDL-C 水平高于模型组（$P < 0.05$）。（见表 3-14）

表 3-14　各组 TC、TG、LDL-C、HDL-C 比较（mmol/L，$\bar{x} \pm s$）

组别	n	时间	TC	TG	LDL-C	HDL-C
正常组	6	0 周	1.04 ± 0.13	1.14 ± 0.39	0.53 ± 0.17	0.66 ± 0.18
		3 周	1.43 ± 0.40	0.69 ± 0.07	0.39 ± 0.13	0.68 ± 0.09
		6 周	1.31 ± 0.17	0.96 ± 0.34	0.35 ± 0.16	0.53 ± 0.08
		10 周	1.35 ± 0.34	0.77 ± 0.20	0.67 ± 0.21	0.37 ± 0.09
模型组	10	0 周	1.08 ± 0.40	1.19 ± 0.54	0.51 ± 0.12	0.60 ± 0.15
		3 周	10.38 ± 4.99**	1.25 ± 0.57*	3.50 ± 1.74**	1.54 ± 0.59**
		6 周	10.99 ± 3.89**	0.95 ± 0.47	2.39 ± 1.17**	1.59 ± 0.38**
		10 周	24.04 ± 4.73**	1.42 ± 0.51**	11.73 ± 3.09**	4.00 ± 0.90**
辛伐组	10	0 周	1.03 ± 0.42	1.01 ± 0.33	0.45 ± 0.22	0.68 ± 0.12
		3 周	4.34 ± 1.57*△	1.15 ± 0.42**	1.58 ± 0.66*△	1.69 ± 0.72*
		6 周	11.40 ± 5.23**	0.74 ± 0.23	2.01 ± 0.89**	2.17 ± 0.99**
		10 周	22.59 ± 4.96**	1.48 ± 0.70**	11.15 ± 3.27**	4.24 ± 0.83**
补肾组	10	0 周	1.23 ± 0.43**	1.17 ± 0.39	0.64 ± 0.29	0.77 ± 0.18
		3 周	12.29 ± 5.83**	2.06 ± 1.02*	2.84 ± 1.24**	2.22 ± 0.92**
		6 周	13.12 ± 3.48**	0.85 ± 0.37	2.55 ± 1.13**	2.79 ± 1.19**△
		10 周	20.52 ± 8.12**	1.29 ± 0.60	11.07 ± 4.35**	4.77 ± 1.38**

注：与正常对照组同期比较，$^*P < 0.05$，$^{**}P < 0.01$；与模型组同期比较，$^{△}P < 0.05$。

2. MCP-1、IL-1 及 TNF-α 比较　模型组及给药组予以造模因素干预后，随着时间的延长，血清中 MCP-1、IL-1、TNF-α 的含量呈增长趋势，三者均高于正常组（$P < 0.01$）。与正常组及模型组比较，辛伐组在 3 周时降低血清中 MCP-1、IL-1 水平（$P < 0.01$）；在 6 周时降低血清中 IL-1、TNF-α 水平（$P < 0.01$）；在 10 周时降低血清中 MCP-1、IL-1、TNF-α 水平（$P < 0.01$）。补肾组在 3 周时降低血清中 MCP-1、

IL-1 水平（$P < 0.01$）；在 6 周时降低血清中 IL-1 水平（$P < 0.01$）；在 10 周时降低血清中 MCP-1、IL-1、TNF-α 水平（$P < 0.01$）。（见表 3-15）

表 3-15　各组炎症细胞因子水平比较（ng/L，$\bar{x} \pm s$）

组别	n	时间	MCP-1	IL-1	TNF-α
正常组	6	0 周	1286.18 ± 418.03	3280.03 ± 190.42	2835.64 ± 571.02
		3 周	1305.75 ± 364.25	3381.12 ± 264.54	2831.59 ± 391.17
		6 周	1548.60 ± 496.12	3217.24 ± 275.80	3141.77 ± 966.20
		10 周	1430.55 ± 326.54	3304.60 ± 300.05	2706.71 ± 814.72
模型组	10	0 周	1498.89 ± 306.91	3392.40 ± 230.42	3306.55 ± 702.51
		3 周	5956.40 ± 841.16 **	12460.26 ± 609.06 **	9089.76 ± 650.13 **
		6 周	6190.07 ± 833.92 **	12286.80 ± 1 357.60 **	9350.19 ± 1 636.48 **
		10 周	6739.29 ± 518.97 **	13684.78 ± 728.52 **	11340.77 ± 822.19 **
辛伐组	10	0 周	1329.77 ± 347.68	3512.45 ± 290.53	3741.42 ± 841.97
		3 周	4830.32 ± 480 04 ** ΔΔ	11102.11 ± 522.64 ** ΔΔ	7171.80 ± 1843.26 *
		6 周	6156.67 ± 1277.11 **	9066.85 ± 632.28 ** ΔΔ	7122.04 ± 1752.96 ** ΔΔ
		10 周	3142.02 ± 509.73 ** ΔΔ	9392.86 ± 471.36 ** ΔΔ	7879.09 ± 1355.38 ** ΔΔ
补肾组	10	0 周	1339.22 ± 384.38	3320.34 ± 313.21	3683.96 ± 615.46
		3 周	4332.80 ± 546.98 ** ΔΔ	10225.01 ± 826.42 ** ΔΔ	6802.03 ± 1380.16 **
		6 周	5774.16 ± 1116.40 **	9508.35 ± 926.36 ** ΔΔ	9049.58 ± 1883.30 **
		10 周	2791.44 ± 518.69 ** ΔΔ	8386.67 ± 495.65 ** ΔΔ	7164.17 ± 604.71 ** ΔΔ

注：与正常组同期比较，$^*P < 0.05$，$^{**}P < 0.01$；与模型组同期比较，$^{\Delta}P < 0.05$，$^{\Delta\Delta}P < 0.01$。

3. NF-κB 阳性表达面积　正常组血管壁见少量 NF-κB 阳性表达，胞核内见少量不均匀的黄褐色沉淀物；模型组血管壁平滑肌细胞、内皮细胞的胞核有大量棕黄色阳性区域，在胞质内也有少量阳性表达；辛伐组和补肾组内皮细胞和平滑肌细胞有少量棕黄色阳性沉淀物。正常组 NF-κB 阳性染色面积与内膜面积比为 0.012 ± 0.006。模型组阳性染色面积与内膜面积比为 0.162 ± 0.046，与正常组比较，差异有统计学意义（$P < 0.01$）。辛伐组与补肾组阳性染色面积与内膜面积比分别为 0.107 ± 0.049、

0.111 ± 0.038，均低于模型组，差异有统计学意义（$P < 0.01$）。两给药组间比较，差异无统计学意义（$P > 0.05$）。（见附录，图3-18）

4. 一般形态学检查　观察结果见正常组主动脉内皮细胞完整，单层紧贴内弹力板，中层平滑肌细胞排列整齐，呈长椭圆形。模型组主动脉见有典型粥样斑块形成，斑块表面有纤维组织覆盖，形成典型的"纤维帽"，且纤维帽较薄；内膜明显增厚，内皮部分脱落、不完整，内皮下见脂质浸润，大量泡沫细胞及炎性细胞浸润，中膜平滑肌增殖并迁移于内膜，弹力板不连续，弹力纤维断裂溶解，有大量胶原纤维增生。辛伐组内膜增厚，有少量泡沫细胞形成，内皮完整，中膜平滑肌增殖，部分向内膜移行，弹力板尚完整。补肾组内膜增厚，可见若干泡沫细胞，内皮完整，中膜平滑肌增殖，排列尚规则，部分向内膜移行，弹力板尚完整。（见附录，图3-19）

5. 各组 IT、IT/MT、IHI 及 PA/IA 比较　与正常组比较，模型组与两给药组 IT、IT/MT、IHI、PA/IA 数值明显增加（$P < 0.01$）；与模型组比较，两给药组 IT、IT/MT、IHI、PA/IA 数值均降低（$P < 0.05$ 或 $P < 0.01$）。两给药组之间差异无统计学意义（$P > 0.05$）。（见表3-16）

表3-16　各组 IT、IT/MT、IHI 及 PA/IA 比较（$\bar{x} \pm s$）

组别	n	IT（μ/m）	IT/MT	IHI	PA/IA
正常组	6	8.98 ± 1.21	0.06 ± 0.01	0.06 ± 0.02	0
模型组	10	$391.52 \pm 163.51^{*}$	$1.94 \pm 0.58^{*}$	$0.55 \pm 0.09^{*}$	$0.54 \pm 0.11^{*}$
辛伐组	10	$211.02 \pm 41.38^{*}$	$0.87 \pm 0.28^{* \triangle\triangle}$	$0.38 \pm 0.11^{* \triangle}$	$0.35 \pm 0.09^{* \triangle\triangle}$
补肾组	10	$169.79 \pm 41.30^{* \triangle}$	$1.10 \pm 0.45^{* \triangle}$	$0.37 \pm 0.08^{* \triangle}$	$0.29 \pm 0.08^{* \triangle\triangle}$

注：与正常组比较，$^{*}P < 0.01$；与模型组比较，$^{\triangle}P < 0.05$，$^{\triangle\triangle}P < 0.01$。

6. 各组血脂、炎症因子及 IT/MT、IHI 相关性比较　经 Pearson 相关性分析发现，模型组 TC 与 IL-1、TNF-α 与 IHI 呈正相关，相关系数分别为 0.706（$P < 0.05$）和 0.930（$P < 0.05$）。辛伐组 TC 与 IL-1、TNF-α 与 IT/MT 呈正相关，相关性系数分别为 0.960（$P < 0.01$）和 0.899（$P < 0.05$）。补肾组 TC 与 IHI、IL-1 与 IHI、TNF-α 与 IHI、TNF-α 与 IL-1 都呈正相关，相关性系数分别为 0.917（$P < 0.05$）、0.876（$P < 0.05$）、0.829（$P < 0.05$）、0.858（$P < 0.05$）；血脂与炎症细胞因子之间无相关性（$P > 0.05$）。

（三）讨论

NF-κB 是 AS 发生的始动机制之一，NF-κB 激活后，参与 AS 发生的多种基因表达的调控，可调控许多炎症因子如 TNF-α、IL-1 等的转录过程，参与 AS 的病理过程。内源性 MCP-1 除趋化单核 - 巨噬细胞外，还能活化 TNF-α，共同参与 AS 的发生、发展过程。

本研究通过建立兔 AS 模型也同样发现血清中 MCP-1、TNF-α、IL-1 水平增高，自第 3~10 周取材时血清中三者含量呈逐渐上升趋势；AS 斑块内 NF-κB 活性增高，提示 NF-κB、MCP-1、IL-1、TNF-α 在 AS 发病过程中起着重要作用。本研究发现 TC 与 IL-1 呈正相关，TNF-α 与 IHI 呈正相关，提示血中胆固醇含量增加与炎症反应加剧有一定关系；而炎症因子尤其是 TNF-α 水平增高可能会促进内膜增生。结果表明，补肾软坚方药具有升高 HDL-C 的作用。而辛伐他汀降低 TC、LDL-C 作用明显，第 3 周时即起效，而 6~10 周血脂水平仍低于模型组，但差异无统计学意义。可见，两者可能通过不同途径发挥调节血脂的作用。本实验结果显示，两种药均能降低血清炎症因子水平、抑制内膜增生以稳定 AS 斑块，其作用机制与抑制 NF-κB 的活性有关。NF-κB 的不适当激活是引起炎症或氧化损伤的关键步骤，因而控制 NF-κB 的不适当激活是治疗 AS 的重要策略。由结果可以看出，两给药组对炎症水平的控制自第 3 周开始显效，至第 10 周效果最佳，对血清 MCP-1、TNF-α、IL-1 水平均有抑制作用，并抑制斑块内 NF-κB 的表达。同时，我们发现两药在作用环节和强度上有所差异，第 6 周时辛伐他汀对 TNF-α 的作用优于补肾软坚方药；而在第 3、6 周时补肾软坚方药对 IL-1 作用均优于辛伐他汀。进一步的相关性分析发现，补肾组 TC、TNF-α、IL-1 都与 IHI 呈正相关，提示补肾软坚方药对 TC、TNF-α 及 IL-1 水平的降低与抑制内膜增生之间有一定关系；而其对炎症反应的抑制作用与血脂水平无相关性，提示补肾软坚方药具有直接抑制炎症的作用，且不依赖于血脂水平，其抗炎作用可能是抑制 AS 斑块发展的机制之一。

二、补肾软坚方药干预动脉粥样硬化家兔血管内膜增生及血管外周脂肪组织炎症

AS 是在动脉内膜受损的基础上，由于脂质和复合糖类沉积，继发纤维组织增生，导致动脉壁增厚、变硬和管腔缩小，进而影响组织供血的动脉硬化性疾病。动脉粥样硬化是一种严重危害人类健康的血管慢性炎症性病变，具有经典的炎症变性、渗出及增生

特点。动脉粥样硬化内膜增生是多种原因引起血管狭窄、管壁增厚的病理反应过程，包括白细胞的黏附和聚集、血小板的聚集和激活、血管平滑肌细胞的增生和迁移、细胞外基质的溶解和重构。而细胞因子 MMP 在其病理过程中起了不可替代的作用。另外，积累在血管结构周围的脂肪组织称为 PVAT，它围绕着除脑血管系统以外几乎所有血管外部，尤其是冠状动脉和主动脉。现在越来越多的研究表明，PVAT 是肥胖相关心血管疾病（包括 AS）的重要危险因素。本实验建立动脉粥样硬化兔内膜增生模型，探讨补肾软坚方药抗内膜增生、抗 AS 的作用机制及干预 PVAT 组织炎症的作用。以下分两个实验进行验证和探讨。

实验一　补肾软坚方药对血管内膜增生及 PVAT 脂肪细胞影响的观察

（一）材料与方法

1. 动物　清洁级健康成年雄性新西兰大白兔，体重（2.2±0.2）kg。

2. 主要试剂和药品　阿托伐他汀钙片，补肾软坚方药，戊巴比妥钠，油红 O，TC 试剂盒，TG 试剂盒，HDL-L 试剂盒，LDL-L 试剂盒，苏木素 - 伊红染色试剂盒。

3. 方法

（1）动物饲养及分组　选择清洁级健康成年雄性新西兰大白兔随机分为对照组、模型组、阿托伐他汀组、补肾软坚方药组（以下简称为补肾软坚组）。自第 4 周末开始，补肾软坚组、阿托伐他汀组新西兰兔分别给予补肾软坚方药和阿托伐他汀钙片，对照组、模型组新西兰兔给予等量生理盐水。

（2）动物一般情况观察　观察各组动物的皮毛颜色、光泽度，精神状态，呼吸快慢，饮食、粪便情况，体重变化，活动情况等。剔除那些体重下降或进食不佳者。

（3）标本收集处理　第 12 周末，检测血清 TC、TG、HDL-C、LDL-C 水平。留取带有血管外周脂肪包裹的胸主动脉，一部分进行 HE 染色，观察血管及 PVAT 病理变化，并计算中内膜厚度比；一部分进行免疫组化染色，检测其瘦素蛋白、TNF-α 蛋白、MMP-9 蛋白的表达情况。

4. 统计学分析　实验所得数据均以平均数 ± 标准差（x±s）表示，并采用 SPSS 18.0 统计软件对数据处理分析。多组比较采用单因素方差分析及 LSD 检验，$P < 0.05$ 为差异有统计学意义。

（二）结果

1. 动物饲养情况　实验中，对照组新西兰兔状态良好，毛色光泽，反应灵敏，进食及活动正常。模型组、阿托伐他汀组、补肾软坚组体重均逐渐增加，反应迟缓。剔除食欲减退严重、体重下降及血脂不稳定的新西兰兔。最终每组各6只新西兰兔。

2. 血脂检测结果　与对照组相比，模型组 TC、TG、LDL-C 明显降低，HDL-C 明显升高，差异非常显著（$P < 0.01$）。与模型组相比，阿托伐他汀组 TC、TG、LDL-C 明显降低，HDL-C 明显升高，差异非常显著（$P < 0.01$）；补肾软坚组 TC、TG、LDL-C 有所降低，HDL-C 有所升高，差异无显著性（$P > 0.05$）。（见表 3-17，图 3-20）

表 3-17　各组新西兰兔血脂比较（$\bar{x} \pm s$）（单位：mmol/L）

组别	n	TC	TG	LDL-C	HDL-C
对照组	6	1.45 ± 0.05	0.73 ± 0.11	0.39 ± 0.02	0.52 ± 0.11
模型组	6	70.05 ± 2.52[d]	10.26 ± 2.12[d]	31.55 ± 1.95[d]	2.70 ± 0.51[d]
阿托伐他汀组	6	44.04 ± 2.15[b]	5.51 ± 1.13[b]	3.30 ± 0.35[b]	5.70 ± 0.75[b]
补肾软坚组	6	67.79 ± 2.89	9.74 ± 0.86	29.97 ± 2.23	3.30 ± 0.35

注：与对照组相比，[d]$P < 0.01$；与模型组相比，[b]$P < 0.01$。

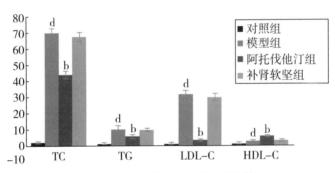

图 3-20　各组新西兰兔血脂比较

注：与对照组相比，[d]$P < 0.01$；与模型组相比，[d]$P < 0.01$。

3. HE 染色结果　对照组主动脉无明显异常，内膜光滑，内皮连续完整，中膜平滑肌排列规则整齐。模型组可见内皮不连续甚至缺失，内膜明显增厚，大量泡沫细胞堆积在整个管腔内部，向管腔内凸起，大量平滑肌细胞移行至内膜下或可见泡沫细胞及脂质沉积于内膜下形成脂质核心。与模型组相比，阿托伐他汀组内膜增生明显减轻，管腔表面有小面积泡沫细胞聚集，中膜平滑肌细胞排列紊乱，未见明显增殖和迁移。与模型组相比，补肾软坚组内膜轻度增厚，管腔表面泡沫细胞聚集面积减小，中膜平滑肌细胞排列紊乱，未见明显增殖和迁移。

4. 内膜增生程度观察结果　与对照组相比，模型组中内膜厚度比增大，内膜明显增生，差异非常显著（$P < 0.01$）。与模型组相比，阿托伐他汀组中内膜厚度比明显下降，内膜增生程度下降，差异非常显著（$P < 0.01$）；补肾软坚组中内膜厚度比下降，内膜增生程度下降，差异有显著性（$P < 0.05$）。（见表3-18，图3-21）

表3-18　各组新西兰兔胸主动脉内膜增生程度比较（$\bar{x} \pm s$）

组别	N	中内膜厚度比
对照组	6	0.05 ± 0.03
模型组	6	1.88 ± 0.48^d
阿托伐他汀组	6	0.86 ± 0.26^b
补肾软坚组	6	1.16 ± 0.37^a

注：与对照组相比，$^dP < 0.01$；与模型组相比，$^aP < 0.05$，$^bP < 0.01$。

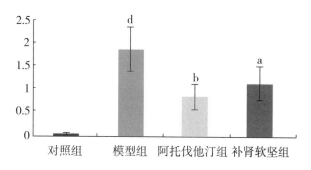

图3-21　各组新西兰兔胸主动脉内膜增生程度比较

注：与对照组相比，$^dP < 0.01$；与模型组相比，$^aP < 0.05$，$^bP < 0.01$。

5. PVAT脂肪细胞观察结果　镜下观察可见，对照组PVAT由大量群集的单泡脂肪细胞构成，呈蜂窝状结构，空泡状排列规则，细胞质、细胞核位于细胞一侧。脂肪细胞直径从小到大依次是：对照组、阿托伐他汀组、补肾软坚组、模型组。与对照组相比，模型组脂肪细胞直径增大，差异有显著性（$P < 0.05$）。与模型组相比，阿

托伐他汀组、补肾软坚组细胞直径减小，差异无显著性（$P > 0.05$）。（见表 3-19，图 3-22）

表 3-19　各组新西兰兔 PVAT 脂肪细胞直径比较（$\bar{x} \pm s$）（单位：μm）

组别	n	直径
对照组	6	258.75 ± 86.28
模型组	6	380.00 ± 63.36^c
阿托伐他汀组	6	295.50 ± 88.90
补肾软坚组	6	311.25 ± 62.11

注：与对照组相比，$^cP < 0.05$。

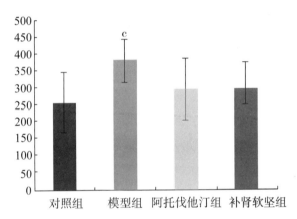

图 3-22　各组新西兰兔 PVAT 脂肪细胞直径

注：与对照组相比，$^cP < 0.05$。

（三）讨论

　　本实验表明补肾软坚方药在调节血脂、内膜增生程度、PVAT 脂肪细胞大小方面均起作用。其能够在一定程度上降低血清 TC、TG、LDL-C 水平，升高 HDL-C 水平，并减少内膜泡沫细胞聚集和平滑肌增殖、迁移，从而改善内膜的增生程度；并在一定程度上改善 PVAT 炎性浸润状况，减小脂肪细胞的直径，从而改善其增生、肥大。本实验结果阐明了补肾软坚方药能够改善 PVAT 脂肪细胞形态及内膜增生，具有抗 AS 作用。

实验二　补肾软坚方药对 AS 兔血管及 PVAT 炎症的影响

（一）材料与方法

1. 动物　同第三章第四节论题二之实验一。

2. 主要试剂和药品　TNF-α Antibody, Leptin Antibody, MMP-9 Antibody, Goat anti Mouse IgG（H+L）-HRP, Goat anti Rabbit IgG（H+L）-HRP, DAB 显色试剂盒（AR1022）。

3. 方法　免疫组化染色检测 TNF-α 蛋白、瘦素蛋白、MMP-9 蛋白表达：将组织切片、脱蜡至水、灭活、修复、封闭、孵育一抗、孵育生物素化二抗、孵育 SABC、DAB 显色、复染。在镜下观察，有黄褐色颗粒表达的为阳性表达。在 10×10 倍显微镜下，自上而下、自左而右取 5 个互不重叠的视野。采用 Image Pro Plus 图像分析软件统计胸主动脉内膜中阳性染色面积占内膜面积百分数及 PVAT 组织阳性染色面积，均取其平均值。

4. 统计学方法　实验所得数据均以平均数 ± 标准差（$\bar{x} \pm s$）表示，并采用 SPSS 18.0 统计软件对数据处理分析。多组比较采用单因素方差分析及 LSD 检验，$P < 0.05$ 为差异有统计学意义。

（二）结果

1. 免疫组化染色检测 TNF-α 蛋白表达结果　对照组血管组织内未见黄褐色颗粒表达。模型组增生的内膜中可见大量深褐色颗粒表达。与对照组相比，模型组阳性颗粒表达面积明显增加，差异非常显著（$P < 0.01$）。与模型组相比，阿托伐他汀组阳性颗粒表达面积减小，差异有显著性（$P < 0.05$）；补肾软坚组阳性颗粒表达面积减小，差异有显著性（$P < 0.05$）。（见表 3-20，图 3-23）

表 3-20　各组新西兰兔胸主动脉 TNF-α 蛋白表达情况（$\bar{x} \pm s$）（单位：%）

组别	n	面积百分比
对照组	6	/
模型组	6	34.58 ± 5.56[d]
阿托伐他汀组	6	20.76 ± 5.41[a]
补肾软坚组	6	21.96 ± 6.28[a]

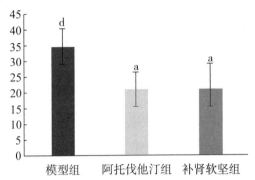

图 3-23　各组新西兰兔胸主动脉 TNF-α 蛋白表达情况

注：与对照组相比，$^dP < 0.01$；与模型组相比，$^aP < 0.05$。

　　对照组 PVAT 脂肪细胞膜可见少量黄褐色颗粒表达。模型组 PVAT 脂肪细胞膜可见大量深褐色颗粒表达。与对照组相比，模型组阳性颗粒表达面积明显增加，差异非常显著（$P < 0.01$）。与模型组相比，阿托伐他汀组阳性颗粒表达面积减小，差异有显著性（$P < 0.05$）；补肾软坚组阳性颗粒表达面积减小，差异有显著性（$P < 0.05$）。（见表 3-21，图 3-24）

表 3-21　各组新西兰兔 PVAT 组织 TNF-α 蛋白表达情况（$\bar{x} \pm s$，单位：像素）

组别	n	面积
对照组	6	17032.00 ± 6589.48
模型组	6	48435.00 ± 10273.32^d
阿托伐他汀组	6	27322.00 ± 10355.87^a
补肾软坚组	6	30970.00 ± 8054.13^a

注：与对照组相比，$^dP < 0.01$；与模型组相比，$^aP < 0.05$，$^bP < 0.01$。

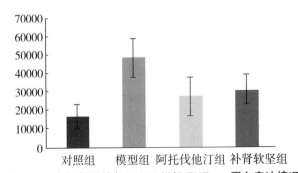

图 3-24　各组新西兰兔 PVAT 组织 TNF-α 蛋白表达情况

注：与对照组相比，$^dP < 0.01$；与模型组相比，$^aP < 0.05$，$^bP < 0.01$。

2.免疫组化染色检测瘦素蛋白表达结果　对照组血管组织内膜可见少量黄色颗粒表达。模型组内膜可见大量深褐色颗粒表达，融合成片。与对照组相比，模型组阳性颗粒表达面积明显增加，差异非常显著（$P < 0.01$）。与模型组相比，阿托伐他汀组阳性颗粒表达面积明显减小，差异非常显著（$P < 0.01$）；补肾软坚组阳性颗粒表达面积减小，差异有显著性（$P < 0.05$）。（见表3-22，图3-25）

表3-22　各组新西兰兔胸主动脉瘦素蛋白表达情况（$\bar{x} \pm s$，单位：%）

组别	n	面积比百分数
对照组	6	8.14 ± 1.54
模型组	6	54.97 ± 2.35^{d}
阿托伐他汀组	6	17.75 ± 2.15^{b}
补肾软坚组	6	37.50 ± 1.02^{a}

注：与对照组相比，$^{d}P < 0.01$；与模型组相比，$^{a}P < 0.05$，$^{b}P < 0.01$。

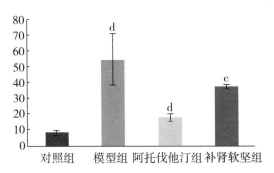

图3-25　各组新西兰兔胸主动脉瘦素蛋白表达情况

注：与对照组相比，$^{d}P < 0.01$；与模型组相比，$^{a}P < 0.05$，$^{b}P < 0.01$。

对照组PVAT脂肪细胞膜可见少量黄色颗粒表达。模型组PVAT脂肪细胞膜可见大量深褐色颗粒表达。与对照组相比，模型组阳性颗粒表达面积明显增加，差异非常显著（$P < 0.01$）。与模型组相比，阿托伐他汀组阳性颗粒表达面积明显减小，差异非常显著（$P < 0.01$）；补肾软坚组阳性颗粒表达面积明显减小，差异非常显著（$P < 0.01$）。（见表3-23，图3-26）

表 3-23　各组新西兰兔 PVAT 组织瘦素蛋白表达情况（$\bar{x} \pm s$，单位：像素）

组别	n	面积
对照组	6	2574 ± 1511.30
模型组	6	49542.33 ± 2037.47[d]
阿托伐他汀组	6	21574.33 ± 4260.95[b]
补肾软坚组	6	24959.33 ± 2386.92[b]

注：与对照组相比，[d]$P < 0.01$；与模型组相比，[a]$P < 0.05$，[b]$P < 0.01$。

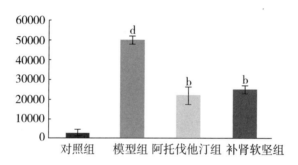

图 3-26　各组新西兰兔 PVAT 组织瘦素蛋白表达情况

注：与对照组相比，[d]$P < 0.01$；与模型组相比，[b]$P < 0.01$。

3. 免疫组化染色检测 MMP-9 蛋白免疫组化结果　对照组内膜未见明显褐色的 MMP-9 阳性表达，模型组增生的内膜中可见大量 MMP-9 阳性表达，呈深褐色。与对照组相比，模型组阳性颗粒表达面积明显增加，差异非常显著（$P < 0.01$）。与模型组相比，阿托伐他汀组阳性颗粒表达面积减小，差异有显著性（$P < 0.05$）；补肾软坚组阳性颗粒表达面积减小，差异有显著性（$P < 0.05$）。（见表 3-24，图 3-27）

表 3-24　各组新西兰兔胸主动脉 MMP-9 蛋白表达情况（$\bar{x} \pm s$，单位：%）

组别	n	面积比百分数
对照组	6	6.07 ± 1.33
模型组	6	45.49 ± 11.89[d]
阿托伐他汀组	6	25.30 ± 6.65[a]
补肾软坚组	6	27.72 ± 7.07[a]

注：与对照组相比，[d]$P < 0.01$；与模型组相比，[a]$P < 0.05$。

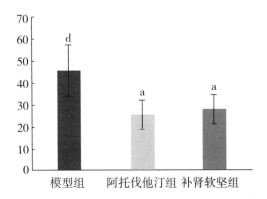

图 3-27　各组新西兰兔胸主动脉 MMP-9 蛋白表达情况

注：与对照组相比，$^dP < 0.01$；与模型组相比，$^aP < 0.05$。

对照组 PVAT 脂肪细胞膜可见少量黄色颗粒表达。模型组 PVAT 脂肪细胞膜可见大量深褐色颗粒表达。与对照组相比，模型组阳性颗粒表达面积明显增加，差异非常显著（$P < 0.01$）。与模型组相比，阿托伐他汀组、补肾软坚组阳性颗粒表达面积均减小，差异有显著性（$P < 0.05$）。（见表 3-25，图 3-28）

表 3-25　各组新西兰兔 PVAT 组织 MMP-9 蛋白表达情况（$\bar{x} \pm s$，单位：像素）

组别	n	面积
对照组	6	22649.67 ± 3845.26
模型组	6	42436.00 ± 5207.29^d
阿托伐他汀组	6	32655.00 ± 3571.91^a
补肾软坚组	6	33663.00 ± 4104.84^a

注：与对照组相比，$^dP < 0.01$；与模型组相比，$^aP < 0.05$。

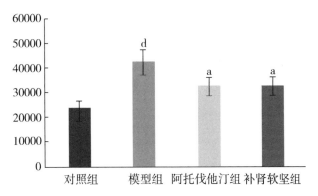

图 3-28　各组新西兰兔 PVAT 组织 MMP-9 蛋白表达情况

注：与对照组相比，$^dP < 0.01$；与模型组相比，$^aP < 0.05$。

本实验表明，补肾软坚方药能够减少血管及 PVAT 中 TNF-α 蛋白、瘦素蛋白、MMP-9 蛋白的表达：阐释了补肾软坚方药抗 AS 的机制是通过下调血管及 PVAT 炎性因子 TNF-α 和瘦素的表达，减少血管内源性及外源性 MMP-9 的分泌，从而起到改善 AS 内膜增生作用。

（三）讨论

补肾软坚方药在控制血脂、内膜增生程度、PVAT 脂肪细胞大小方面均起作用。其能够在一定程度上降低血清 TC、TG、LDL-C 水平，升高 HDL-C 水平，并减少内膜泡沫细胞聚集和平滑肌增殖、迁移，从而改善内膜的增生程度；并在一定程度上改善 PVAT 炎性浸润状况，减小脂肪细胞的直径，从而改善其增生、肥大。本实验结果阐明了补肾软坚方药能够改善 PVAT 脂肪细胞形态及内膜增生，具有抗 AS 作用。

三、补肾软坚方药调控 Sirt1-FoxO1 通路干预动脉粥样硬化炎症和自噬的研究

随着社会生活水准的不断提升，以冠心病为代表的慢性心脑血管疾病已经成为威胁中老年人身体健康的首要因素。AS 作为慢性炎症反应，被认为是冠状动脉粥样硬化性心脏病和心肌缺血的病理基础。本实验通过高脂饮食诱导建立 ApoE$^{-/-}$ 小鼠动脉粥样硬化模型，观察补肾软坚方药对动脉粥样硬化早期小鼠主动脉、血液的影响，并通过免疫组化法检测小鼠主动脉 ICAM-1、IL-1β、LC3 B、Sirt1、FoxO1 表达的影响，探讨补肾软坚方药通过自噬和炎症反应干预动脉粥样硬化的作用机制。

（一）材料与方法

1. 动物　选 6 周龄健康雄性 C57BL/6J 小鼠 8 只，6 周龄健康雄性 ApoE$^{-/-}$ 小鼠（C57BL/6J 背景）24 只。

2. 主要试剂和药品　辛伐他汀片、补肾软坚方药，Sirt1 小鼠单克隆抗体、FoxO1 兔单克隆抗体、LC3B 兔单克隆抗体、ICAM-1 单克隆抗体、IL-1 兔多克隆抗体，甘油三酯（TG）测试盒，高密度脂蛋白胆固醇（HDL-C）测试盒、总胆固醇（T-CHO）测试盒、低密度脂蛋白胆固醇（LDL-C）测试盒、即用型 SABC-POD（兔 IgG）试剂盒，DAB 显色试剂盒 ZLI-9032 3mL（20×）。

3. 方法

（1）动物饲养及分组　采用 24 只 C57BL/6J 背景来源的 ApoE$^{-/-}$ 小鼠作为研究对象。

随机分为高脂模型组、补肾软坚方药组、辛伐他汀组，3组均给予高脂饮食（21% 脂肪和 0.15% 胆固醇），并以 C57BL/6J 小鼠作为正常对照组，给予普通饮食（后文中各组相应简称为对照组、模型组、补肾软坚组和辛伐他汀组）。

（2）标本收集处理　各组小鼠于灌胃 12 周后分别称量体重并记录后处死取材，取材前禁食 12h，自由饮水。采用摘眼球取血法取血。常规石蜡包埋，行 5μm 厚石蜡切片及苏木素 - 伊红（HE）染色，观察各组小鼠主动脉窦的病理情况。测定生化指标血脂，通过 HE 染色观察主动脉病理学形态改变，采用免疫组织化学法检测主动脉 ICAM-1、IL-1β、LC3B、Sirt1 及 FoxO1 表达情况。

4. 统计学方法　计量资料以均数 ± 标准差（$\bar{x} \pm s$）表示，多组差异采用随机区组设计的单因素方差分析（One-way ANOVA），方差齐时两组间差异采用 LSD 检验；方差不齐采用 Dunnet's T3 法进行两两比较。实验数据采用 SPSS 23.0 统计软件分析，以 $P < 0.05$ 为有统计学意义。

（二）结果

1. 一般情况　模型组、补肾软坚组、辛伐他汀组三组中的小鼠逐渐出现行动迟缓、懒动、厌食、大便黏腻、被毛稀疏油亮，在 12 周时最为显著；但与模型组相比，补肾软坚组和辛伐他汀组小鼠整体状态相对较好。

2. 补肾软坚方药对高脂喂养的 ApoE$^{-/-}$ 小鼠主动脉窦病理形态学的影响　光镜下观察小鼠主动脉窦 HE 染色病理结果显示（见附录，图 3-29）：对照组主动脉窦内膜光滑无中断，弹性膜结构完整，局部有内膜增生，管腔无扩张充血。模型组主动脉壁内皮受损，局部内膜增生明显且呈不规则排列，向管腔突出，内外弹性膜结构不完整，中膜平滑肌细胞异常增生，排列紊乱，侵入内膜下，形成粥样斑块，内含大量脂质沉积、炎性细胞浸润；补肾软坚组、辛伐他汀组较模型组内膜增厚减轻，斑块面积有所缩小，中膜平滑肌细胞增生较少。

3. 补肾软坚方药对动脉粥样硬化小鼠血脂的影响　与对照组比较，模型组 TC、TG 和 LDL-C 浓度均明显升高（$P < 0.01$），而 HDL-C 浓度降低（$P < 0.01$）；与模型组比较，补肾软坚组和辛伐他汀组 HDL-C 浓度明显升高（$P < 0.01$），辛伐他汀组 LDL-C 浓度低于模型组（$P < 0.05$）。（见表 3-26，图 3-30~ 图 3-33）

表 3-26　各组小鼠血脂水平（mmd/L, $\bar{x} \pm s$, n=8）

组别	TC	TG	HDL-C	LDL-C
对照组	3.68 ± 0.48	1.06 ± 0.26	2.97 ± 0.55	1.25 ± 0.31
模型组	27.78 ± 6.35[##]	2.00 ± 0.26[##]	0.44 ± 0.15[**]	12.94 ± 1.75[##]
补肾软坚组	27.64 ± 5.28	2.06 ± 0.28	0.96 ± 0.22[**]	9.91 ± 0.93[*]
辛伐他汀组	26.52 ± 2.58	2.03 ± 0.18	0.83 ± 0.14[**]	9.91 ± 0.93[*]

注：与对照组相比，[##]$P < 0.01$；与模型组相比，[*]$P < 0.05$，[**]$P < 0.01$。

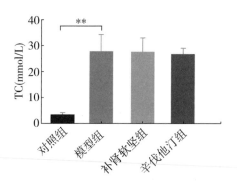

图 3-30　各组小鼠血清 TC 水平

注：[*]$P < 0.05$，[**]$P < 0.01$。

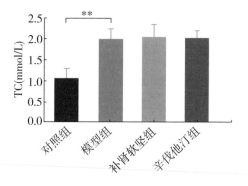

图 3-31　各组小鼠血清 TG 水平

注：[*]$P < 0.05$，[**]$P < 0.01$。

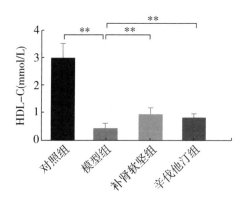

图 3-32　各组小鼠血清 HDL-C 水平

注：[*]$P < 0.05$，[**]$P < 0.01$。

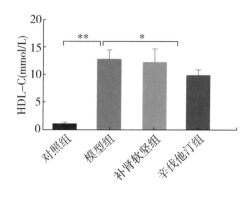

图 3-33　各组小鼠血清 LDL-C 水平

注：[*]$P < 0.05$，[**]$P < 0.01$。

4.补肾软坚方药对动脉粥样硬化 ApoE$^{-/-}$ 小鼠主动脉窦 ICAM-1、IL-1β 蛋白表达的影响　光镜下观察组织切片免疫组化染色结果（见附录，图 3-34）：ICAM-1 阳性表达主要在内皮细胞，定位于细胞膜；IL-1β 阳性表达主要在单核细胞或巨噬细胞中，定位于细胞质与细胞浆中，两者阳性表达均可见呈棕褐色或棕黄色染色。结果显示，对照组主动脉 ICAM-1、IL-1β 染色存在一定数量阳性表达细胞，呈散在分布，呈棕褐色。模型组主动脉各蛋白分子阳性表达细胞较对照组均明显增加，胞质 / 浆内棕褐色强度也明显增加；补肾软坚组和辛伐他汀组较模型组相比，ICAM-1、IL-1β 蛋白阳性表达数量有明显减少。

各组阳性表达的平均光密度值（MOD）统计学分析显示：与对照组比较，模型组 2 种蛋白阳性表达上升（$P < 0.01$）；与模型组比较，补肾软坚组与辛伐他汀组 2 种蛋白阳性表达表现出不同程度的降低（$P < 0.01$）。（见表 3-26，图 3-35，图 3-36）

表 3-26　各组小鼠主动脉 ICAM-1、IL-1β 蛋白表达情况（MOD 值，$\bar{x} \pm s$）

组别	n	ICAM-1	IL-1β
对照组	8	0.005 ± 0.001	0.004 ± 0.001
模型组	8	0.049 ± 0.002[##]	0.020 ± 0.001[##]
补肾软坚组	8	0.034 ± 0.003[**]	0.015 ± 0.003[**]
辛伐他汀组	8	0.013 ± 0.002[**]	0.007 ± 0.002[**]

注：与对照组比较，[##]$P < 0.01$；与模型组比较，[**]$P < 0.01$。

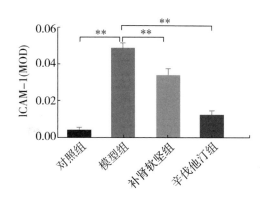

图 3-35　各组小鼠主动脉 ICAM-1 蛋白表达水平
注：[*]$P < 0.05$，[**]$P < 0.01$。

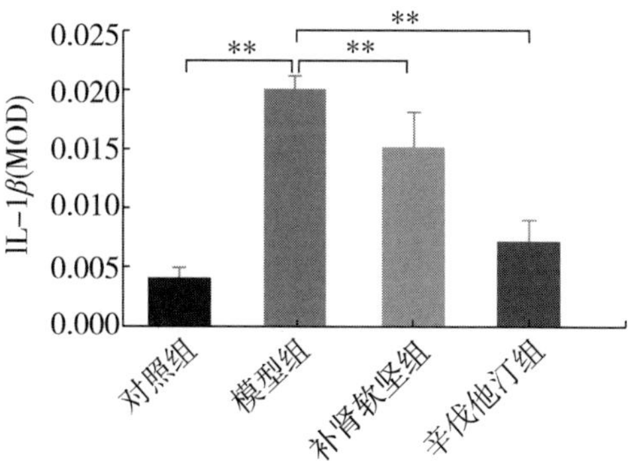

图 3-36　各组小鼠主动脉 IL-1β 蛋白表达水平
注：[*]$P < 0.05$，[**]$P < 0.01$。

5.补肾软坚方药对动脉粥样硬化 ApoE$^{-/-}$ 小鼠主动脉 LC3B 蛋白表达的影响　光镜下观察组织切片免疫组化染色结果（见附录，图 3-37）：LC3B 阳性表达主要见于主动脉血管细胞（主要为内膜层内皮细胞、中膜层平滑肌细胞），细胞浆内可见棕褐色染色。对照组细胞浆内可见散在棕褐色染色分布；与对照自相比，模型组的阳性表达数量减少，细胞浆中棕褐色染色变少；补肾软坚组和辛伐他汀组较模型组阳性细胞数量有所增加，棕褐色染色变多。

各组阳性表达的平均光密度值（MOD）统计学分析显示：与对照组比较，模型组 LC3B 蛋白阳性表达下降（$P < 0.01$）；而与模型组比较，补肾软坚组与辛伐他汀组 LC3B 蛋白阳性表达升高（$P < 0.01$）。（见表 3-27，图 3-38）

表 3-27　各组小鼠主动脉 LC3B 蛋白表达情况（MOD 值，$\bar{x} \pm s$）

组别	n	LC3B
对照组	8	0.024 ± 0.001
模型组	8	$0.015 \pm 0.002^{\#\#}$
补肾软坚组	8	$0.029 \pm 0.004^{**}$
辛伐他汀组	8	$0.035 \pm 0.005^{**}$

注：与对照组比较，$^{\#\#}P < 0.01$；与模型组比较，$^{**}P < 0.01$。

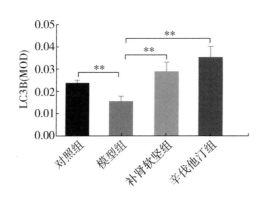

图 3-38　各组小鼠主动脉 LC3B 蛋白表达水平

注：$^{*}P < 0.05$，$^{**}P < 0.01$。

6. 补肾软坚方药对动脉粥样硬化 ApoE$^{-/-}$ 小鼠主动脉 Sirt1、FoxO1 白表达的影响　光镜下观察组织切片免疫组化染色结果（见附录，图 3-39）：Sirt1 阳性表达广泛存在于多种主动脉血管细胞中，主要见于细胞核；FoxO1 主要存在细胞质和细胞核中，而当受到外界刺激后，Sirt1 使 FoxO1 去乙酰化，从而激活 FoxO1 的活性并向细胞核内部转移。结果表明，对照组细胞核中可见少量 Sirt1 棕褐色染色，FoxO1 在细胞核和细胞质中存在散在棕褐色染色；与对照组相比，模型组的阳性表达数量减少，细胞核和细胞质中棕褐色颗粒变少；补肾软坚组和辛伐他汀组较模型组阳性细胞数量有所增加，Sirt1 和 FoxO1 在细胞核和细胞质内阳性表达增加，棕褐色染色变多。

各组阳性表达的平均光密度值（MOD）统计学分析显示：与对照组比较，模型组 2 种蛋白阳性表达下降（$P < 0.01$）；而与模型组比较，补肾软坚组与辛伐他汀组 2 种蛋白阳性表达表现出不同程度的升高（$P < 0.01$）。（见表 3-28）

表 3-28　各组小鼠主动脉 Sirt1 和 FoxO1 蛋白表达情况（MOD 值，$\bar{x} \pm s$）

组别	n	Sirt1	FoxO1
对照组	8	0.028 ± 0.002	0.029 ± 0.005
模型组	8	$0.011 \pm 0.001^{\#\#}$	$0.014 \pm 0.003^{\#\#}$
补肾软坚组	8	$0.039 \pm 0.004^{**}$	$0.048 \pm 0.003^{**}$
辛伐他汀组	8	$0.048 \pm 0.004^{**}$	$0.063 \pm 0.005^{**}$

注：与对照组比较，$^{\#\#}P < 0.01$；与模型组比较，$^{**}P < 0.01$。

经过高脂饮食喂养 12 周后，与对照组相比，模型组小鼠 TC、TG、LDL-C 表达明显升高，HDL-C 明显降低；主动脉内膜明显增厚并形成 AS 斑块，炎症相关指标 ICAM-1、IL-1β 明显升高，自噬蛋白 LC3B 明显降低，Sirt1、FoxO1 蛋白表达下降（$P < 0.01$）。与模型组相比，补肾软坚方药组和辛伐他汀组能上调 HDL-C 的水平（$P < 0.05$ 或 $P < 0.01$），主动脉病理形态得到改善，较模型组炎症相关指标 ICAM-1、IL-1β 明显下降，自噬蛋白 LC3B 表达升高，Sirt1、FoxO1 蛋白表达升高（$P < 0.01$）。（见图 3-40、图 3-41）

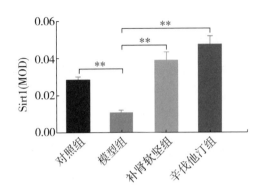

图 3-40　各组小鼠主动脉 Sirt1 蛋白表达水平

注：$^{*}P < 0.05$，$^{**}P < 0.01$。

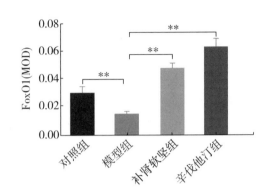

图 3-41　各组小鼠主动脉 FoxO1 蛋白表达水平

注：$^{*}P < 0.05$，$^{**}P < 0.01$。

（三）讨论

肾为先天之本，在调节生命的发育和衰老中具有重要的作用。人到中年，气血虚弱，阴气自半，肾气不足，则易使病邪侵入。

本研究以 ApoE$^{-/-}$ 小鼠为研究对象，观察补肾软坚方药对高脂饮食诱导的 AS 小鼠血脂、主动脉的作用效果，并从 Sirt1-FoxO1 通路探索其对炎症与自噬的影响，初步揭示了补肾软坚方药抗 AS 的作用机制可能与激活 Sirt1-FoxO1 通路进而抑制血管炎性反应，增加自噬水平，从而减少细胞内异位脂质沉积相关。同时，本研究仍有许多问题尚待进一步研究。例如：Sirtuins 家族有众多的相关因子，其他因子是否能发挥同样的调控作用；Sirtuins 家族的其他下游靶基因是否也参与了调控 AS 形成；此外，本实验仅对补肾软坚方药抗 AS 的在体实验效应机制进行了探索，并没有定位研究 Sirt1-FoxO1 通路具体能对哪些血管相关细胞起到调控作用，因此，需要今后在细胞水平进一步研究其具体作用机制。已有大量研究证实，中药能通过多靶向、多途径防控疾病的发生发展，因此，以中医理论为指导，微观与宏观辨证相结合，充分挖掘中医药对 AS 的理论认识，进一步研究中药及其有效成分防治 AS 形成的作用机制，将会为 AS 相关疾病的防治带来新的思路。

第五节　补肾软坚方药调节脂质代谢对动脉粥样硬化的干预研究

一、补肾软坚方药干预动脉粥样硬化家兔胆固醇逆转运相关因子抗外膜损伤的研究

动脉粥样硬化（AS）是多种心脑血管疾病共同病理基础，其以巨噬细胞吞噬胆固醇形成泡沫细胞为发病基础，继而中膜平滑肌细胞迁移、黏附并释放细胞外基质于泡沫细胞，当泡沫细胞中的脂质成分不断蓄积形成大的脂质池，细胞外基质不断降解，纤维斑块转变为"犯罪斑块"后即导致不良心血管事件的发生。可见，要进一步降低心血管疾病的危害，必须从预防和／或逆转动脉粥样硬化开始。脂质代谢紊乱贯穿于AS发病的整个过程中，促进巨噬细胞的胆固醇流出或逆转运对预防和逆转粥样斑块具有重要意义，这也是近年来药物治疗和干预的重点目的。本研究通过高脂喂养结合外膜损伤的方法建立兔颈动脉AS模型，探索补肾软坚方药有效调控胆固醇逆转运相关因子，抑制动脉粥样硬化的发生发展机制。

（一）材料与方法

1. 动物　清洁级健康成年雄性新西兰大白兔，体重（2.2±0.2）kg。

2. 主要试剂　阿托伐他汀，补肾软坚方药，Ⅱ型胶原酶溶液，戊巴比妥钠，0.9%氯化钠注射液，青霉素钠（30万单位），甲醛溶液，苏木素－伊红染色试剂盒，中性树胶封片剂，二甲苯，高效切片石蜡（熔点48℃～50℃），TC试剂盒，TG试剂盒，HDL试剂盒，LDL试剂盒，ApoA1试剂盒，ApoB试剂盒。

3. 方法

（1）制备颈动脉外膜损伤致粥样硬化模型　通过高脂喂养结合外膜损伤建立兔颈动脉粥样硬化模型。

（2）实验动物分组及给药　高脂（100g/d）喂养4周后，随机分为高脂模型组（等体积生理盐水，灌胃）、阿托伐他汀组（5mg/kg/d，灌胃）、补肾软坚方药组（1g/kg，2g/d，灌胃），正常对照组（以普通饮食未施以外膜损伤术的新西兰兔为对照，予等体积生理盐水灌胃）4组（以下简称为对照组、模型组、阿托伐他汀组、补肾软坚组），每组6只兔。阿托伐他汀组、补肾软坚组的给药剂量参考徐叔云教授主编的《药理实验方法

学》计算，并均以生理盐水将其配置成溶液灌胃。阿托伐他汀组每日 8 点给药 1 次，补肾软坚组每日早晚间隔 12 小时给药 2 次，连续 8 周。

（3）标本收集处理 第 16 周末取材，行颈动脉 HE 染色，酶比色法检测血清胆固醇（TC）、甘油三酯（TG）、低密度脂蛋白胆固醇（LDL-C）、高密度脂蛋白胆固醇（HDL-C），比浊法检测载脂蛋白 A1（ApoA1）及载脂蛋白 B（ApoB）的水平；实时荧光定量 PCR 检测颈动脉壁胆固醇逆转运（Reverse Cholesterol Transport, RCT）相关因子 ABCA1（ATP-Binding Cassette Transporter A1）、LXR-α（Liver X receptor）mRNA 及肝脏 LXR-α（Liver X receptor）mRNA 含量。

（4）血清 TC、TG、LDL、HDL、ApoA1、ApoB 的检测 采用全自动生化分析仪检测兔血清中总胆固醇（TC）（酶比色法）、甘油三酯（TG）（酶比色法）、低密度脂蛋白胆固醇（LDL-C）（清除法）、高密度脂蛋白胆固醇（HDL-C）（清除法）、载脂蛋白 A1（ApoA1）（免疫化学法）、载脂蛋白 B（ApoB）（免疫化学法）。

（5）主动脉苏木素 - 伊红（HE）染色 将固定的颈动脉组织进行石蜡切片的制备，并进行 HE 染色。

4. 统计学方法 采用 SPSS 17.0 统计软件，数据以均值 ± 标准差（$\bar{x} \pm s$）表示，多组比较采用单因素方差分析及 LSD 检验，$P < 0.05$ 为差异有统计学意义。

（二）结果

1. 动物一般情况及体重 实验期间，每天观察动物一般情况。高脂饲料喂养 4 周后，选取精神状态好、毛顺色泽光亮、捕捉反应灵敏、粪便大小均匀、纳食可的动物进行造模。造模术后，各组动物饮食欠佳，术后 2~3 天伤口恢复后，各组动物饮食恢复正常；术后未见伤口感染者。随着高脂喂养时间的延长，各组动物精神较术前欠佳，捕捉反应较术前迟钝，活动较术前减少，粪便颗粒变小、光亮，舌暗红，纳食可，实验后期眼睛可见脂肪沉淀；术后，少部分动物出现腹胀、腹泻、纳差、体重减轻，经少量多次给食后状态仍不能调整的，剔除实验。每周称量动物体重，动物体重随着时间的延长逐渐增长，但是术后 1 周内，体重增加不显著，分析原因，可能是手术伤口的疼痛影响了动物的食欲。（见图 3-42）

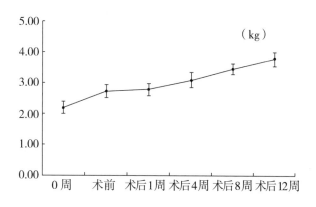

图 3-42　实验动物体重变化

2. 补肾软坚方药对颈动脉 AS 兔血脂的影响　如表 3-29、表 3-30 所示，干预 12 周后，与对照组相比，模型组动物血脂（TC、TG）水平均明显升高（$P < 0.01$），与模型组相比，补肾软坚组 TC、TG 水平降低，但无统计学意义（$P > 0.05$），阿托伐他汀组 TC、TG 水平明显降低（$P < 0.01$）；与对照组相比，模型组动物 LDL-C、ApoB 水平明显升高（$P < 0.01$），与模型组相比，补肾软坚组 LDL-C、ApoB 水平降低（$P < 0.05$），阿托伐他汀组更为显著（$P < 0.01$）；与对照组相比，模型组 HDL-C、ApoA1 升高，但无统计学意义（$P > 0.05$），与模型组相比，补肾软坚组 HDL-C、ApoA1 升高（$P < 0.05$），阿托伐他汀组 HDL-C、ApoA1 升高的水平更为显著（$P < 0.01$）。此外，与补肾软坚组相比，阿托伐他汀降 TC、LDL-C、TG 及 ApoB，升高 HDL-C 的水平均较为显著（$P < 0.01$），而对于升高 ApoA1 水平，二者相较差异不显著（$P > 0.05$）。

表 3-29　补肾软坚方药对颈动脉 AS 兔血清 TC、TG、LDL-C、HDL-C 的影响（mmol/L,$\bar{x} \pm s$）

组别	TC	TG	LDL-C	HDL-C
对照组	1.39 ± 0.11	0.78 ± 0.16	0.50 ± 0.11	0.66 ± 0.23
模型组	77.31 ± 8.0 [a]	12.57 ± 1.65 [a]	31.87 ± 2.43 [a]	3.77 ± 0.69 [a]
阿托伐他汀组	45.50 ± 7.55 [b]	5.99 ± 1.54 [b]	13.07 ± 1.35 [b]	8.42 ± 0.83 [b]
补肾软坚组	69.64 ± 7.27 [d]	11.70 ± 1.16 [d]	28.92 ± 1.27 [d]	4.73 ± 0.68 [d]

注：与对照组比较，[a]$P < 0.01$；与模型组比较，[b]$P < 0.01$，[c]$P < 0.05$；与阿托伐他汀组比较，[d]$P < 0.01$。

表 3-30　补肾软坚方药对颈动脉 AS 兔血清 ApoA1、ApoB 的影响（g/L,$\bar{x} \pm s$）

组别	ApoA1	ApoB
对照组	0.16 ± 0.04	0.06 ± 0.01
模型组	0.38 ± 0.05	1.46 ± 0.096^{a}
阿托伐他汀组	0.52 ± 0.05^{b}	0.77 ± 0.082^{b}
补肾软坚组	0.495 ± 0.06^{c}	$0.96 \pm 0.095^{c\,d}$

注：与对照组比较，$^{a}P < 0.01$；与模型组比较，$^{b}P < 0.01$，$^{c}P < 0.05$；与阿托伐他汀组比较，$^{d}P < 0.01$。

3. 补肾软坚方药对兔颈动脉 AS 斑块的影响　HE 染色后，在 100 倍光学显微镜下可见对照组平滑肌细胞排列整齐、紧密有序，内皮细胞层连续，内皮下未见脂质沉积；模型组颈动脉较对照组可见粥样硬化斑块突出于管腔，几乎覆盖于整个管腔表面，管腔明显变窄、大小不规则，内膜明显增厚，中膜平滑肌细胞排列紊乱，外膜损伤不完整；而药物干预 12 周后，阿托伐他汀组颈动脉内膜较薄且中膜平滑肌细胞排列紊乱。向内膜增生的程度较轻，斑块明显缩小变薄，补肾软坚组可见明显斑块，但厚度较模型组薄，中膜平滑肌细胞排列紊乱情况改善；HE 染色结果显示补肾软坚方药能够改善 AS 病变程度。

"益肾健脾、软坚散结"法治疗冠心病临床疗效肯定，其代表方补肾软坚方药具有抗动脉粥样硬化作用，机制与上调胆固醇逆转运相关因子有关。

（三）讨论

本实验通过高脂喂养结合外膜损伤法建立 AS 兔模型，因兔是食草性动物，单一大量摄入胆固醇，只能造成 AS 早期的脂纹脂斑，且摄入高脂饮食时间过长则破坏其饮食结构，严重影响兔的消化吸收功能，容易出现腹泻或黄疸而导致死亡，不利于对 AS 的观察研究，所以选择加用另一种损伤方法，即外膜损伤加速血管病变，避免种属带来的影响因素。药物干预 12 周后，与对照组相比，模型组动物血脂水平均明显升高（$P < 0.05$），其中，以 TC 和 LDL-C、ApoB 升高最为明显（$P < 0.001$），TG、HDL-C、ApoA1 也略有升高；与模型组相比，补肾软坚组 LDL-C、ApoB 明显降低（$P < 0.05$），而 TC、TG 仅有降低趋势，但无统计学意义（$P > 0.05$）；HDL-C、ApoA1 水平升高（$P < 0.05$）。HE 染色后，在 100 倍光学显微镜下可见补肾软坚组颈动脉较模型组斑块变薄，AS 病变程度减轻。本实验结果表明，补肾软坚方药通过调控脂质代谢，发挥抗 AS 效应，但其效果不及阿托伐他汀。

本实验通过高脂喂养结合外膜损伤建立兔颈动脉粥样硬化模型，明确了"益肾健脾、软坚散结"法代表方补肾软坚方药对 AS 兔颈动脉粥样硬化的治疗效果。

二、补肾软坚方药从调控脂联素表达异常干预动脉粥样硬化和脂肪肝的机制研究

冠心病是我国成年人住院和死亡的主要原因，其病理基础是动脉粥样硬化。目前研究认为，脂肪肝不仅是动脉粥样硬化发病的独立危险因子，还是不依赖于心血管疾病传统危险因素的独立预测因素，其对心血管疾病的作用可能独立于肥胖和代谢综合征，已成为当前动脉粥样硬化发病的重要原因。本团队前期研究表明，补肾软坚方药不仅能通过调脂、抗炎、抗氧化应激发挥抗动脉粥样硬化作用，还可通过激活 iNOS/CO 路径中相关节点蛋白，提高机体抑制过氧化/硝基化能力，达到抑制炎症反应、延缓动脉粥样硬化发生发展的作用。但补肾软坚方药是否具有减轻肝脂肪变性的作用？是否具有调节 APN 及其受体表达发挥抑制炎症反应抗动脉粥样硬化的作用？还有待于进一步实验证实。

目前，研究动脉粥样硬化的造模方法主要有免疫损伤加高脂饲料喂养法、注射同型半胱氨酸或儿茶酚胺类药物法及基因敲除复合高脂饲料喂养法等。其中，较经典的是高脂饲料喂养 ApoE$^{-/-}$ 小鼠法，该方法操作简便，易于成模，可重复性强，且国内外均有文献将其用于动脉粥样硬化和脂肪肝的相关实验研究。本实验拟采用高脂饲料喂养 ApoE$^{-/-}$ 小鼠复制动脉粥样硬化模型，探讨补肾软坚方药调控 APN 及其受体表达影响动脉粥样硬化和脂肪肝病理进程的机制。

（一）材料与方法

1. 动物　雄性 C57BL/6J 小鼠、雄性 SPF 级 ApoE$^{-/-}$ 小鼠。

2. 主要试剂和药品　辛伐他汀片，补肾软坚方药，多聚赖氨酸，SP 试剂盒，DAB 显色试剂盒，苏木素 - 伊红（HE）染色试剂盒，小鼠脂联素（APN）ELISA 试剂盒，小鼠肿瘤坏死因子 α（TNF-α）ELISA 试剂盒，小鼠白介素 10（IL-10）ELISA 试剂盒，小鼠单核细胞趋化蛋白 1（MCP-1）ELISA 试剂盒，小鼠血管内皮细胞黏附因子 1（VCAM1）ELISA 试剂盒，小鼠脂联素（APN）多克隆抗体，小鼠脂联素受体 1（AdipoR1）多克隆抗体，小鼠脂联素受体 2（AdipoR2）多克隆抗体，小鼠 Toll 样受体 4（TLR4）多克隆抗体，小鼠核转录因子 kappa B（NF-κB）多克隆抗体，小鼠肿瘤坏死因子 α（TNF-α）多克隆抗体，超纯 RNA 提取试剂盒，DNase I（RNase-free），UltraSYBR Mixture（with Rox），HiFi-MMLV cDNA 第一链合成试剂盒。

3. 方法

（1）**实验分组及给药**　雄性 SPF 级 C57BL/6J 小鼠 16 只和雄性 SPF 级 ApoE$^{-/-}$ 小鼠 32 只。适应性喂养 1 周后，C57BL/6J 小鼠给予普通饲料，为对照组（n=16）；ApoE$^{-/-}$ 小鼠给予高脂饲料（含脂肪 21%，胆固醇 0.15%，碳水化合物 50%，蛋白质 20%），为模型组（n=32）。喂养 4 周后，每组随机抽取 8 只小鼠，观察小鼠一般形态，并行肝脏和主动脉病理染色及血脂生化检测。剩余模型组小鼠再随机分为模型组（n=8，等体积蒸馏水，灌胃）、辛伐他汀组（n=8，5.28mg/kg/d，灌胃）、补肾软坚方药组（以下简称补肾软坚组。n=8，1.19g/kg/d，灌胃）。在第 4 周开始给药，各组小鼠每天在固定时间给药 1 次，给药量为 0.8mL。

（2）**取材**　分别于第 4 周、第 16 周取材，观察肝脏一般形态，称取肝脏质量，计算肝指数，行肝脏和主动脉 HE 染色，计算斑块狭窄程度。

（3）**主动脉和肝脏组织苏木素 – 伊红（HE）染色**　将组织石蜡切片制备后，进行 HE 染色。用 Image-Pro Plus 6.0 型图像分析软件测量主动脉所看到的每一块斑块及管腔面积，计算血管管腔狭窄程度 [管腔狭窄程度 =（板块面积 / 血管管腔面积）× 100%]。

（4）**免疫组化测定主动脉和肝脏组织 APN、AdipoR1、AdipoR2 及 TLR4/NF–κB 信号通路的表达**　将肝脏和主动脉瓣组织制作固定包埋后制作石蜡切片，使用 DAB 显色、苏木素复染细胞核，用显微镜观察，选择有意义的组织相，经登录、编号、采集、分析、读取数据，最终存盘。

（5）**实时荧光定量 PCR（RT–qPCR）检测主动脉和肝脏组织 TLR4、NF–κB mRNA 的表达**　提取主动脉和肝脏组织总 RNA，检验总 RNA 纯度和浓度，取 5μL RNA 用 1% 琼脂糖凝胶进行电泳，以检测 RNA 的完整性。用反转录试剂盒中的 gDNA Eraser（TaKaRa code DRRO47A）对 RNA 中残留的基因组 DNA 进行消化处理。RNA 消化、反转录合成 cDNA，实时荧光定量 PCR、ELISA 测定小鼠血清 APN 含量，ELISA 测定小鼠血清 APN 含量、IL-10 含量、MCP-1 含量、VCAM-1 含量。

4. 统计学方法　采用 SPSS 11.5 统计软件，数据以均值 ± 标准差（$\bar{x} \pm s$）表示，两组间数据比较采用 t 检验（t-test），多组间比较采用单因素方差分析（One way ANOVA）。首先对数据进行方差齐性检验，方差齐则用 LSD 法，方差不齐则用 Dunnet's T3 法进行两两比较，$P < 0.05$ 为差异有统计学意义。

（二）结果

1. 补肾软坚方药对小鼠主动脉病变的影响

（1）补肾软坚方药对小鼠主动脉组织病理结构的影响　在第 4 周时（见附录，图 3-43），对照组和模型组主动脉组织血管内膜尚完整，未见泡沫细胞、脂质核心及斑块形成。在第 16 周时（见附录，图 3-44），对照组小鼠主动脉内皮结构完整，未见泡沫细胞、脂质核心及斑块形成。模型组主动脉管壁可见大量脂质斑块，融合成片，管腔明显狭窄；斑块内可见大量脂质浸润、泡沫细胞形成，纤维帽变薄。辛伐他汀组和补肾软坚组主动脉亦可见到融合成片的动脉粥样硬化斑块，然其病变较模型组减轻，泡沫细胞数量相对较少；斑块纤维帽较厚。

（2）补肾软坚方药对小鼠主动脉管腔狭窄程度的影响　与对照组相比，模型组小鼠主动脉管腔变窄（$P < 0.05$）；与模型组比较，辛伐他汀组小鼠的管腔狭窄程度减轻（$P < 0.05$）。两用药组比较，差异不显著（$P > 0.05$）。（见附录，图 3-45）

（3）补肾软坚方药对小鼠血清脂联素表达水平的影响　初步研究认为，低 APN 血症不仅是 NAFLD 的重要特征，也是导致 AS 的独立危险因子。本研究证实了这一结论。与对照组相比，模型组小鼠血清 APN 表达水平明显降低，差异显著（$P < 0.05$）；辛伐他汀能够逆转这一趋势，上调小鼠血清 APN 表达水平（$P < 0.05$）；而补肾软坚组显示与辛伐他汀组相同的作用（$P > 0.05$）。（见附录，图 3-46）

（4）补肾软坚方药对主动脉组织脂联素及其受体表达的影响　主动脉组 APN 及其受体免疫组化染色结果显示：APN、AdipoR1 和 AdipoR2 均在血管内皮细胞及平滑肌细胞等细胞膜及胞质中呈棕褐色颗粒表达。与对照组比较，模型组 APN 和 AdipoR1 的表达降低（$P < 0.05$）。与模型组比较，辛伐他汀组的 APN 和 AdipoR1 的表达水平升高（$P < 0.05$）；与辛伐他汀组比较，补肾软坚方药在此方面具有相同的作用（$P > 0.05$）。而 AdipoR2 的蛋白表达水平在高脂饲料及药物干预前后却未见明显变化（$P > 0.05$）。（见附录，图 3-47）

（5）补肾软坚方药对主动脉组织 TLR4、NF-κB mRNA 及相关蛋白表达的影响

① 补肾软坚方药对主动脉组织 TLR4、NF-κB mRNA 表达的影响：与对照组相比，模型组小鼠主动脉 TLR4 和 NF-κB 的 mRNA 表达水平明显增高（$P < 0.05$）；与模型组比较，辛伐他汀能够抑制 TLR4 和 NF-κB 的 mRNA 表达（$P < 0.05$）。与辛伐他汀组比较，补肾软坚方药下调 TLR4 和 NF-κB 的 mRNA 表达的作用更为显著，差异具有统

计学意义（$P < 0.05$）。（见附录，图 3-48、图 3-49、图 3-50）

②补肾软坚方药对主动脉组织 TLR4/NF-κB 通路蛋白表达的影响：免疫组化结果显示 TLR4、TNF-α 主要在血管内皮及平滑肌等细胞胞质呈棕褐色颗粒表达，NF-κB 主要在血管内皮、平滑肌等细胞胞质及细胞核内呈棕褐色颗粒表达。随着 TLR4 和 NF-κB 的 mRNA 表达水平升高，模型组 TLR4/NF-κB 通路被激活，TLR4、NF-κB 和 TNF-α 蛋白呈高表达，差异具有显著性（$P < 0.05$）。与模型组比较，辛伐他汀组 TLR4、NF-κB 和 TNF-α 的蛋白表达被抑制（$P < 0.05$）。而补肾软坚方药显示出与辛伐他汀相同的作用，差异不显著（$P > 0.05$），这可能与基因的表达受环境等因素的作用有关。（见附录，图 3-51）

2. 补肾软坚方药对小鼠肝脏病变的影响

（1）小鼠肝脏一般形态的观察　在第 4 周时（见附录，图 3-52），对照组小鼠肝脏呈红褐色，边缘光滑锐利，未见异常变化；肝脏周围未见脂肪堆积。模型组小鼠肝脏呈棕黄色，触之稍有油腻感，肝脏周围可见脂肪堆积。在第 16 周时（见附录，图 3-53），模型组小鼠肝脏呈土黄色，体积明显增大，触之有油腻感，肝脏周围可见大量白色脂肪堆积。辛伐他汀组小鼠肝脏呈淡红色，体积增大，触之有油腻感，肝脏周围可见大量白色脂肪堆积。补肾软坚组小鼠肝脏呈淡红色，体积稍大，触之有油腻感，肝脏周围可见白色脂肪堆积。而对照组小鼠肝脏呈红褐色，边缘光滑锐利，无异常变化；肝脏周围未见脂肪堆积。

（2）补肾软坚方药对小鼠肝指数的影响　与对照组相比，模型组小鼠的肝指数升高，差异具有显著性（$P < 0.05$），提示模型组小鼠肝脏已经发生脂肪变。与模型组相比，辛伐他汀可以降低小鼠的肝指数（$P < 0.05$）。补肾软坚组与辛伐他汀组比较，差异不显著（$P > 0.05$）。（见附录，图 3-54）

（3）补肾软坚方药对小鼠肝脏组织病理结构的影响　在第 4 周时，对照组小鼠肝小叶基本结构存在，小叶界板清晰，未见炎症细胞增多，未见肝脂肪变及纤维化。模型组小鼠肝组织以小泡性肝细胞脂肪变为主，肝细胞质中有脂滴存在；肝小叶内可见分叶核、杆状核及单个核细胞浸润，局部可见花环状肝细胞。在第 16 周时（见附录，图 3-55），对照组小鼠肝组织基本结构存在，肝小叶可见，边界尚清。肝细胞内有少量脂滴形成，偶见少量炎症细胞。模型组小鼠肝组织以大泡性脂肪变为主，甚至有大的脂滴空泡将肝细胞核挤压至一边。肝小叶伴大量炎症细胞浸润，甚至点状或灶状坏死。辛伐他汀组小鼠肝组织仍可见到大泡性脂肪变，胞质中可见脂滴空泡，个别将细胞核挤压至一边，肝小叶局部可见炎症细胞浸润。补肾软坚组小鼠肝组织大泡性脂肪变较辛伐他汀组稍减轻，胞质中可见脂滴空泡，肝小叶局部可见炎症细胞浸润。

（4）补肾软坚方药对肝脏组织 APN 及其受体表达的影响　免疫组化结果显示，APN 主要在中央静脉及肝血窦区域呈棕褐色颗粒表达，AdipoR1、AdipoR2 在肝细胞膜及胞质呈棕褐色颗粒表达。与对照组比较，模型组肝脏 APN 的蛋白表达水平未见明显降低，差异不显著（$P > 0.05$）。与模型组比较，辛伐他汀组和补肾软坚组小鼠肝脏 APN 的蛋白表达水平进一步下降，差异具有显著性（$P < 0.05$）。除此以外，与对照组比较，模型组的肝脏 AdipoR1 和 AdipoR2 蛋白表达量降低（$P > 0.05$），提示肝脏内存在 APN 抵抗。与模型组比较，经药物干预后，两组小鼠肝脏 AdipoR1 和 AdipoR2 的表达水平升高（$P < 0.05$）。其中，补肾软坚方药上调肝脏 AdipoR1 表达的能力较辛伐他汀强，差异具有显著性（$P < 0.05$）。（见附录，图 3-56）

（5）补肾软坚方药对肝脏组织 TLR4 mRNA、NF-κB mRNA 及相关蛋白表达的影响

①补肾软坚方药对肝脏组织 TLR4 mRNA、NF-κB mRNA 表达的影响：与对照组比较，模型组肝脏 TLR4 和 NF-κB 的 mRNA 表达水平明显增高，差异具有显著性（$P < 0.05$）；与模型组相比，补肾软坚方药和辛伐他汀均具有抑制 TLR4 和 NF-κB 的 mRNA 表达的作用，差异具有显著性（$P < 0.05$）。与辛伐他汀组比较，补肾软坚组在下调此二者表达方面具有一定的优势（$P < 0.05$）。（见附录，图 3-57、图 3-58、图 3-59）

②补肾软坚方药对肝脏组织 TLR4/NF-κB 通路蛋白表达的影响：免疫组化结果显示 TLR4、TNF-α 主要在肝细胞胞质呈棕褐色颗粒表达，NF-κB 主要在肝细胞胞质及细胞核内呈棕褐色颗粒表达。与对照组比较，模型组小鼠肝脏 TLR4、NF-κB 和 TNF-α 的蛋白表达水平升高，差异具有显著性（$P < 0.05$）；与模型组相比，补肾软坚方药和辛伐他汀能够抑制 TLR4、NF-κB 和 TNF-α 的蛋白表达，差异具有显著性（$P < 0.05$）。两用药组比较差异不显著（$P > 0.05$）。（见附录，图 3-60）

3. 补肾软坚方药对小鼠血清相关炎症介质表达水平的影响　与对照组比较，不仅模型组小鼠的肝脏和主动脉组织呈高炎症反应状态，其血清 TNF-α、MCP-1 和 VCAM-1 表达水平亦明显升高，而具有抗炎作用的 IL-10 表达水平却有所降低，差异具有显著性（$P < 0.05$）。与模型组比较，辛伐他汀组小鼠血清 TNF-α、MCP-1 和 VCAM-1 表达水平降低，IL-10 的表达水平升高，差异具有显著性（$P < 0.05$）。两用药

组比较，差异不显著（$P > 0.05$）。（见附录，图 3-61）

本研究结果表明，经高脂饲料喂养后，模型组小鼠不仅呈现出显著的低 APN 血症，在主动脉组织和肝脏组织中 APN 及其受体亦呈低表达。经补肾软坚方药干预后，$ApoE^{-/-}$ 小鼠的主动脉粥样硬化病变程度减轻。究其原因，一方面可能与补肾软坚方药升高其血清 APN 表达水平、减轻机体炎症反应状态有关；另一方面可能与补肾软坚方药上调主动脉和肝脏脂联素受体表达，促进 APN 与其受体结合，增加 APN 在主动脉组织的聚集利用，改善肝脏 APN 抵抗，进而抑制主动脉和肝脏组织 TLR4/NF-κB 信号通路有关。

（三）讨论

心血管疾病所致死亡占我国城乡居民总死亡原因的首位。随着人口老龄化及城镇化进程的加速，中国心血管疾病危险因素日益明显，由此导致疾病负担不断加重，已成为目前迫切需要解决的重大公共卫生问题。心血管疾病的防治已逐步由点及面地向综合防治方向发展。脂肪肝是不依赖于心血管疾病的独立预测因素，其对心血管疾病的作用可能独立于肥胖和代谢综合征，已成为当前动脉粥样硬化发病的重要原因之一。在治疗动脉粥样硬化的同时干预脂肪肝，可能有助于进一步提高动脉粥样硬化防治的效果。而目前现代医学在此方面手段单一，限制了患者临床获益。中医药具有多途径、多靶点作用，在治疗心血管疾病合病、并病中发挥着不可替代的作用，具有鲜明的特色和优势。

本实验研究结果表明，模型组小鼠主动脉 TLR4/NF-κB 信号通路被有效激活，肝脏组织 TLR4/NF-κB 信号通路也被有效激活，整个机体处于免疫炎症紊乱状态。而补肾软坚方药和辛伐他汀却能够在一定程度上抑制主动脉和肝脏组织 TLR4/NF-κB 信号通路的表达，并下调组织和血清中促炎因子 TNF-α 水平，上调血清中抗炎因子 IL-10 的表达。与此同时，血清中的 MCP-1、VCAM-1 也随着炎症反应的抑制，呈进一步下调的趋势。TNF-α 是由单核 - 巨噬细胞分泌产生，具有多种生物学功能的炎症介质，是反映机体炎症反应状态的经典指标，其表达水平与脂肪肝和动脉粥样硬化的发生发展密切相关。TNF-α 不仅能够通过破坏 PPAR-LXR-CYP7A1/ABCA1 介导的胆汁酸合成和胆固醇流出增加肝脏脂质聚集；还能通过加速炎症细胞脂质过氧化进程，促进血管平滑肌细胞释放 IL-1、VCAM-1、ICAM-1 等炎症介质，引起内皮损伤；通过打破体内凝血与抗凝系统平衡，间接促进 MMPs 的表达，增加 ECM 降解，加重动脉粥样硬化斑块的不稳定性。IL-10 能够通过抑制 T 淋巴细胞活化，干扰 NK 细胞和巨噬细胞产生细胞因子，降低单核 - 巨噬细胞表面 MHC Ⅱ类分子的表达水平，抑制细胞免疫炎症应答，发挥抗炎作用。MCP-1、VCAM-1 是参与细胞黏附聚集反应的关键细胞因子，能在一定程度上反应动脉粥样硬化病变的轻重。MCP-1 一方面能够趋化单核细胞黏附于内皮细胞；另一方面能够促进其他炎症介质和 MMPs 的释放，诱导内皮细胞增生和血管平滑肌细胞增殖迁移，导致内膜增厚，斑块脂核增大，纤维帽变薄，进而加速动脉粥样硬化的发生发展。敲除 MCP-1 基因的 $ApoE^{-/-}$ 或 $LDL^{-/-}$ 小鼠动脉粥样硬化斑块面积可较对照组减少约 60%。VCAM-1 是早期动脉粥样硬化炎症开始的一个重要标志，它不但能够参与动脉粥样硬化形成过程中所涉及的炎症细胞浸润和迁移，促进单核细胞黏附聚集，并转化为巨噬细胞，而且还能够向淋巴细胞提供抗原，引起局部免疫炎症反应，促进 B 淋巴细胞和 T 淋巴细胞从血流中向内皮细胞黏附。由于炎症反应被认为是贯穿于动脉粥样硬化病变始终的关键因素，故抑制炎症反应有利于改善动脉粥样硬化病变。基于此，随着主动脉对 APN 及其受体利用的增加和肝内 APN 抵抗的改善，其机体主动脉病变得到了一定程度的改善，其机制可能与补肾软坚方药调控 APN 及其下游炎症介质表达相关。

第六节　补肾软坚方药对动脉粥样硬化免疫反应的干预研究

一、补肾软坚方药对动脉粥样硬化模型辅助性 T 淋巴细胞亚群的干预研究

近年来的研究表明，动脉粥样硬化（AS）是一种自身免疫性疾病，固有免疫与适应性免疫均参与 AS 的起始与进展，T 细胞作为适应性免疫的重要组成部分在其中发挥重要作用。斑块中大多数 T 细胞为 $CD4^+T$ 细胞，其中辅助性 T 细胞（helper Tlymphocyte, Th）如 Th1、Th2、Th17 等均为其重要成分。补肾软坚方药是国医大师阮士怡教授研制的院内制剂，其剂型稳定，质控符合天津市食品药品监督管理局医疗机构制剂标准（TJZB-Z2008110052），临床应用 30 余年，其治疗动脉粥样硬化性疾病疗效肯定。团队的前期研究表明其对 AS 模型也具有良好的效果，但其抗 AS 的机制是否与免疫机制相关尚不清楚。故本研究采用高脂饲料喂养法复制 AS 兔模型，观察补肾软坚方药对 AS 模型兔辅助性 T 淋巴细胞亚群 Th1、Th2、Th17 水平的影响。

（一）材料与方法

1.实验动物 清洁级健康成年雄性新西兰大白兔24只，体重（2.2±0.2）kg。

2.主要试剂和药品 苏木素-伊红（HE）染色试剂盒，TC试剂盒，TG试剂盒，HDL-C试剂盒，LDL-C试剂盒，T-bet、GATA3、维甲酸相关孤儿受体γt抗体（RORγt）的Q-PCR，干扰素-γ（IFN-γ）酶联免疫检测试剂盒，IL-4酶联免疫检测试剂盒，IL-17酶联免疫检测试剂盒。补肾软坚方药，阿托伐他汀钙片。

3.方法

（1）实验分组及干预方法 所有动物予普通饲料适应性喂养1周后，测定体重和血脂，排除饮食异常者，稳定血脂水平和代谢状况。随机分为空白对照组、模型组、补肾软坚方药组（以下简称为补肾软坚组）、阿托伐他汀组，每组6只。空白对照组给予普通饲料喂养直至实验结束，模型组、阿托伐他汀组、补肾软坚组每天给予高脂饲料喂养直至实验结束。空白对照组，每只兔予普通饲料100g/d，并定时予生理盐水灌胃。模型组，每只兔予高脂饲料100g/d，并定时予生理盐水灌胃。阿托伐他汀组，每只兔予高脂饲料100g/d，并定时按5mg/kg·d灌胃，1次/日。补肾软坚组，每只兔予高脂饲料100g/d，并定时按1g/kg·d灌胃，2次/日。

（2）病理组织及标本的采集与保存 12周末将各组实验兔取材，术前12h禁食，自由饮水，活动不受限制。用3%戊巴比妥钠（1mL/kg）经耳缘静脉注射麻醉，新西兰兔取仰卧位固定于手术操作台上，手术器械消毒备用，手术按外科无菌原则操作。分别抽取心腔动脉血并离心取上清液，解剖取出胸主动脉、脾脏保存。

（3）血脂水平检测 用全自动生化分析仪进行血脂水平（总胆固醇TC、总甘油三酯TG、低密度脂蛋白LDL-C、高密度脂蛋白HDL-C）检测。

（4）主动脉病理形态学观察 将胸主动脉进行石蜡切片，行苏木精染色和伊红染色，于光镜下观察。

（5）内中膜面积比测量 运用Image-pro plus 6.0软件测量并计算内中膜面积比以衡量血管增生情况。内中膜面积比（100%）＝新生内膜面积/中膜面积，其中，新生内膜面积（Neointimal area，NIA）＝内弹力板围绕面积（Internal elastic laminal area，IELA）－管腔面积（Lumen area，LA）；中膜面积（Media area，MA）＝外弹力板围绕面积（External elastic laminal area，EELA）－内弹力板围绕面积。

（6）**数据检测** 分别对脾脏组织 T-bet、GATA3、RORγt mRNA 水平检测，血浆 IFN-γ、IL-4、IL-17 水平检测。

4. **统计学方法** 实验数据统计分析采用 SPSS 17.0 统计软件，计量资料以均值 ± 标准差（$\bar{x} \pm s$）表示，多组之间的比较采用单因素方差分析，两两比较采用 LSD 检验，$P < 0.05$ 为差异具有显著性，$P < 0.01$ 为差异非常显著。

（二）结果

1. **一般情况** 实验期间，每组动物每周称取体重 1 次，观察动物一般情况。空白对照组动物精神佳，毛色光泽度高，捕捉反应敏捷，粪便粒大松软，舌淡红，纳食可，体重随时间变化呈增长趋势；模型组高脂肪喂养后开始出现精神状态差，目光呆滞，捕捉反应迟钝，活动较前减少，眼睛见脂肪沉淀，粪便粒小粘连，舌暗红，纳食可，少数动物出现腹胀、腹泻等症状，需少量而多次投喂。

2. *主动脉形态学观察结果*

（1）**各组兔主动脉内膜标本大体形态学观察** 空白对照组主动脉内膜光滑完整、色泽红润、无脂质沉积；模型组主动脉内膜呈瓷白色，可见黄色不规则隆起斑块或黄白色条纹；阿托伐他汀组主动脉内膜可见油脂状物质，表面凹凸不平，突出管腔，较模型组病变程度减轻；补肾软坚组主动脉内膜可见油脂状物质，表面凹凸不平，突出管腔，较模型组病变程度减轻。

（2）**各组兔主动脉 HE 病理形态学改变** 本实验通过高脂喂养的方法建立新西兰兔 AS 模型，12 周末进行兔主动脉内膜 HE 病理形态学观察。空白对照组可见内皮光滑完整，单层紧贴弹力板，中层平滑肌细胞排列整齐，呈梭形或椭圆形，胞浆嗜酸性红染，无泡沫细胞及脂质沉积；模型组可见内膜增生明显，管腔明显变窄，大量泡沫细胞堆积，伴大量巨噬细胞、淋巴细胞等浸润，脂质沉积；阿托伐他汀组可见内膜增生明显，可见脂质沉积，伴大量脂滴及巨噬细胞、淋巴细胞等浸润，与模型组比较，病变程度减轻；补肾软坚组可见内膜增生明显，可见脂质沉积，伴大量脂滴及巨噬细胞、淋巴细胞等浸润，与模型组比较，病变程度减轻。

（3）**各组兔主动脉内中膜面积比** 如表 3-31 所示，与空白对照组比较，模型组主动脉内中膜面积比明显增大（$P < 0.01$）；与模型组比较，阿托伐他汀组主动脉内中膜面积比明显减低（$P < 0.01$），补肾软坚组主动脉内中膜面积比减低（$P < 0.05$）。

表 3-31　各组实验兔主动脉内中膜面积比（$\bar{x} \pm s$, n=6）

组别	空白对照组	模型组	阿托伐他汀组	补肾软坚组
内中膜面积比（100%）	0.07 ± 0.02	1.81 ± 0.06[a]	0.96 ± 0.13[b]	1.50 ± 0.06[c]

注：与空白对照组比较，[a]$P < 0.01$；与模型组比较，[b]$P < 0.01$，[c]$P < 0.05$。

3. 血脂水平的表达　与空白对照组比较，模型组 TC、TG、HDL-C、LDL-C 水平均明显升高（$P < 0.01$）；与模型组比较，阿托伐他汀组 TC、TG、LDL-C 水平均明显下降，HDL-C 水平明显升高（$P < 0.01$）；与模型组比较，补肾软坚组 TC、TG、HDL-C、LDL-C 差异不显著（$P > 0.05$）。（见表 3-32）

表 3-32　各组实验兔血清血脂水平 mmol/L（$\bar{x} \pm s$, n=6）

组别	TC	TG	HDL-C	LDL-C
空白对照组	1.45 ± 0.05	0.73 ± 0.11	0.52 ± 0.11	0.39 ± 0.02
模型组	70.05 ± 2.52[a]	10.26 ± 2.12[a]	2.70 ± 0.51[a]	31.55 ± 1.95[a]
阿托伐他汀组	44.04 ± 2.15[b]	5.51 ± 1.13[b]	5.70 ± 0.75[b]	13.40 ± 1.73[b]
补肾软坚组	67.79 ± 2.89	9.74 ± 0.86	3.30 ± 0.35	29.97 ± 2.23

注：与空白对照组比较，[a]$P < 0.01$；与模型组比较，[b]$P < 0.01$。

4. 脾脏中 T-bet、GATA3、RORγt mRNA 水平的表达　通过紫外透射仪观察琼脂糖凝胶上 PCR 产物电泳结果并经凝胶成像系统（UVP）拍照。图片结果采用 UVP 凝胶成像系统配套 Vision Works LS 软件进行半定量分析，结果见表 3-33。

表 3-33　脾脏中 T-bet、GATA3、RORγt mRNA 表达水平（$\bar{x} \pm s$, n=6）

组别	TBX2	GATA3	RORC
空白对照组	1.83 ± 0.61	1.48 ± 0.41	0.76 ± 0.26
模型组	4.50 ± 0.81[a]	0.69 ± 0.17[a]	1.59 ± 0.54[a]
阿托伐他汀组	2.57 ± 0.83[b]	2.08 ± 0.57[b]	0.83 ± 0.14[b]
补肾软坚组	3.04 ± 0.86[c]	0.93 ± 0.21	0.65 ± 0.33[b]

注：与空白对照组比较，[a]$P < 0.01$；与模型组比较，[b]$P < 0.01$，[c]$P < 0.05$。

通过单因素方差分析及 LSD 两两分析，与空白对照组比较，模型组脾脏中 T-bet mRNA 水平显著升高（$P < 0.01$）；与模型组比较，阿托伐他汀组脾脏中 T-bet mRNA 水平显著降低（$P < 0.01$）；与模型组比较，补肾软坚组脾脏中 T-bet mRNA 水平降低

（$P < 0.05$）；阿托伐他汀组与补肾软坚组脾脏中 T-bet mRNA 水平比较，差异无统计学意义。（见图 3-62）

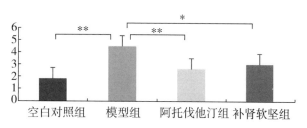

图 3-62　各组实验兔脾脏 T-bet mRNA 水平比较

注：$^*P < 0.05$，$^{**}P < 0.01$。

与空白对照组比较，模型组脾脏中 GATA3 mRNA 水平显著降低（$P < 0.01$）；与模型组比较，阿托伐他汀组脾脏中 GATA3 mRNA 水平显著升高（$P < 0.01$）；模型组与补肾软坚组、阿托伐他汀组与补肾软坚组脾脏中 GATA3 mRNA 水平比较，差异均无统计学意义。（见图 3-63）

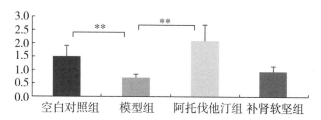

图 3-63　各组实验兔脾脏 GATA3 mRNA 水平比较

注：$^{**}P < 0.01$。

与空白对照组比较，模型组脾脏中 RORγt mRNA 水平明显升高（$P < 0.01$）；与模型组比较，阿托伐他汀组脾脏中 RORγt mRNA 水平明显降低（$P < 0.01$）；与模型组比较，补肾软坚组脾脏中 RORγt mRNA 水平明显降低（$P < 0.01$）；阿托伐他汀组与补肾软坚组脾脏中 RORγt mRNA 水平比较，差异不显著。（见图 3-64）

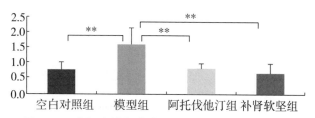

图 3-64　各组实验兔脾脏 RORγt mRNA 水平比较

注：$^{**}P < 0.01$。

5. 血浆 IFN-γ、IL-4、IL-17 mRNA 表达水平　饲养 12 周后，各组实验兔血浆
IFN-γ、IL-4、IL-17 水平结果见表 3-34。

表 3-34　各组实验兔血浆 IFN-γ、IL-4、IL-17 水平（$\bar{x}\pm s$，n=6）

组别	IFN-γ（ng/L）	IL-4（ng/L）	IL-17（pg/L）
空白对照组	12.16 ± 4.09	1.61 ± 0.15	8.54 ± 0.64
模型组	143.51 ± 88.97[a]	0.85 ± 0.17[b]	9.62 ± 0.67[a]
阿托伐他汀组	22.57 ± 8.26[c]	3.26 ± 0.37[c]	7.65 ± 0.14[c]
补肾软坚组	49.20 ± 25.49[c]	2.76 ± 0.66[c]	8.31 ± 0.64[c]

注：与空白对照组比较，[a]$P < 0.01$，[b]$P < 0.05$；与模型组比较，[c]$P < 0.01$。

通过单因素方差分析及 LSD 两两分析，与空白对照组比较，模型组血浆中 IFN-γ
水平明显升高（$P < 0.01$）；与模型组比较，阿托伐他汀组血浆中 IFN-γ 水平明显降低
（$P < 0.01$）；与模型组比较，补肾软坚组血浆中 IFN-γ 水平明显降低（$P < 0.01$）；阿
托伐他汀组与补肾软坚组血浆中 IFN-γ 水平比较，差异不显著。（见图 3-65）

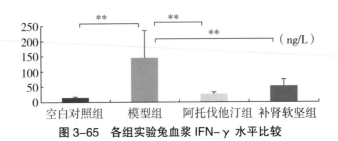

图 3-65　各组实验兔血浆 IFN-γ 水平比较

注：**$P < 0.01$。

与空白对照组比较，模型组血浆中 IL-4 水平降低（$P < 0.05$）；与模型组比较，阿
托伐他汀组血浆中 IL-4 水平明显升高（$P < 0.01$）；与模型组比较，补肾软坚组血浆中
IL-4 水平明显升高（$P < 0.01$）；阿托伐他汀组与补肾软坚组血浆中 IL-4 水平比较，差
异不显著。（见图 3-66）

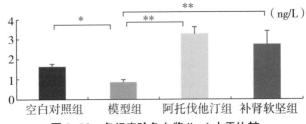

图 3-66　各组实验兔血浆 IL-4 水平比较

注：*$P < 0.05$，**$P < 0.01$。

与空白对照组比较，模型组血浆中 IL-17 水平升高（$P < 0.01$）；与模型组比较，阿托伐他汀组血浆中 IL-17 水平明显降低（$P < 0.01$）；与模型组比较，补肾软坚组血浆中 IL-17 水平明显降低（$P < 0.01$）；阿托伐他汀组与补肾软坚组血浆中 IL-17 水平比较，差异不显著。（见图 3-67）

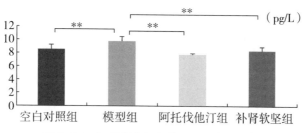

图 3-67　各组实验兔血浆 IL-17 水平比较

注：$^{*}P < 0.05$，$^{**}P < 0.01$。

（三）讨论

AS 作为心脑血管疾病的共同病理基础，其预防及治疗的相关研究一直是心血管病研究的重点与热点。在过去的近二十年中，炎症作为 AS 过程中的重要角色已得到专家们的普遍认可。近年来，大量报道显示免疫细胞是 AS 病理过程的直接参与者，固有免疫和适应性免疫能在 AS 中引发炎症，而 T 细胞在 AS 病变进展中起着关键作用。新近研究显示，在人体和动物模型 AS 斑块中大多数 T 细胞是 CD4$^+$T 细胞，其中辅助性 T 淋巴细胞亚群（Th）为其主要成分，Th 细胞作为一种重要的免疫调节细胞在免疫系统中发挥重要作用，能迅速分裂并分泌相关细胞因子。根据所产生的细胞因子和效应细胞的生物功能特征，传统上辅助性 T 淋巴细胞亚群主要分为 Th1、Th2 和新发现的 T 淋巴细胞亚群 Th17。Th1 与 Th2 细胞之间关系失衡、Th17 细胞激活能促进 AS 斑块的炎症反应并造成斑块不稳定。

T 细胞检测多运用流式细胞术，但结合本实验具体情况、实验物种及实验条件限制，未选择流式细胞术作为检测 T 细胞水平的方法，仅运用 Q-PCR 法对脾脏中 Th1、Th2、Th17 各自相关转录因子 T-bet、GATA3、RORγt 进行检测，并运用 ELISA 法对血浆中 Th1、Th2、Th17 各自相关效应因子 IFN-γ、IL-4、IL-17 进行检测。本实验研究结果显示，阿托伐他汀组与补肾软坚组在脾脏中 T-bet mRNA 水平均较模型组降低；阿托伐他汀组在脾脏中 GATA3 mRNA 水平较模型组升高，而补肾软坚组与模型组差异不显著；

阿托伐他汀组与补肾软坚组在脾脏中 ROR γ t mRNA 水平均较模型组明显降低。此外，阿托伐他汀组与补肾软坚组在血浆中 IFN-γ 水平均较模型组降低，IL-4 水平均较模型组明显升高，IL-17 水平均较模型组明显降低。综上所述，我们推测补肾软坚方药可能通过调控 Th1、Th17 表达影响 AS 进程。

二、补肾软坚方药调节脾 Th1 干预 ApoE$^{-/-}$ 小鼠动脉粥样硬化的机制研究

动脉粥样硬化是中老年人普遍存在的一种病变，也是多种心脑血管疾病发生的病理基础，目前的普遍观点认为 AS 是一种"炎症免疫性疾病"。脾脏是机体重要的免疫器官，是机体细胞免疫和体液免疫中心。最近研究证实，AS 是 Th1 占主导的自身免疫状态。而对于临床治疗 AS 有效的补肾软坚方药，本团队从炎症、细胞凋亡、氧化应激及抗硝基化等多个角度进行了研究，发现补肾软坚方药在早期可通过对抗炎症、内质网应激等来对抗 AS 的发展。以补肾软坚方药为干预手段，以脾 Th1 适应性免疫为切入点，探讨补肾软坚方药是否通过调节脾 Th1 适应性免疫来抑制 AS 的发生发展，从而为中医药治疗 AS 提供新思路及实验依据。

（一）材料与方法

1. 实验动物　6 周龄雄性 C57BL/6J 野生型小鼠 24 只，体质量（23.27 ± 1.31）g；6 周龄雄性 ApoE$^{-/-}$ 小鼠（C57BL/6J 背景）72 只，体质量（22.63 ± 1.40）g。

2. 主要试剂与药品　辛伐他汀片，补肾软坚方药，甘油三酯（TG）测试盒，高密度脂蛋白胆固醇（HDL-C）测试盒，总胆固醇（T-CHO）测试盒，低密度脂蛋白胆固醇（LDL-C）测试盒，Ang II 酶联免疫检测试剂盒，Trizol 溶液，cDNA 第一链合成试剂盒，SYBR Green 试剂盒，DNA/RNA 共提取试剂盒。

3. 方法

（1）分组给药　将 24 只 C57BL/6J 野生型小鼠作为对照组，72 只 ApoE$^{-/-}$ 小鼠随机分为模型组、补肾软坚组、辛伐他汀组，每组 24 只。对照组予以普通饮食，其余三组高脂饮食喂养，补肾软坚组同时以补肾软坚方药（2340mg · kg^{-1} · d^{-1}）0.2mL 灌胃给药，辛伐他汀组予辛伐他汀（2.6mg · kg^{-1} · d^{-1}）等量灌胃给药，其余两组等量蒸馏水灌胃。

（2）取材　分别于第 4 周、8 周、12 周三个时间点各组取 8 只小鼠处死，取血并摘取主动脉，称重后置于中性福尔马林中固定备用。取脾脏组织，于 4℃生理盐水中冲洗，滤纸吸干，称重后迅速置于液氮中冻存。取材完毕，迅速将血清和主动脉、脾脏组织转

移至 － 80℃冰箱保存备用，选取 12 周主动脉和脾脏组织进行 RNA 检测。

4. 标本检测项目

（1）酶联免疫吸附法（ELISA）检测 Ang Ⅱ 的表达 使用 Ang Ⅱ ELISA 试剂盒检测，按说明书进行操作。对血清中血管紧张素 Ⅱ（Ang Ⅱ）的含量进行检测。采用摘眼球取血法，血液于室温放置 30min 后，3000r/min 离心 15min，收集上层血清转移至离心管中，置于 － 80℃冰箱保存备用。

（2）RT-qPCR 检测脾脏组织 GM-CSF、主动脉组织 T-bet、IFN-γ 基因表达 Trizol 试剂盒提取脾脏组织总 RNA，紫外分光光度仪测 mRNA 的含量、纯度，用逆转录试剂盒转录成 cDNA，以 GAPDH 为内参，以扩增片段与 GAPDH 的灰度比值表示产物多少，进行半定量。95℃变性 15s，60℃退火 / 延伸 1min，40 个循环。目的基因及内参基因引物序列见表 3-35。

表 3-35 目的基因及内参基因引物序列

目的基因	引物序列
GM-CSF	CATCAAAGCCCTGAACC
	CCGTAGACCCTGCTCGAATA
T-bet	GGTGTCTGGGAAGCTGAGAG
	CGAAGGACAGGAATGGAACA
IFN-γ	ATCAGGCCATCAACAA
	ACCTGTGGGTTGTTGACCTC
GAPDH	GGTTGTCTCCTGCGACTTCA
	TGGTCCAGGGTTTCTTACTCC

根据 RT-qPCR 原始检测结果，采用 $2^{-\Delta\Delta Ct}$ 法进行数据的相对定量分析，$\Delta\Delta Ct$＝（待测样品目的基因平均 Ct 值－待测样品内参基因平均 Ct 值）－（对照样品目的基因平均 Ct 值－对照样品内参基因平均 Ct 值）。

5. 统计学方法 计量资料数据均以 $\bar{x}\pm s$ 表示，多组间比较采用单因素方差分析（One way-ANOVA）。运用 IBM SPSS Statistics 22 软件进行数据处理，$P < 0.05$ 为差异有统计学意义。

（二）结果

1. 小鼠脾重量和脾指数　实验表明各个时间点，模型组脾重量、脾指数均高于正常组。用补肾软坚方药干预后，脾重量和脾指数都较模型组降低，在第12周时有统计学意义。辛伐他汀干预在第4周、12周时有统计学意义；第8周时有降低趋势，无统计学意义。提示补肾软坚方药可能在一定程度上干预脾免疫来对抗AS病变形成，第12周时效果优于第4周、8周。因此，在之后的Th1适应性免疫通路的探讨中选取第12周这一时间点。（见表3-36、表3-37，图3-68、图3-69及附录图3-70）

表3-36　各组小鼠脾重量变化情况（mg，$\bar{x} \pm s$，n=8）

组别	4周	8周	12周
对照组	90.47 ± 23.12	65.55 ± 8.54	75.95 ± 14.26
模型组	102.41 ± 17.28	107.28 ± 25.71[##]	142.56 ± 27.53[##]
补肾软坚组	90.54 ± 16.55	99.60 ± 20.94	107.94 ± 25.22[**]
辛伐他汀组	79.41 ± 15.62[*]	96.45 ± 16.33	90.71 ± 9.42[**]

注：与对照组比较，[##]$P < 0.01$；与模型组比较：[*]$P < 0.05$，[**]$P < 0.01$。

表3-37　各组小鼠脾指数变化情况（mg/g，$\bar{x} \pm s$，n=8）

组别	4周	8周	12周
对照组	32.13 ± 6.77	22.63 ± 2.67	24.38 ± 3.74
模型组	37.88 ± 4.85[#]	34.88 ± 7.51[##]	43.13 ± 7.97[##]
补肾软坚组	35.13 ± 5.54	33.30 ± 7.03	35.13 ± 7.68[*]
辛伐他汀组	31.38 ± 4.72[*]	33.12 ± 4.94	31.69 ± 4.20[**]

注：与对照组比较，[#]$P < 0.05$，[##]$P < 0.01$；与模型组比较，[*]$P < 0.05$，[**]$P < 0.01$。

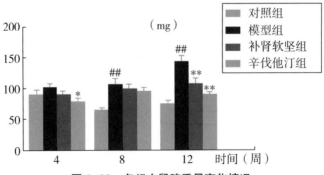

图3-68　各组小鼠脾重量变化情况

注：与对照组比较，[##]$P < 0.01$；与模型组比较，[*]$P < 0.05$，[**]$P < 0.01$。

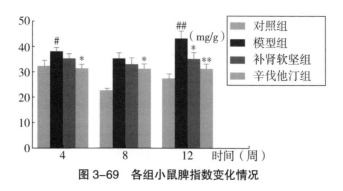

图 3-69　各组小鼠脾指数变化情况

注：与对照组比较，#$P < 0.05$，##$P < 0.01$；与模型组比较，*$P < 0.05$，**$P < 0.01$。

2. Ang Ⅱ 的表达　模型组 Ang Ⅱ 浓度在第 4 周、8 周、12 周呈现递增的形式。在第 8 周时辛伐他汀组 Ang Ⅱ 数值低于模型组，具有统计学意义（$P < 0.05$）。随着药物干预时间的增加，从第 8 周开始，补肾软坚方药降低 Ang Ⅱ 的作用开始显效，第 12 周时有统计学意义。提示补肾软坚方药对 AS 的干预作用主要是通过降低 Ang Ⅱ 浓度。（见表 3-38，图 3-71）

表 3-38　各组小鼠血清 Ang Ⅱ 浓度变化情况（ng/L，$\bar{x} \pm s$，n=8）

组别	4 周	8 周	12 周
对照组	101.93 ± 25.78	102.98 ± 13.67	107.86 ± 21.49
模型组	163.36 ± 17.43##	177.43 ± 33.53##	210.91 ± 25.60##
补肾软坚组	166.95 ± 38.04	167. 10 ± 38.01	169.14 ± 10.28*
辛伐他汀组	159.81 ± 30.22	142.16 ± 29.03*	135.11 ± 44.30**

注：与对照组比较，##$P < 0.01$；与模型组比较，*$P < 0.05$，**$P < 0.01$。

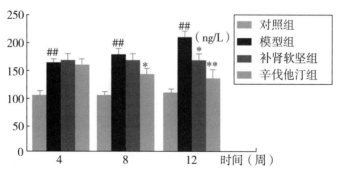

图 3-71　各组小鼠血清 Ang Ⅱ 浓度

注：与对照组比较，##$P < 0.01$；与模型组比较，*$P < 0.05$，**$P < 0.01$。

3. 脾 GM-CSF mRNA，主动脉 T-bet、IFN-γ mRNA 的表达　从表 3-39、表 3-40 可以看出，与对照组比较，模型组及给药组脾中 GM-CSF mRNA 及主动脉 T-bet、IFN-γ mRNA 的表达均升高。补肾软坚方药干预后，GM-CSF、T-bet、IFN-γ mRNA 的表达都有一定程度降低。初步表明补肾软坚方药可能通过影响脾 Th1 免疫途径而影响 AS 病变程度，首先降低脾中 GM-CSF 的产生，影响 IRA B 细胞对树突状细胞的作用，进而导致 Th1 细胞的减少，分泌 IFN-γ 的作用减弱，减轻病变程度。（见图 3-72、图 3-73 和图 3-74）

表 3-39　各组小鼠脾组织 GM-CSF mRNA 相对表达水平（$\bar{x} \pm s$，n=6）

组别	GM-CSF
对照组	0.60 ± 0.25
模型组	$1.76 \pm 0.77^{\#\#}$
补肾软坚组	$1.10 \pm 0.46^{*}$
辛伐他汀组	$0.90 \pm 0.29^{**}$

注：与对照组比较，$^{\#\#}P < 0.01$；与模型组比较，$^{*}P < 0.05$，$^{**}P < 0.01$。

表 3-40　各组小鼠主动脉组织 T-bet、IFN-γ mRNA 相对表达水平（$\bar{x} \pm s$，n=6）

组别	T-bet	IFN-γ
对照组	0.35 ± 0.07	0.61 ± 0.15
模型组	$0.88 \pm 0.18^{\#\#}$	$2.42 \pm 0.75^{\#\#}$
补肾软坚组	$0.50 \pm 0.07^{*}$	$1.20 \pm 0.27^{*}$
辛伐他汀组	$0.46 \pm 0.12^{**}$	$1.08 \pm 0.28^{*}$

注：与对照组比较，$^{\#\#}P < 0.01$；与模型组比较，$^{*}P < 0.05$，$^{**}P < 0.01$。

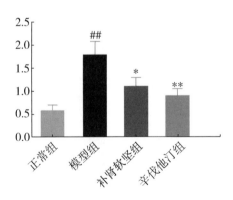

图 3-72　各组小鼠脾脏组织 GM-CSF mRNA 相对表达水平

注：与对照组比较，$^{\#\#}P < 0.01$；与模型组比较，$^{*}P < 0.05$，$^{**}P < 0.01$。

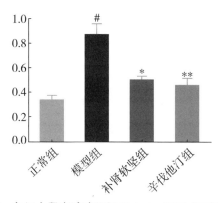

图 3-73　各组小鼠主动脉组织 T-bet mRNA 相对表达水平

注：与对照组比较，$^{\#\#}P < 0.01$；与模型组比较，$^{*}P < 0.05$，$^{**}P < 0.01$。

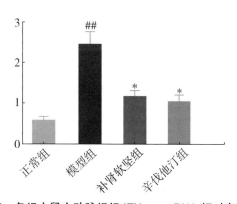

图 3-74　各组小鼠主动脉组织 IFN-γ mRNA 相对表达水平

注：与对照组比较，$^{\#\#}P < 0.01$；与模型组比较，$^{*}P < 0.05$。

（三）讨论

固有免疫与适应性免疫均参与 AS 的起始与进展，T 细胞作为适应性免疫的重要组成部分在其中发挥重要作用。有研究发现，ApoE$^{-/-}$ 小鼠脾中 CD8^{+}、CD25^{+}T 细胞对免疫信号起抑制作用，转录 CD8^{+}、CD25^{+}T 细胞到 ApoE$^{-/-}$ 小鼠能抑制脾 CD4^{+}T 细胞增殖，减少 AS 病变。

本实验运用 Real-time PCR 法对脾脏中 GM-CSF 及主动脉中 Th1 转录因子 T-bet 和效应因子 IFN-γ 的 mRNA 表达情况进行检测。结果显示，ApoE$^{-/-}$ 小鼠高脂饮食饲养后，脾中 GM-CSF mRNA 及主动脉 T-bet、IFN-γ mRNA 的表达均升高。补肾软坚方药干预后，GM-CSF、T-bet、IFN-γ mRNA 的表达都有一定程度降低。初步表明补肾软坚方药可能是通过影响脾 Th1 免疫途径而影响 AS 病变程度，首先降低脾中 GM-CSF 的产生，影响 IRA B 细胞对树突状细胞的作用，进而导致 Th1 细胞减少，分泌 IFN-γ 的作用减弱，减轻病变程度，从一个较新的角度阐释了补肾软坚方药治疗 AS 的药理机制。

三、补肾软坚方药从 IRE1α-TXNIP/NLRP3 通路干预动脉粥样硬化小鼠肺免疫反应的研究

动脉粥样硬化（AS）是一种常见疾病，常累及心脑血管而导致严重后果。近年来，越来越多的研究发现肺损伤与 AS 具有相关性，即肺部炎症反应加重 AS 发生发展。以慢性阻塞性肺疾病（Chronic Obstructive Pulmonary Disease，COPD）为例，COPD 的患者增加了患 AS 的风险，相关动物实验和临床研究都补充性地显示了系统炎症和氧化应激在联系 COPD 和 AS 之间的突出作用，证明慢性系统炎症是连接 COPD 和 AS 最重要的结点。本研究以 ApoE$^{-/-}$ 小鼠喂养高脂饮食建立动脉粥样硬化模型。选取动脉粥样硬化形成过程中的不同时间点，应用补肾软坚方药为干预手段，研究其干预动脉粥样硬化小鼠肺免疫反应的效应，并从 ERS 介导的炎性体激活途径初步探讨可能的机制，为补肾软坚方药临床用药提供实验依据。

（一）材料与方法

1. 实验动物　6 周龄雄性 C57BL/6J 野生型小鼠 24 只，（23.27±1.31）g；6 周龄雄性 ApoE$^{-/-}$ 小鼠（C57BL/6J 背景）96 只，（22.63±1.40）g。

2. 主要试剂与药品　辛伐他汀片，补肾软坚方药，即用型 SABC-POD（兔 IgG）试剂盒，兔多抗 NLRP3（ab214185），兔多抗 TXNIP（ab188865），兔多抗 IRE1（ab48187），兔多抗 IL-1beta（ab9722），4- 苯基丁酸（4-PBA）。

3. 方法

（1）分组给药　实验动物 1 周的普通饮食适应期后，排除饮食异常者。将 24 只 C57BL/6J 野生型小鼠作为对照组，96 只 ApoE$^{-/-}$ 小鼠随机分为模型组、补肾软坚组、辛伐他汀组、4-PBA 组，每组 24 只。对照组普通饲料饮食，同时每只小鼠每天灌胃等量蒸馏水。余 4 组高脂饮食，模型组灌胃等量蒸馏水，辛伐他汀组予辛伐他汀（2.6mg·kg^{-1}·d^{-1}）灌胃给药 0.2mL，补肾软坚组予补肾软坚方药（2340 mg·kg^{-1}·d^{-1}）灌胃给药 0.2mL，4-PBA 组给予 4-PBA（500 mg·kg^{-1}·d^{-1}）灌胃给药 0.2mL。

（2）取材　各组小鼠于灌胃第 4 周、8 周、12 周后分别称体重，摘眼球取血，室温放置 30min 后，3000r/min 离心 15min，收集上层血清，于 -80℃保存，后固定。心脏灌注取主动脉及右肺，于 4℃生理盐水中洗去血液，滤纸吸干，置于中性福尔马林中固定以备动脉及右肺形态学观察。选取第 12 周小鼠的右肺组织进行石蜡切片及免疫组化检测。

（3）**病理学检查**　动脉及右肺置于中性福尔马林中固定，常规石蜡包埋，行 5μm 厚石蜡切片及 HE 染色。取左肺上叶洗去血液后，OCT 包埋，行 10μm 厚冰冻切片及油红 O 染色观察肺组织脂质浸润情况。

（4）**免疫组化法观察肺组织 IRE1、TXNIP、NLRP3、IL-1β 蛋白的表达**　石蜡切片脱蜡至水，$30\%H_2O_2$ 室温 10min，PBS 洗涤 3 次，柠檬酸钠热修复，滴加 5%BSA 封闭液，室温 20min，滴加一抗（IRE1 按 1∶200 稀释；TXNIP 按 1∶200 稀释；NLRP3 按 1∶200 稀释；IL-1β 按 1∶500 稀释），4℃过夜，PBS 洗涤 3 次，滴加二抗，滴加辣根过氧化物酶（HRP）羊抗兔 IgG-Biotin，室温孵育 30min，PBS 洗涤，滴加试剂 SABC，20min，PBS 冲洗，DAB 显色，苏木素复染，脱水封片，光镜下观察。

　4. **统计学方法**　免疫组化结果采用 Image-Pro Plus 6.0 软件进行分析，使用阳性细胞率分析法。计量资料数据均以 $\bar{x}\pm s$ 示，多组间比较采用单因素方差分析（One way-ANOVA），各组间两两比较采用 q 检验。运用 IBM SPSS Statistics 22 软件进行数据处理，$P < 0.05$ 为差异有显著性。

（二）结果

　1. **IRE1α、TXNIP、NLRP3 和 IL-1β 蛋白表达情况**　如表 3-41 所示，与对照组相比，模型组肺组织 IRE1α、TXNIP、NLRP3 和 IL-1β 蛋白表达明显增加（$P < 0.01$）；辛伐他汀可降低 4 种蛋白表达水平（$P < 0.05$ 或 $P < 0.01$）；补肾软坚方药可降低 IRE1α、TXNIP 水平（$P < 0.05$）；4-PBA 可显著降低 IRE1α 和 NLRP3 水平（$P < 0.01$）。初步提示补肾软坚方药可能是通过干预 IRE1α-TXNIP/NLRP3 通路相关分子表达，进而改善 AS 伴随的肺炎症反应的发生发展。（见附录，图 3-75，图 3-77，图 3-79 及图 3-81；见图 3-76，图 3-78，图 3-80 及图 3-82）

表 3-41　各组蛋白阳性细胞率情况（%，$\bar{x}\pm s$，n=8）

组别	IRE1α	TXNIP	NLRP3	IL-1β
对照组	21.28 ± 1.88	16.92 ± 5.07	16.39 ± 2.54	14.50 ± 4.09
模型组	56.23 ± 11.25##	50.97 ± 11.79##	57.83 ± 6.66##	59.31 ± 12.42##
补肾软坚组	39.27 ± 5.55*&	41.15 ± 6.39*&	46.73 ± 9.26	46.90 ± 6.85
辛伐他汀组	32.60 ± 8.92**	39.43 ± 11.17*	43.64 ± 8.58*	41.51 ± 5.82*
4-PBA 组	26.29 ± 4.01**	50.41 ± 7.09	33.43 ± 5.46*	46.10 ± 8.25

注：与对照组比较，##$P < 0.01$；与模型组比较，*$P < 0.05$，**$P < 0.01$；与辛伐他汀组比较，&$P > 0.05$。

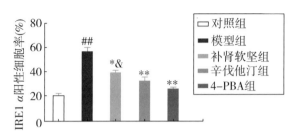

图 3-76　各组小鼠肺组织 IRE1α 蛋白相对表达水平

注：与对照组比较，## $P < 0.01$；与模型组比较，* $P < 0.05$，** $P < 0.01$；与辛伐他汀组比较，& $P > 0.05$。

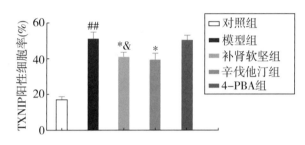

图 3-78　各组小鼠肺组织 TXNIP 蛋白相对表达水平

注：与对照组比较，## $P < 0.01$；与模型组比较，* $P < 0.05$；与辛伐他汀组比较，& $P > 0.05$。

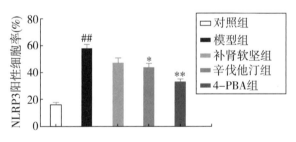

图 3-80　各组小鼠肺组织 NLRP3 蛋白相对表达水平

注：与对照组比较，## $P < 0.01$；与模型组比较，* $P < 0.05$，** $P < 0.01$。

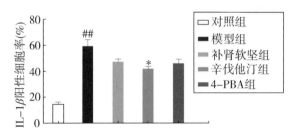

图 3-82　各组小鼠肺组织 IL-1β 蛋白相对表达水平

注：与对照组比较，## $P < 0.01$；与模型组比较，* $P < 0.05$。

2. 主动脉及肺组织形态学改变　HE 染色可发现，在第 4 周、8 周、12 周各时间点与对照组比较，模型组主动脉窦和肺组织病理改变明显，且随着时间的延长病变进一步加重，呈现时间依赖性。补肾软坚方药、辛伐他汀及 4-PBA 均对病变具有改善作用。油红染色可观察到在第 4 周、8 周、12 周各时间点与对照组比较，模型组肺组织有大量脂滴沉积，且随着时间点的增加，脂质蓄积进一步加重。辛伐他汀对病变具有较为明显的改善作用。（见附录，图 3-83，图 3-84，图 3-85）

（三）讨论

TXNIP 是将氧化应激和炎症联系起来的重要连接点。在 ROS 作用下，TXNIP 从硫氧还蛋白（Thioredoxin, Trx）解离，并与 NLRP3 结合，导致 NLRP3 炎性体活化，引起 IL-1β 和 IL-18 的成熟化和释放，其中 IL-1β 和 IL-18 在急性肺损伤（ALI）发生发展的过程中具有重要作用。LPS 在激活 TXNIP 和 TXNIP/NLRP3 的交互作用下诱发肺部氧化应激并产生 ROS。有研究显示，TXNIP/NLRP3 炎性体激活对于高脂喂养的大鼠内皮细胞炎症和细胞死亡具有重要作用。TXNIP 不仅与氧化应激条件下激活炎性体密切相关，而且也是一个连接 ERS 和炎症的重要分子结点。TXNIP 可以被 ERS 的蛋白激酶样内质网激酶（PKR-like ER kinase, PERK）和 IRE1 通路诱导，引起 IL-1β mRNA 转录，激活 NLRP3 炎性体产生 IL-1β，并且调节 ERS 相关的 β 细胞死亡，4-PBA 作为 ERS 经典的抑制剂可以有效降低 UPR 主要传感蛋白 IRE1α 的表达。此外，研究人员发现 ERS 诱导产生 ROS 通过 TXNIP 激活了 NLRP3 炎性体，导致 IL-1β 解离和分泌。总之，多项研究结果提示 ERS 在炎性体激活中具有影响，且 TXNIP 在 ERS 介导的上调和诱导 IL-1β 成熟化过程中具有重要的作用。Lerner 等人发现 IRE1α 亢进通过减少 miR-17 水平，增加了 TXNIP mRNA 稳定性，进而激活 NLRP3 炎性体，导致 caspase-1 解离和 IL-1β 分泌。

研究发现，高脂喂养的 ApoE$^{-/-}$ 小鼠肺组织会发生明显的 ERS 反应，其标志物 IRE1α 表达显著增加，同时 TXNIP、NLRP3 和 IL-1β 表达亦显著增加，提示 IRE1α-TXNIP/NLRP3 信号通路及 IL-1β 在肺组织中的表达增加可能是 AS 伴随的肺炎症反应机制。其中补肾软坚方药、辛伐他汀和 4-PBA 药物干预可以在不同程度上减少上述蛋白的表达，从而缓解炎症反应发生。本研究结果提示补肾软坚方药可以有效降低 ERS 的传感蛋白 IRE1α、连接氧化应激和炎症的重要节点分子 TXNIP 的表达，并对 NLPR3 炎性体相关分子蛋白 NLRP3 及 IL-1β 具有一定降低作用，这与团队前期研究结果相符合，初步提示补肾软坚方药可以减少 ERS 过度导致炎性体激活带来的危害。

第七节 补肾软坚方药干预外膜损伤致动脉粥样硬化的研究

一、补肾软坚方药干预动脉粥样硬化兔外膜损伤致内膜巨噬细胞极化的研究

动脉粥样硬化（AS）是一种常见的心血管疾病，是血管壁的退行性病变，常累及大、中动脉壁，是发达国家高疾病死亡率的重要原因。随着对动脉粥样硬化机制的不断研究发现，除了脂质代谢失衡和动脉脂质积聚，免疫炎症反应也是导致动脉粥样硬化发生和发展的主要因素，巨噬细胞在 AS 病理进程的各个阶段均发挥中心作用。巨噬细胞清除过量累积在新生内膜的修饰脂蛋白，吞噬脂质后定居在斑块的坏死核心旁或斑块肩部，组织中变化的微环境可诱导巨噬细胞向不同亚型极化。通过探究补肾软坚方药对巨噬细胞极化亚型分化的干预，明确其对巨噬细胞在 AS 病变中的作用。

（一）材料与方法

1. **实验动物** 清洁级健康成年雄性新西兰兔 72 只，体重（2.2±0.2）kg。

2. **主要试剂与药品** 补肾软坚方药、阿托伐他汀钙片，Arg-I 多克隆抗体、Arg-II 多克隆抗体、iNOS 多克隆抗体、CD163 单克隆抗体（ab111250）、HRP 标记山羊抗兔 IgG 试剂盒、HRP 标记山羊抗小鼠 IgG 试剂盒，RnaExTM Total RNA Isolation（GK3006），Rayscript cDNA Synthesis KIT（GK8030），AceQTM qPCR Probe Master Mix（Q112-02），Platemax（UC-500）。

3. **方法**

（1）**造模** 健康成年雄性新西兰兔，高脂饲料喂养，剔除血脂水平正常者。实验动物以 3% 戊巴比妥钠（1mL/kg）经耳缘静脉注射麻醉、固定，于颈部正中切口，以胰酶消化法联合机械剥离法损伤兔一侧颈动脉外膜，对侧颈动脉行假手术处理。

（2）**分组给药** 造模成功者术后分为模型组（分为损伤侧与对照侧）、阿托伐他汀组、补肾软坚组，每组分为四个亚时间点（术前，术后 4 周、8 周、12 周），每个时间点 6 只。给药组于术后第二天给药，阿托伐他汀组给予阿托伐他汀钙片 5mg/kg/d，补肾软坚组给予补肾软坚方药 1g/kg，2 次/d，模型组给予等量生理盐水灌胃。

（3）**取材** 实验动物分别于术后第 1 周、4 周、8 周、12 周末麻醉，固定，心脏灌注，损伤侧留取外膜消化段 3cm，对照侧留取相应血管段 3cm，10% 的中性福尔马林溶

液固定，以备动脉形态学观察。

4. 标本检测项目

（1）**常规病理学检查** 颈动脉置于 10% 中性福尔马林固定液 6.5h，福尔马林 50% 乙醇溶液 30min 固定，常规脱水包埋，切片厚 5μm，行 HE 染色。

（2）**免疫组化检测颈动脉 Arg-Ⅱ、iNOS，Arg-Ⅰ、CD163 的表达** 石蜡切片脱蜡至水，30%H_2O_2 1 份与蒸馏水 10 份混合，室温 10min，蒸馏水洗 3 次，微波枸橼酸热修复，滴加 5%BSA 封闭液，室温 20min，滴加一抗（1∶100 稀释），37℃ 1h，PBS 洗涤 3 次，滴加生物素化 IgG，37℃ 20min，PBS 洗涤，滴加试剂 SABC，37℃ 20min，PBS 冲洗，DAB 显色，苏木素复染，脱水封片，显微镜观察。

（3）**荧光定量 Q-PCR 检测 Arg-Ⅰ、Arg-Ⅱ 的 mRNA 表达** 采用 RnaExTM 试剂盒从颈动脉中提取 RNA，采用逆转录试剂盒将其逆转成 cDNA。每个标本均进行 Arg-I mRNA、Arg-Ⅱ mRNA 和 rabbit-actin 的荧光定量 PCR。反应条件 95℃ 10min，（95℃ 10sec，60℃ 34sec）×40 个循环。采用 $2^{-\Delta\Delta Ct}$ 相对定量计算公式，计算出各组目的基因的相对表达量。60℃~95℃绘制熔解曲线，利用比较 CT 法计算各样本 mRNA 的表达。比较 CT 法计算各样本 mRNA 的表达情况，依据公式 $\Delta Ct=Ct_{目的基因}-Ct_{内参基因}$，分别计算各组的 ΔCt 值，各样本 mRNA 的相对表达量以 $2^{-\Delta Ct}$ 表示，以 $2^{-\Delta\Delta Ct}$ 表示各组间的相对表达率，其中 $\Delta\Delta Ct=\Delta Ct_{目的基因}-\Delta Ct_{校正样本基因}$。目的基因及内参引物序列见表 3-42。

表 3-42　目的基因及内参引物序列

引物名称	引物序列	纯化方式	产物长度
rabbit_actin_F	ATCAGCAAGCAGGAGTAT	PAGE	133
rabbit_actin_R	CAATCTCGTCTCGTTTCTG	PAGE	
ARG1_2F	ACCTGTCCTTTGCTGATGT	PAGE	121
ARG1_2R	CCTCCCGTTCTTCTTGATTT	PAGE	
ARG2_2F	CGGTGGATGTGATTGCTT	PAGE	49
ARG2_2R	GTGTCCTCCTTCCCTTGTCT	PAGE	

根据 Q-PCR 原始检测结果，采用 $2^{-\Delta\Delta Ct}$ 法进行数据的相对定量分析，$\Delta\Delta Ct$=（待测样品目的基因平均 Ct 值－待测样品内参基因平均 Ct 值）－（对照样品目的基因平均 Ct 值－对照样品内参基因平均 Ct 值）。

5. **统计学方法** 计量资料采用均值 ± 标准差（$\bar{x}±s$）表示，多组之间的比较采用单因素方差分析，两两比较采用 LSD-t 检验。用 SPSS 17.0 软件进行统计分析，$P < 0.05$ 为差异有显著性，$P < 0.01$ 为差异非常显著。

（二）结果

1. 一般形态学改变　随着时间延长，损伤外膜逐渐恢复，伴随内膜增生程度的加重，外膜厚度逐渐增加。两给药组内膜增生程度差异较小，但阿托伐他汀组较补肾软坚组病变程度轻，与模型组比较，两给药组病变均有不同程度的减轻。（见附录，图 3-86）

2. 免疫组化结果检测 Arg-Ⅰ、Arg-Ⅱ 的 mRNA 的表达　图像分析结果表明（见附录，图 3-87~ 图 3-90，见表 3-43），各组 Arg-Ⅰ mRNA 表达于外膜损伤术后 4 周均升高，但术后 8 周对照侧反降低，补肾软坚组 Arg-Ⅰ mRNA 表达高于损伤侧及对照侧。阿托伐他汀组整体表达呈增加趋势，且高于损伤侧和补肾软坚组。对照侧与损伤侧 Arg-Ⅰ mRNA 表达于外膜损伤术后 4 周均升高，但术后 8 周损伤侧显著升高，对照侧反降低。术后 12 周对照侧与损伤侧 Arg-Ⅱ mRNA 表达均降低，但损伤侧明显高于对照侧，可能因外膜损伤术使用胶原酶消化并机械剥离外膜组织，对动脉损伤刺激加重，造成炎症反应显著；补肾软坚组外膜损伤术后 Arg-Ⅱ mRNA 表达明显低于损伤侧和对照侧。

表 3-43　各实验组 Arg-Ⅰ、Arg-Ⅱ 的 mRNA 表达（mmol/L，$\bar{x} \pm s$，n=6）

组别	时间	Arg-Ⅰ	Arg-Ⅱ
对照侧	术前	1.77 ± 0.30	1.39 ± 0.25
	术后 4 周	2.79 ± 0.63^c	1.57 ± 0.80
	术后 8 周	2.54 ± 0.48^c	1.39 ± 0.35^d
	术后 12 周	1.38 ± 0.53^d	1.31 ± 0.20
损伤侧	术前	1.49 ± 0.22	1.01 ± 0.31
	术后 4 周	1.62 ± 0.30	1.50 ± 0.23
	术后 8 周	3.98 ± 0.73	2.08 ± 0.20
	术后 12 周	3.65 ± 1.17	1.73 ± 0.70
阿托伐他汀组	术前	1.70 ± 0.50	1.43 ± 0.25
	术后 4 周	4.30 ± 1.59	1.85 ± 0.41
	术后 8 周	5.05 ± 1.63	1.23 ± 0.22^d
	术后 12 周	4.48 ± 1.51^b	1.03 ± 0.32

续表

组别	时间	Arg-Ⅰ	Arg-Ⅱ
	术前	1.76 ± 0.60	1.45 ± 0.28
补肾软坚组	术后 4 周	1.85 ± 0.69	1.14 ± 0.32
	术后 8 周	4.27 ± 0.96^a	1.34 ± 0.184^d
	术后 12 周	3.56 ± 1.62^b	1.37 ± 0.22

注: 与对照侧比较, $^aP < 0.05$, $^bP < 0.01$; 与损伤侧比较, $^cP < 0.05$, $^dP < 0.01$; 与阿托伐他汀组比较, $^eP < 0.05$, $^fP < 0.01$。

3. Q-PCR 法检测 Arg-Ⅰ、Arg-Ⅱ、CD163 和 iNOS 的蛋白表达　补肾软坚组 Arg-Ⅰ蛋白与 CD163 蛋白阳性表达均明显高于损伤侧和对照侧, 差异有显著性 ($P < 0.05$), 补肾软坚组 Arg-Ⅱ蛋白与 iNOS 蛋白阳性表达均明显低于损伤侧及对照侧, 差异有显著性 ($P < 0.05$)。(见附录, 图 3-91~ 图 3-94)

（三）讨论

动脉粥样硬化病变过程中, 巨噬细胞可极化为具有促炎效应的经典活化型巨噬细胞（M1）和抗炎效应的替代活化型巨噬细胞（M2）两种极化亚型, 这种极化特性贯穿 AS 病变始终。通过对巨噬细胞极化特性的研究, 现普遍认为组织微环境决定巨噬细胞极化的条件。细菌性产物如脂多糖（Lipopolysaccharide, LPS）、炎性细胞因子如干扰素 γ（interferon-γ, IFN-γ）等可诱导巨噬细胞向 M1 型极化。M1 型巨噬细胞具有吞噬微生物和组织破坏的能力, 分泌与斑块失稳、破裂及血栓形成相关的促炎细胞因子、趋化因子、活性氧、基质金属蛋白酶类和组织因子。M1 型巨噬细胞主要特点是高表达促炎因子, 产生高浓度的活性氧和活性氮, 促进 TH1 反应发生, 具有强效杀菌能力。细胞因子如白介素 -4（IL-4）、白介素 -13（IL-13）等可以诱导巨噬细胞向 M2 型极化。M2 型巨噬细胞具有抗炎、免疫抑制、组织修复的作用, 通过清除细胞碎片和凋亡细胞降低炎症反应的发生。M2 型巨噬细胞主要特点是强吞噬作用, 高表达甘露糖受体和半乳糖受体, 高表达白介素 -10（IL-10）, 低表达白介素 -12（IL-12）。

本研究通过在同一实验动物分别使用食饵法基础上加外膜消化法及机械剥离损伤法和单纯食饵法建立兔动脉粥样硬化模型, 采用自体对照法, 分别于术前及术后 4 周、8 周和 12 周, 观察补肾软坚方药干预 AS 动物模型颈动脉 M1 型巨噬细胞和 M2 型巨噬细胞的表面标记物的影响。实验结果显示, 补肾软坚方药可降低外膜损伤术后颈动脉 M1

型巨噬细胞表面标记物的表达，同时，M2 型巨噬细胞表面标记物的表达增加，且 M2 型巨噬细胞表面标记物表达高于 M1 型巨噬细胞表面标记物的表达。补肾软坚方药可能通过促进 M2 型巨噬细胞的极化、抑制 M1 型巨噬细胞极化发挥抗动脉粥样硬化的作用，从巨噬细胞极化的角度阐释了补肾软坚方药治疗 AS 的药理机制。

二、补肾软坚方药对颈动脉外膜损伤致粥样硬化兔 Rho/ROCK 通路表达的影响

动脉粥样硬化是危害人类健康的常见病，是各种心脑血管事件（心肌梗死、心脏性猝死、脑卒中）发生的重要病理基础。传统观点认为，动脉粥样硬化起始于各种原因所致的内皮损伤，导致低密度脂蛋白在内膜沉积和氧化，单核巨噬细胞渗入内膜下或中膜表型改变的平滑肌细胞迁入内膜，吞噬被氧化的低密度脂蛋白，继而形成泡沫细胞，引发内膜炎症反应，随着越来越多泡沫细胞的形成，炎症反应扩散到中膜甚至外膜，最终导致由内而外的血管壁弥漫性炎症反应。然而，越来越多的实验研究证明，血管外膜在氧化应激和损伤修复中起重要作用，在动脉粥样硬化的发生发展中往往先于内膜损伤发生变化。

因此，本实验以颈动脉外膜损伤致粥样硬化模型为研究对象，以补肾软坚方药为干预药物，采用 Q-PCR 法检测 Rho/ROCK 通路 mRNA 的表达，探讨外膜损伤致 AS 模型 Rho/ROCK 通路的表达情况及补肾软坚方药的干预效应。

（一）材料与方法

1. 实验动物　清洁级健康成年雄性新西兰兔 72 只，体重（2.2±0.2）kg。

2. 主要试剂与药品　补肾软坚方药，阿托伐他汀钙片，RnaExTM Total RNA Isolation、Rayscript cDNA Synthesis KIT、注射用青霉素钠。

3. 方法

（1）造模　高脂饲料喂养，剔除血脂水平正常者。实验动物以 3% 戊巴比妥钠（1mL/kg）经耳缘静脉注射麻醉、固定，于颈部正中切口，以胰酶消化法联合机械剥离法损伤兔一侧颈动脉外膜，对侧颈动脉行假手术处理。

（2）分组给药　术后随机分为模型组、补肾软坚组、阿托伐他汀组，每组分 4 个亚时间点（术后 1 周、4 周、8 周、12 周），每组 6 只。给药组于术后第二天给药，阿托伐他汀组给予阿托伐他汀钙片 5mg/kg/d，补肾软坚组给予补肾软坚方药 1g/kg，2 次 /d，模型组给予等量生理盐水灌胃。

（3）**取材** 各组实验动物分别于术后第1周、4周、8周、12周末麻醉、固定、心脏灌注后，取双侧颈动脉，用锡纸包裹，于-80℃冰箱保存，用于光镜观察。

4. 标本检测项目

（1）**常规病理学检查** 双侧颈动脉经10%的中性福尔马林固定后，常规脱水、包埋，切片厚5μm，行HE染色，光镜下观察。

（2）**Q-PCR法检测RhoA、ROCK1、ROCK2、MLCK、MLCP的mRNA的表达** 采用Trizol法提取总RNA，紫外分光光度仪测mRNA的浓度和纯度，用逆转录试剂盒转录成cDNA，每个标本均进行RhoA、ROCK1、ROCK2、MLCK、MLCP的mRNA和内参GAPDH的荧光定量PCR。反应条件95℃变性10sec，60℃退火/延伸30sec，40个循环。（见表3-44）

表3-44　目的基因及内参基因引物序列

基因名称	序列（5'→3'）	扩增产物大小（bp）
RhoA	Forward:TTCTGACACTGCTCTAACA	136
	Reverse:GTAGTTACAGCCTAATTCACAA	
ROCK1	Forward:ATTCCAAGTCACAAACAGATAA	141
	Reverse:GATGCTTCACCTCCTCTT	
ROCK2	Forward:CGTGAAGCCTGACAACA	184
	Reverse:ACATTCCCGTCCGTAGT	
MLCK	Forward:ACCTTAGCCAATGTTACCT	106
	Reverse:TGTCCTTCTTCAGCAAGT	
MLCP	Forward:CCTCTGACCGATCCTCCAT	82
	Reverse:TCCTCTTCCATCTCCGACAT	
β-actin	Forward:ATCAGCAAGCAGGAGTAT	133
	Reverse:CAATCTCGTCTCGTTTCTG	

根据 Q-PCR 原始检测结果，采用 $2^{-\Delta\Delta Ct}$ 法进行数据的相对定量分析，$\Delta\Delta Ct=$（待测样品目的基因平均 Ct 值 - 待测样品内参基因平均 Ct 值）-（对照样品目的基因平均 Ct 值 - 对照样品内参基因平均 Ct 值）。

5. 统计学方法　实验数据以均数 ± 标准差（$\bar{x} \pm s$）表示，使用 SPSS 11.5 统计软件进行统计学分析，多组样本之间的比较采用单因素方差分析和重复测量的多因素方差分析，$P < 0.05$ 为差异有显著性，$P < 0.01$ 为差异非常显著。

（二）结果

1. 一般形态学改变　损伤侧血管的病变明显早于、重于自身对照侧血管；随着时间的延长，损伤的外膜在逐渐恢复，厚度在逐渐增加；给药组颈动脉内膜增生程度逐渐加重，损伤外膜逐渐恢复（见附录，图 3-95）。但两组病变程度差异较小。与模型组相比，两给药组病变程度均有不同程度的减轻，但阿托伐他汀组较补肾软坚组病变程度轻。结果提示，补肾软坚方药可以减轻外膜损伤致粥样硬化模型内膜增生程度，达到防治动脉粥样硬化性疾病的目的。

2. RhoA、ROCK1、ROCK2、MLCK、MLCP 的 mRNA 的表达　与对照侧相比，外膜损伤侧颈动脉 RhoA、ROCK1、ROCK2、MLCK、MLCP 的 mRNA 表达水平显著升高，提示 Rho/ROCK 通路被激活，而阿托伐他汀组和补肾软坚组 RhoA、ROCK1、ROCK2、MLCK、MLCP 的 mRNA 表达水平均有不同程度的下降，至术后 12 周，两给药组之间差异有显著性（$P < 0.05$）。提示补肾软坚方药可以通过调节 Rho/ROCK 通路，改善细胞骨架结构的破坏，抑制内膜增生。（见图 3-96~ 图 3-100）

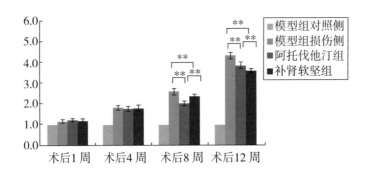

图 3-96　各组颈动脉 RhoA mRNA 相对表达水平

注：$^{*}P < 0.05$，$^{**}P < 0.01$。

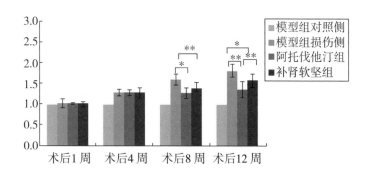

图 3-97　各组颈动脉 ROCK1 mRNA 相对表达水平

注：$^*P < 0.05$，$^{**}P < 0.01$。

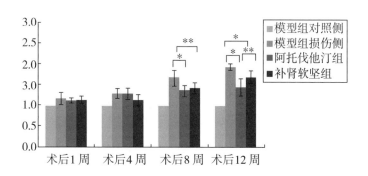

图 3-98　各组颈动脉 ROCK2 mRNA 相对表达水平

注：$^*P < 0.05$，$^{**}P < 0.01$。

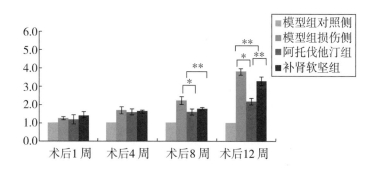

图 3-99　各组颈动脉 MLCK mRNA 相对表达水平

注：$^*P < 0.05$，$^{**}P < 0.01$。

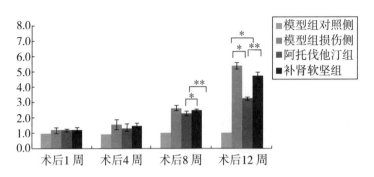

图 3-100　各组颈动脉 MLCP mRNA 相对表达水平

注：$^{*}P < 0.05$，$^{**}P < 0.01$。

（三）讨论

Rho/ROCK 通路在 AS 中发挥重要作用，参与 AS 形成的各个环节：Rho/ROCK 信号通路可以直接调控 eNOS 过表达和激活所导致的内皮功能损伤；可以破坏紧密连接、黏附连接形成的细胞与细胞间的屏障，破坏细胞骨架联合复合体，进而破坏内皮完整性；可以直接磷酸化 MLC 或抑制 MLCP 活化，使得 MLC 磷酸化水平升高，引起细胞收缩，细胞与细胞分离形成间隙，内皮细胞间通透性增加；此外，Rho/ROCK 通路还参与 AS 形成过程中的其他环节，如通过影响黏附分子的表达，促进白细胞向内皮下迁移浸润。

本研究以外膜损伤致 AS 模型为研究对象，观察 Rho/ROCK 通路在外膜损伤致 AS 模型中的作用。结果显示，与对照侧相比，外膜损伤侧颈动脉 RhoA、ROCK1、ROCK2、MLCK、MLCP 的 mRNA 表达水平显著升高，提示 Rho/ROCK 通路被激活，细胞骨架结构和紧密连接结构被破坏，激活的成纤维细胞可以通过内皮细胞的间隙向内膜下增殖、迁移，促进 AS 的形成和发展。而阿托伐他汀组和补肾软坚组 RhoA、ROCK1、ROCK2、MLCK、MLCP mRNA 表达水平均有不同程度的下降，至术后 12 周，两给药组之间差异有统计学意义，提示补肾软坚方药可能通过调节 Rho/ROCK 通路，改善细胞骨架结构，抑制内膜增生，减缓 AS 发展进程，从一个较新的角度阐释了补肾软坚方药治疗 AS 的药理机制。

第八节 补肾软坚方药对动脉粥样硬化细胞自噬的干预研究

一、补肾软坚方药基于 PI3K/Akt/mTOR 信号通路调节动脉粥样硬化兔细胞自噬的机制研究

动脉粥样硬化（AS）是动脉管壁内膜的一种慢性炎症性疾病，以血管壁产生粥样斑块为特征，发病率高且严重危害人类健康。随着基础研究和临床研究的不断深入，新近的研究结果显示，自噬在 AS 发生发展的过程中发挥了重要作用，适度的自噬可以抑制 AS 的发生发展，而过度的自噬则不利于 AS 斑块的稳定。中药通过多途径、多靶点防治 AS，其机制可能与调控 AS 斑块内细胞自噬有关。因此，从自噬角度深入了解补肾软坚方药对 AS 的影响及其分子机制，将为补肾软坚方药防治 AS 提供新的策略与治疗靶点。

（一）材料与方法

1. **实验动物**　清洁级健康成年雄性新西兰兔 24 只，体重（2.2±0.2）kg。

2. **主要试剂与药品**　补肾软坚方药，阿托伐他汀钙片，戊巴比妥钠，GAPDH 鼠单克隆抗体，山羊抗兔 IgG 多克隆抗体，山羊抗鼠 IgG。PI3K 兔单克隆抗体，Akt 兔单克隆抗体，P-Akt 兔单克隆抗体，mTOR 兔多克隆抗体，P-mTOR 兔单克隆抗体。

3. **方法**

（1）**造模分组**　健康雄性新西兰兔 24 只，随机分为 4 组：对照组、模型组、补肾软坚组、阿托伐他汀组，每组 6 只，实验周期 12 周。对照组喂养普通饲料，其余 3 组均用高脂饲料喂养。

（2）**给药**　高脂饮食喂养 4 周，补肾软坚组以补肾软坚方药（1g/kg·d）溶于生理盐水中灌胃给药，阿托伐他汀组给予阿托伐他汀钙片（5mg/kg·d）治疗，模型组以等体积生理盐水灌胃。

（3）**取材**　实验动物于第 12 周末以 3% 戊巴比妥钠（30mg/mL/kg）经耳缘静脉注射进行麻醉，固定取血，心脏灌注取主动脉，锡纸包好置于冻存管内，−80℃冰箱内保存备用。

4. **标本检测项目**　将各实验分组组织弃上清液后加入 100μL 裂解液反复吹打，收集裂解液置于高速冷冻离心机中制得待测样品。将待测样品做 BCA 蛋白定量及 SDS-

PAGE 电泳实验，得各组细胞 PI3K、Akt、p-Akt、mTOR、p-mTOR 的蛋白条带。

5. 统计学方法　用 Image-Pro Plus 6.0 软件计算各组蛋白条带的灰度值。标准化蛋白相对表达倍数值 =（实验组目的蛋白条带灰度值 ÷ 该组内参蛋白条带灰度值）÷（Control 组目的蛋白条带灰度值 ÷ Control 组内参蛋白条带灰度值）。将各次实验计算得出的标准化蛋白相对表达倍数值用 SPSS 16.0 软件进行分析，数据以均数 ± 标准差（$\bar{x} \pm s$）表示。多组之间比较首先进行正态性和方差齐性检验，符合正态性采用单因素方差分析（One-way ANOVA）；多组间两两比较，若方差齐时采用 LSD-t 检验，$P < 0.05$ 为差异具有显著性，$P < 0.01$ 为差异非常显著。

（二）结果

Western blotting 检测 PI3K、P-Akt、P-mTOR 蛋白的表达。结果显示（见附录，图 3-101~ 图 3-103），与对照组相比，模型组 PI3K 蛋白的表达升高；与模型组相比，补肾软坚组 PI3K 蛋白的表达降低，表明补肾软坚方药抑制了 PI3K 蛋白的表达。与对照组相比，模型组 P-Akt、P-mTOR 蛋白的表达均升高；与模型组比较，补肾软坚组 P-Akt、P-mTOR 蛋白的表达均降低。提示补肾软坚方药抑制 Akt、mTOR 蛋白的表达。

（三）讨论

近些年来，关于自噬分子机制的相关研究取得了较大的进展。磷脂肌醇 3- 激酶（phosphoinositide-3 kinase, PI3K）- 蛋白激酶 B（protein kinase B, PKB）- 雷帕霉素靶蛋白（Mammalian Target of Rapamycin，mTOR）信号通路广泛存在于多种细胞内，通过影响下游多种效应分子的活化状态，参与体内多种生理病理过程，包括细胞的增殖、存活和迁移等，在自噬中也发挥着关键的调节作用。PI3K 是生长因子受体酪氨酸激酶下游主要的信号元件之一，PI3K 通过催化位于细胞膜的脂性第二信使 3,4,5- 三磷酸磷脂酰肌醇（Phosphatidylinositol 3,4,5-triphosphate, PIP3），激活下游信号分子丝氨酸苏氨酸激酶（Akt），而活化的 Akt 通过磷酸化激活其下游的 mTOR。

实验深入探究补肾软坚方药通过调节自噬抗 AS 的分子机制，采用蛋白质印迹法观察了补肾软坚方药对 PI3K/Akt/mTOR 信号通路蛋白表达的影响。结果显示，与对照组相比，模型组 PI3K 蛋白的表达升高；与模型组相比，补肾软坚组 PI3K 蛋白的表达降低，表明补肾软坚方药抑制了 PI3K 蛋白的表达。Akt、mTOR 的磷酸化是 PI3K 活化的标志，磷酸化的 PI3K 才能发挥生物学效应，而总的 Akt、mTOR 并不能很好地反应通路激活的情况。结果显示，与对照组相比，模型组 P-Akt、P-mTOR 蛋白的表达均升高；与模型组比较，补肾软坚组 P-Akt、P-mTOR 蛋白的表达均降低，提示补肾软坚方药抑制了 Akt、mTOR 蛋白的磷酸化。补肾软坚方药可能通过抑制 PI3K/Akt/mTOR 信号通路蛋白的表达，上调 AS 兔细胞自噬相关蛋白的表达，进而抑制 AS 的发生发展，从自噬分子机制的角度阐释了补肾软坚方药治疗 AS 的药理机制。

二、补肾软坚方药基于 TLR4/NF-κB 通路干预 ApoE$^{-/-}$ 小鼠内皮细胞自噬的研究

动脉粥样硬化（AS）作为临床常见心脑血管疾病的病理基础，严重危害人类的健康，始终是医学研究的热点。AS 以慢性炎症反应为主要特征，主要累及大中型动脉。由于 AS 发生发展的复杂性，其发病机制尚不完全明确，存在多种学说。目前研究者多从炎症学说、氧化应激学说、脂质浸润学说、免疫功能异常学说等角度进行研究。大量研究表明，淋巴细胞、单核巨噬细胞、中性粒细胞和树突状细胞共同参与的血管壁免疫炎症反应均与 AS 的发生发展密切相关。因此，调控机体的免疫炎症反应，抑制促炎介质的产生是干预动脉粥样硬化及防治心脑血管事件发生的重要靶点。研究初步探讨补肾软坚方药对 ApoE$^{-/-}$ 小鼠动脉粥样硬化模型内皮细胞自噬的影响，以及 TLR4/NF-κB 通路与自噬的相关性。

（一）材料与方法

1. 实验动物 选用雄性清洁（SPF）级 8 周龄 ApoE$^{-/-}$（C57BL/6 背景）小鼠 30 只，雄性 C57BL/6 小鼠 10 只，体重（23±2）g。

2. 主要试剂与药品 甘油三酯（TG）测试盒，高密度脂蛋白胆固醇（HDL-C）测试盒，总胆固醇（T-CHO）测试盒，即用型 SABC-POD（兔 IgG）试剂盒，兔抗小鼠 LC3B 抗体，兔多抗 SQSTM1/P62 抗体，大鼠抗小鼠 CD31 抗体，兔抗小鼠 TLR4 抗体，FITC 标记兔抗大鼠 IgG 二抗，TRITC 标记兔 IgG 二抗，兔多抗 Phospho-NF-kBP65 抗体。

3. 方法

（1）造模 所有动物高脂饮食喂养 12 周后，剔除血脂水平正常者。

（2）分组给药 实验动物分 4 组，对照组随机选取 C57BL/6 小鼠 10 只，普通饮食喂养；模型组随机选取 10 只 ApoE$^{-/-}$ 小鼠，高脂饮食，第 6 周末开始予生理盐水 0.2mL/只 / 日灌胃；阿托伐他汀组随机选取 10 只 ApoE$^{-/-}$ 小鼠，高脂饮食，第 6 周末开始予阿托伐他汀 0.2mL/ 只 / 日灌胃，剂量 3mg/kg/d。补肾软坚组随机选取 10 只 ApoE$^{-/-}$ 小鼠，高脂饮食，第 6 周末开始予补肾软坚方药 0.2mL/ 只 / 日灌胃，剂量 1.365g/kg/d。各组均

于第 12 周末取材。

（3）**取材**　进行末次干预后禁食 12h，采用摘眼球法留取血液标本，静置 1h 后 3000r/min 离心 15 分钟取血清，进行总胆固醇（TC）、甘油三酯（TG）、高密度脂蛋白（HDL）和低密度脂蛋白（LDL）、IL-1β 的含量测定，测前于 -80℃冰冻保存。取心脏放入 4% 多聚甲醛内浸泡固定，该组织用于主动脉根部 TLR4、NF-κB、LC3B、P62 的检测。

4. 标本检测项目

（1）**血脂指标检测**　采用全自动生化分析仪测定血清总胆固醇（TC）、甘油三酯（TG）、低密度脂蛋白胆固醇（LDL-C）和高密度脂蛋白胆固醇（HDL-C）水平。

（2）**ELISA 检测 IL-1β 及脂联素水平**　采用血清酶联免疫吸附法（ELISA）检测各组小鼠炎症因子 IL-1β 及脂联素水平。严格按照 ELISA 试剂盒说明书操作，待显色终止后即刻测量 OD450 的数值，并绘制标准曲线及计算样品浓度。

（3）**常规形态学检查**　心脏放入 4% 多聚甲醛内浸泡固定常规脱水包埋，切片厚 5μm，行 HE 染色。利用图像分析系统（Image-pro plus 6.0 System）对内弹力层围绕面积与血管腔横截面积进行测定，以内弹力层围绕面积代表内膜面积，计算内膜与血管腔面积比率，代表内膜增厚程度。

（4）**免疫组织化学染色**　石蜡切片脱蜡至水，30% H_2O_2 室温 10min，蒸馏水洗 3 次，柠檬酸盐抗原修复，滴加 5%BSA 封闭液，室温 20min，滴加一抗，4℃过夜后，37℃，30min，PBS 洗涤 3 次，滴加 HRP 标记的二抗，37℃，30min，PBS 洗涤，滴加试剂 SABC，37℃，30min，PBS 冲洗，DAB 显色，苏木素复染，脱水封片，显微镜观察。

（5）**免疫荧光染色法**　石蜡切片脱蜡至水，柠檬酸盐抗原修复，滴加 5%BSA 封闭液，室温，20min，滴加一抗，4℃过夜后，37℃，30min，PBS 洗涤 3 次，滴加二抗（1:200 稀释）37℃，60min，PBS 洗涤，滴加试剂 DAPI 复染 10min，PBS 冲洗，封片，荧光显微镜下观察拍照。

5. **统计学方法**　采用 SPSS 17.0 统计软件，两组间数据比较采用 t 检验（t-test）；多组间比较采用单因素方差分析（One-way ANOVA），首先对数据进行方差齐性检验，方差齐则用 LSD 法，方差不齐则用 Dunnet's T3 法进行两两比较。数据以均值 ± 标准差（$\bar{x} \pm s$）表示，$P < 0.05$ 为差异有统计学意义。

（二）结果

1. 小鼠血脂水平检测结果　与对照组相比，模型组、阿托伐他汀组和补肾软坚组小鼠血清 TC、TG 水平均升高，差异非常显著（$P < 0.01$），HDL-C 水平降低，差异非常显著（$P < 0.01$）；与模型组相比，阿托伐他汀组、补肾软坚组血清 TC、TG 水平均降低，差异非常显著（$P < 0.01$），阿托伐他汀组 HDL-C 水平升高，差异具有显著性（$P < 0.05$），补肾软坚组 HDL-C 水平升高，差异非常显著（$P < 0.01$）（见表 3-45，图 3-104）。以上结果表明补肾软坚方药可有效改善小鼠血脂水平。

表 3-45　小鼠血脂水平结果（mmol/L，$\bar{x} \pm s$）

组别	TC	TG	LDL-C	HDL-C
对照组	3.35 ± 0.44	0.77 ± 0.09	0.35 ± 0.10	1.50 ± 0.17
模型组	32.53 ± 3.36^{a}	1.84 ± 0.14^{a}	12.55 ± 1.92^{a}	0.29 ± 0.08^{a}
阿托伐他汀组	19.31 ± 3.77^{c}	1.10 ± 0.15^{c}	7.83 ± 2.35^{c}	0.56 ± 0.17^{c}
补肾软坚组	20.62 ± 6.10^{c}	1.29 ± 0.21^{c}	8.73 ± 2.16^{c}	0.63 ± 0.29^{c}

注：与对照组相比，[a]$P < 0.01$；与模型组相比，[b]$P < 0.05$，[c]$P < 0.01$。

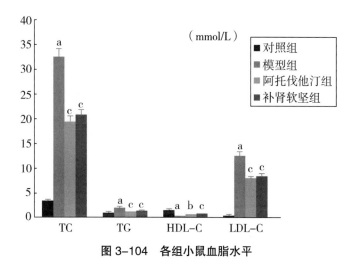

图 3-104　各组小鼠血脂水平

注：与对照组相比，[a]$P < 0.01$；与模型组相比，[b]$P < 0.05$，[c]$P < 0.01$。

2. 主动脉病理学变化　HE 染色结果显示（见附录，图 3-105），对照组小鼠主动脉窦无异常改变；模型组小鼠主动脉窦可见明显动脉粥样硬化斑块；阿托伐他汀组小鼠主动脉窦可见少量斑块，内皮下间隙可见少量脂质沉积、少量泡沫细胞和炎症细胞，中膜层平滑肌细胞排列相对整齐；补肾软坚组小鼠主动脉窦可见少量斑块，内膜下间隙存在脂质沉积、少量泡沫细胞和少量炎症细胞。与对照组相比，模型组小鼠主动脉内膜血管腔面积比值显著升高，表明内膜明显增生，差异非常显著（$P < 0.01$）；与模型组相比，阿托伐他汀组内膜血管腔面积比值显著降低，表明内膜增生程度减轻，差异非常显著（$P < 0.01$），补肾软坚组内膜血管腔面积比值降低，差异有显著性（$P < 0.05$）（见表 3-46，图 3-106）。表明补肾软坚方药干预后内膜增生程度减轻。

表 3-46　小鼠主动脉内膜增生程度（%，$\bar{x} \pm s$）

组别	内膜管腔面积比值
对照组	0.38 ± 0.08
模型组	42.49 ± 4.65^{a}
阿托伐他汀组	30.66 ± 4.98^{b}
补肾软坚组	35.77 ± 5.64^{c}

注：与对照组相比，$^{a}P < 0.01$；与模型组相比，$^{b}P < 0.01$，$^{c}P < 0.05$。

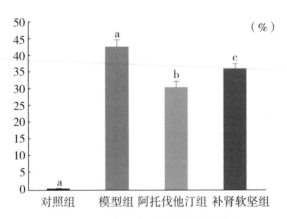

图 3-106　小鼠主动脉内膜增生程度

注：与对照组相比，$^{a}P < 0.01$；与模型组相比，$^{b}P < 0.01$，$^{c}P < 0.05$。

3. 免疫组化及免疫荧光检测小鼠主动脉 TLR4、P-NF-κB/P65 的表达结果
TLR4 阳性表达为黄色或棕色颗粒。与对照组相比，模型组小鼠 TLR4 表达水平明显升高，差异非常显著（$P < 0.01$）；与模型组相比，阿托伐他汀组、补肾软坚组主动脉 TLR4 表达水平下降，差异具有显著性（分别为 $P < 0.01$，$P < 0.05$）（见表 3-47，图 3-107，附录图 3-108）。免疫荧光染色观察 NF-κB 活化后核转位量化水平。对照组中无表达，与对照组相比，模型组 NF-κB 核转位程度明显增高，差异非常显著（$P < 0.01$）；与模型组相比，阿托伐他汀组、补肾软坚组主动脉 NF-κB 核转位程度明显降低，表明补

肾软坚方药下调了主动脉 NF-κB 水平，差异具有显著性（分别为 $P < 0.01$，$P < 0.05$）（见附录图 3-109，图 3-110）。

表 3-47　小鼠主动脉 TLR4、P-NF-κB/P65 的表达（%，$\bar{x} \pm s$）

组别	TLR4	P-NF-κB/P65
对照组	0.94 ± 0.03	1.27 ± 0.10
模型组	32.97 ± 2.60^a	48.34 ± 2.47^a
阿托伐他汀组	25.79 ± 2.20^b	39.45 ± 1.71^b
补肾软坚组	28.06 ± 0.86^c	41.95 ± 2.94^c

注：与对照组相比，$^aP < 0.01$；与模型组相比，$^bP < 0.01$，$^cP < 0.05$。

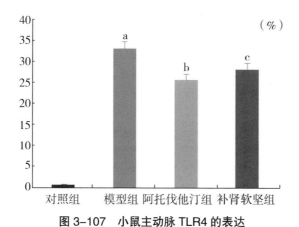

图 3-107　小鼠主动脉 TLR4 的表达

注：与对照组相比，$^aP < 0.01$；与模型组相比，$^bP < 0.01$，$^cP < 0.05$。

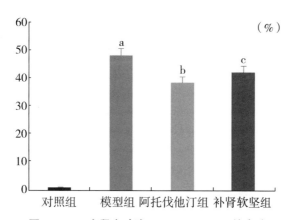

图 3-110　小鼠主动脉 P-NF-κB/P65 的表达

注：与对照组相比，$^aP < 0.01$；与模型组相比，$^bP < 0.01$，$^cP < 0.05$。

4. 免疫组化及免疫荧光检测小鼠主动脉及内皮细胞 LC3β、P62 的表达结果　LC3β 阳性表达为绿色点状聚集，P62 阳性表达为绿色荧光，均表达于细胞质中。主动脉及内皮细胞均无 LC3β、P62 表达，与对照组相比，模型组 LC3β、P62 的阳性表达明显增加，差异非常显著（$P < 0.01$）；与模型组相比，阿托伐他汀组、补肾软坚组小鼠主动脉及内皮细胞 LC3β 点状聚集明显增多，但是 P62 阳性表达均明显减少，差异有显著性（$P < 0.05$）（见表 3-48）。表明补肾软坚方药干预后，LC3β 的表达上调，P62 的表达下调，且主动脉与内皮细胞表达趋势相同。（见图 3-111、图 3-112，附录图 3-113、附录图 3-114，图 3-115、图 3-116，附录图 3-117、附录图 3-118）

表 3-48　小鼠主动脉、内皮细胞 LC3β 的表达水平（$\bar{x} \pm s$）

组别	主动脉	内皮细胞
对照组	0	0
模型组	6.81 ± 0.98^{a}	8.23 ± 0.74^{a}
阿托伐他汀组	9.53 ± 0.94^{b}	10.53 ± 1.05^{b}
补肾软坚组	8.73 ± 0.33^{b}	9.73 ± 0.45^{b}

注：与对照组相比，[a]$P < 0.01$；与模型组相比，[b]$P < 0.05$。

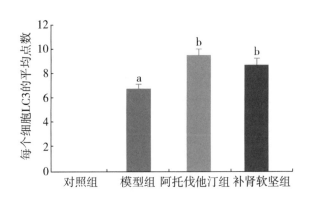

图 3-111　小鼠主动脉 LC3β 的表达水平

注：与对照组相比，[a]$P < 0.01$；与模型组相比，[b]$P < 0.05$。

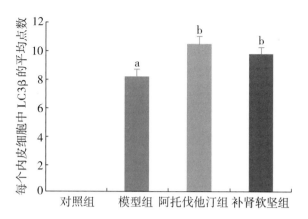

图 3-112　小鼠内皮细胞 LC3β 的表达水平

注：与对照组相比，$^aP < 0.01$；与模型组相比，$^bP < 0.05$。

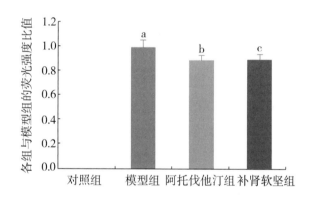

图 3-115　小鼠主动脉 P62 的表达水平

注：与对照组相比，$^aP < 0.01$；与模型组相比，$^bP < 0.01$，$^cP < 0.05$。

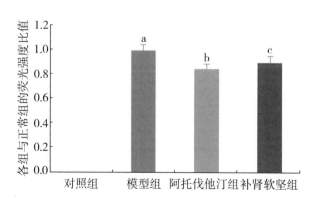

图 3-116　小鼠内皮细胞 P62 的表达水平

注：与对照组相比，$^aP < 0.01$；与模型组相比，$^bP < 0.01$，$^cP < 0.05$。

5. ELISA 法检测小鼠血清 IL-1β 表达　结果显示，与对照组相比，模型组血清 IL-1β 表达水平明显升高，差异非常显著（$P < 0.01$）；与模型组相比，阿托伐他汀组及补肾软坚组血清 IL-1β 表达水平明显下降，差异非常显著（$P < 0.01$）。表明补肾软坚方药干预后，炎症因子 IL-1β 表达下降。（见图 3-119）

表 3-49　小鼠血清 IL-1β 的表达水平（pg/mL，$\bar{x} \pm s$）

组别	IL-1β 浓度
对照组	80.02 ± 5.69
模型组	376.96 ± 50.42^{a}
阿托伐他汀组	221.72 ± 38^{b}
补肾软坚组	225.15 ± 41.51^{b}

注：与对照组相比，[a]$P < 0.01$；与模型组相比，[b]$P < 0.01$。

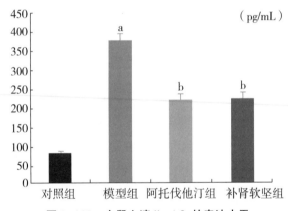

图 3-119　小鼠血清 IL-1β 的表达水平

注：与对照组相比，[a]$P < 0.01$；与模型组相比，[b]$P < 0.01$。

（三）讨论

近些年研究表明，自噬在动脉粥样硬化中的各阶段发挥的作用不同，对于细胞的生存与死亡具有双向作用，自噬的过度抑制或激活都将加快 AS 的发展。但多数研究结果显示，在 AS 中自噬是细胞存活的一种自我保护机制。尤其在 AS 早期，自噬通过降解有害物质保护细胞免受氧化应激，适当地诱导自噬可以减缓动脉粥样硬化的发生发展。TLR4 作为架接固有免疫和适应性免疫的桥梁，是 AS 中最重要的模式识别受体。TLR4 活化后激活 TRIF 依赖型 NF-κB，产生大量炎症因子如 IL-1β、TNF-α 等。

本研究通过高脂喂养 ApoE$^{-/-}$ 小鼠导致小鼠主动脉内膜增厚，并最终形成动脉粥样硬化斑块。补肾软坚方药干预后，小鼠内膜增厚程度小于模型组，血清 TC、TG、LDL-C 水平下降，HDL-C 水平升高；主动脉 TLR4 阳性颗粒表达面积低于模型组，P-NF-κB 核转位程度低于模型组；主动脉及内皮细胞自噬标记蛋白 LC3 点状分布高于模型组，P62 蛋白表达水平低于模型组；血清 IL-1β 浓度低于模型组。研究证实了补肾软坚方药可通过 TLR4/NF-κB 信号通路下调促炎因子 IL-1β 的表达，抑制动脉粥样硬化炎症；补肾软坚方药可通过上调主动脉及内皮细胞自噬，抑制动脉粥样硬化发展，其机制可能与 TLR4/NF-κB 信号通路相关。

第九节　补肾软坚方药早期干预对 ApoE$^{-/-}$ 小鼠主动脉及肾保护作用的机制研究

动脉粥样硬化（AS）是一种常见的心血管疾病，是血管壁的退行性病变，常累及大中动脉，是发达国家高疾病死亡率的重要原因之一。随着对动脉粥样硬化机制的不断研究发现，除了脂质代谢失衡和动脉脂质积聚，免疫炎症反应也是导致动脉粥样硬化发生和发展的主要因素。既往研究已证实，补肾软坚方药治疗 AS 性疾病疗效肯定，但补肾软坚方药早期用药能否保护组织器官从而起到有效的、预防性的治疗作用有待进一步明确。本文通过补肾软坚方药早期干预 ApoE$^{-/-}$ 小鼠主动脉及肾脏组织，为补肾软坚方药治疗 AS 的药理机制拓宽了新的认知。

（一）材料与方法

1. 实验动物　选取清洁级 6 周龄雄性 C57BL/6J 野生型小鼠 8 只，体重（22.66±0.94）g，清洁级 6 周龄雄性 ApoE$^{-/-}$ 小鼠（C57BL/6J 背景）24 只，体重（22.35±1.35）g。

2. 主要试剂与药品　辛伐他汀片，补肾软坚方药，即用型 SABC-POD（兔 IgG）试剂盒，Beclin-1 抗体（ab55878），LC3β 抗体（L7543），兔单抗 Bcl-2（ab32124）。

3. 方法

（1）造模分组　将 8 只 C57BL/6J 野生型小鼠作为对照组，24 只 ApoE$^{-/-}$ 小鼠随机分为模型组、补肾软坚组、辛伐他汀组，每组 8 只。对照组喂以普通饲料，同时每只小鼠每日灌胃等量蒸馏水。余 3 组予高脂饮食，同时模型组，每只小鼠给予蒸馏水灌胃 0.2mL/ 次，补肾软坚组给予补肾软坚方药 2.34g·kg^{-1}·d^{-1} 灌胃 0.2mL/ 次，辛伐他汀组给予辛伐他汀 2.6mg·kg^{-1}·d^{-1} 灌胃 0.2mL/ 次。

（2）取材　各组小鼠于灌胃 12 周后摘除眼球取血，血液于室温放置 30min 后，

3000r/min 离心 15min，收集上层血清转移至离心管中，置于 － 80℃保存备用。取血后取主动脉和肾脏组织，于 4℃生理盐水中清洗血液，滤纸吸干，称重后置于中性福尔马林中固定，备用。

4. 标本检测项目

（1）形态学观察　常规石蜡包埋，行 5μm 厚石蜡切片及 HE 染色，观察各组小鼠主动脉和肾组织的病理情况。

（2）标本 Beclin-1、LC3β 和 Bcl-2 免疫组化检测　石蜡切片脱蜡至水，30%H_2O_2 溶液 1 份与蒸馏水 9 份混合，PBS 洗涤 3 次，柠檬酸钠热修复，滴加 5%BSA 封闭液静置 20min，滴加一抗（Beclin-1 按 1∶500 稀释；LC3β 按 1∶500 稀释；Bcl-2 按 1∶200 稀释），4℃孵育过夜，PBS 洗涤 3 次，滴加二抗，室温 30min，PBS 洗涤 3 次，滴加试剂 SABC，37℃，20min，PBS 冲洗，DAB 显色，苏木素复染，脱水封片，显微镜观察。

（3）Beclin-1、LC3β、Bcl-2 蛋白免疫组化半定量分析　应用 Image-Pro Plus version 6.0 图像分析软件，以 400 倍摄取图像，选定阳性区域测定主动脉和肾组织中阳性表达的 Beclin-1、LC3β 和 Bcl-2 积分光密度值总和（Integral Optical Density, IOD）（Sum），进行半定量分析，每张切片测量 5 个不重叠视野，并测定每个视野下选定的阳性区域的面积（Area）（Sum），计算平均光密度值（Mean Optical Density, MOD）[MOD=IOD（Sum）/Area（Sum）]，取平均值，并进行统计学分析。

5. 统计学方法　计量资料数据均以均值 ± 标准差（$\bar{x}$±s）表示，多组间数据比较采用单因素方差分析（One way ANOVA），首先对数据进行方差齐性检验，方差齐则用 LSD 法；方差不齐则用 Dunnet's T3 法进行两两比较。运用 IBM SPSS Statistics 22.0 软件进行数据处理，$P < 0.05$ 为差异有显著性。

（二）结果

1. 形态学改变　小鼠主动脉及肾组织的 HE 染色光镜下观察，发现主动脉及肾组织对照组无明显异常改变，模型组改变显著，补肾软坚组和辛伐他汀组病变程度较模型组轻。表明补肾软坚方药早期干预能够延缓 AS 性疾病进程，对高脂饮食喂养的 ApoE$^{-/-}$ 小鼠主动脉和肾具有保护作用。

2. 免疫组化法测量主动脉和肾组织中 Beclin-1、LC3β、Bcl-2 的表达　主动脉三种蛋白阳性表达主要位于主动脉血管细胞（见表 3-50，图 3-120、图 3-121 和图 3-122），肾组织三种蛋白阳性表达主要位于肾小管上皮细胞和肾间质细胞的胞浆中（见表 3-51，图 3-123、图 3-124 和图 3-125）。与对照组相比，模型组 3 种蛋白阳性表达下降，补肾软坚组和辛伐他汀组较模型组蛋白阳性表达增加。自噬相关蛋白 Beclin-1、LC3β、Bcl-2 的表达较模型组均升高。研究表明，补肾软坚方药可以促进肾组织自噬活动并抑制细胞凋亡。（见附录，图 3-126，图 3-127）

表 3-50　各组小鼠主动脉 Beclin-1、LC3β 和 Bcl-2 蛋白表达情况（MOD 值，$\bar{x} \pm s$，n=8）

组别	Beclin-1	LC3β	Bcl-2
对照组	0.0203 ± 0.0018	0.0228 ± 0.0017	0.0266 ± 0.0014
模型组	0.0147 ± 0.0009[##]	0.0201 ± 0.0013[##]	0.0240 ± 0.0027[##]
辛伐他汀组	0.0183 ± 0.0037[*]	0.0245 ± 0.0021[**]	0.0256 ± 0.0006[*]
补肾软坚组	0.0251 ± 0.0032[**]	0.0281 ± 0.0010[**]	0.0257 ± 0.0008[*]

注：与对照组比较，[##]$P < 0.01$；与模型组比较，[*]$P < 0.05$，[**]$P < 0.01$。

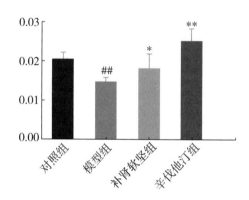

图 3-120　各组小鼠主动脉 Beclin-1 蛋白表达情况

注：与对照组比较，[##]$P < 0.01$；与模型组比较，[*]$P < 0.05$，[**]$P < 0.01$。

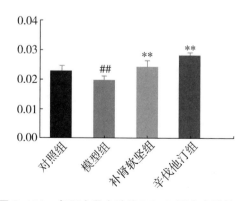

图 3-121　各组小鼠主动脉 LC3β 蛋白表达情况

注：与对照组比较，[##]$P < 0.01$；与模型组比较，[**]$P < 0.01$。

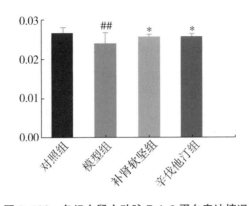

图 3-122　各组小鼠主动脉 Bcl-2 蛋白表达情况

注：与对照组比较，$^{\#\#}P < 0.01$；与模型组比较，$^{*}P < 0.05$。

表 3-51　各组小鼠肾组织 Beclin-1、LC3β 和 Bcl-2 蛋白表达情况（MOD 值，$\bar{x} \pm s$，n=8）

组别	Beclin-1	LC3β	Bcl-2
对照组	0.0191 ± 0.0007	0.0274 ± 0.0009	0.0210 ± 0.0014
模型组	$0.0167 \pm 0.0009^{\#\#}$	$0.0263 \pm 0.0010^{\#}$	$0.0154 \pm 0.0009^{\#\#}$
补肾软坚组	$0.0177 \pm 0.0007^{*}$	$0.0303 \pm 0.0010^{**}$	$0.0184 \pm 0.0012^{**}$
辛伐他汀组	$0.0207 \pm 0.0005^{**}$	$0.0294 \pm 0.0015^{**}$	$0.0190 \pm 0.0017^{**}$

注：与对照组比较，$^{\#}P < 0.05$，$^{\#\#}P < 0.01$；与模型组比较，$^{*}P < 0.05$，$^{**}P < 0.01$。

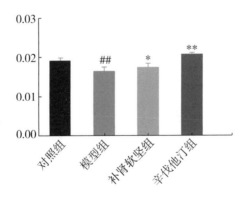

图 3-123　各组小鼠肾组织 Beclin-1 蛋白表达情况

注：与对照组比较，$^{\#\#}P < 0.01$；与模型组比较，$^{*}P < 0.05$，$^{**}P < 0.01$。

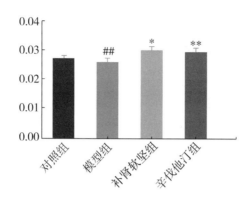

图 3-124　各组小鼠肾组织 LC3β 蛋白表达情况

注：与对照组比较，#P < 0.05；与模型组比较，**P < 0.01。

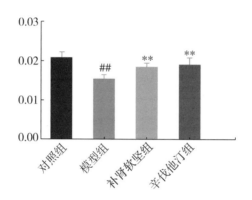

图 3-125　各组小鼠肾组织 Bcl-2 蛋白表达情况

注：与对照组比较，##P < 0.01；与模型组比较，*P < 0.01。

（三）讨论

自噬和凋亡是广泛存在于细胞中的生命活动调节机制，在 AS 发生发展中具有重要作用，研究药物干预细胞自噬和凋亡途径，对防治 AS 具有重要意义。既往研究已证实补肾软坚方药治疗 AS 性疾病疗效肯定，通过调节氧化应激和炎症反应而抑制实验性 AS 动物主动脉斑块生长、内膜厚度、增生指数，并对脑组织具有保护作用。但补肾软坚方药早期用药能否起到有效的、预防性的治疗作用及能否通过调控自噬和凋亡途径以保护组织器官，有待进一步明确。

采用 ApoE^{-/-} 小鼠高脂喂养和给药同步进行的方式进行实验研究，用免疫组化法检测主动脉和肾组织中自噬相关蛋白 Beclin-1、LC3β 和抗凋亡蛋白 Bcl-2 的表达，发现补肾软坚组中三者较模型组均升高，表明补肾软坚方药可以促进主动脉和肾组织自噬活动，并抑制凋亡活动，这是其发挥组织保护作用的可能机制。自噬可以调节脂质代谢，但脂质超载将抑制自噬，补肾软坚方药干预可以改善高脂诱导的自噬抑制，早期干预对高脂饮食诱导的动脉粥样硬化 ApoE$^{-/-}$ 小鼠的血液、主动脉和肾等方面具有保护作用，且对主动脉和肾的保护作用可能是通过调控自噬和凋亡相关蛋白 Beclin-1、LC3β、Bcl-2 的表达而实现。这些为补肾软坚方药防治动脉粥样硬化理论提供了实验证据。

∽ 第四章 ∽

补肾软坚方药作用机制的离体实验研究

第一节　补肾软坚方药影响缺氧内皮细胞 NO 和 ET-1 合成与释放的研究

一氧化氮（NO）和内皮素（ET-1）主要是由血管内皮细胞分泌的一对作用相反的血管活性分子，NO 和 ET-1 不仅是生理状态下血管张力及其他心血管功能的调控者，而且也是多种心血管疾病（如动脉粥样硬化）病理过程的参与者。内皮型一氧化氮与内皮素的平衡失调即一氧化氮合成和释放减少（或一氧化氮合成酶的活性下降）与内皮素合成与释放的异常增加，与动脉粥样硬化的形成有密切的关系。团队以往的临床研究表明，补肾软坚方药可益肾健脾、软坚散结，具有对抗实验性动脉粥样硬化形成、改善动脉粥样硬化患者临床症状和体征、降低血栓素 / 前列环素（TXB_2/PGI_2）比值、改善垂体性腺轴功能等作用，但该方药对内皮细胞功能的影响尚不明确。为了探讨该方药对缺氧内皮细胞的作用，团队就该方药对缺氧内皮细胞一氧化氮、内皮素合成与释放及基因影响进行了研究。

（一）材料与方法

1. 实验动物　普通级雄性日本大耳白兔，体重（2.2 ± 0.2）kg。

2. 试剂与药品　维生素 C，Factor Ⅷ Related Ag，内皮细胞生长因子，TryPsin-EDTA 液，谷氨酰胺。

3. 方法

（1）补肾软坚方药含药血清的制备　同第二章第三节。

（2）造模　取新生胎儿脐静脉，冲洗后用 0.1% 胶原酶 37℃消化 15 分钟，收集消化液，离心，弃上清液，用完全培养液使细胞悬浮，种于培养瓶中，置于 37℃、5%

CO_2 培养箱中，次日换液，5~7 天，待内皮细胞铺满瓶底，用胰蛋白酶 -EDTA 溶液（ 0.25% : 0.02% ）消化，使细胞悬浮，置于新的培养瓶中。采用Ⅷ染色方法鉴定内皮细胞。

（3）分组及给药　内皮细胞的缺氧造模。将培养的第 3 代细胞随机分为空白组（ K组 ）、缺氧组（ Q组 ）、中药组、西药组（ X组 ），每组各 6 孔，每孔细胞数 5×10^4 个；分别依次加入 56℃灭活的 10% 的空白兔血清、10% 的空白兔血清、10% 含中药补肾软坚方药兔血清、10% 含维生素 C 兔血清。除空白组外，其余各组通高纯氮气（ $95\%N_2+CO_25\%$ ）4 小时。

4. 标本检测项目　吸出各组细胞培养液，测定一氧化氮（NO）、一氧化氮合酶（NOS）、内皮素（ET）水平。NO 的测定按 Griess 法，550nm、0.5cm 光经测定 NO 产量。以样品中亚硝酸盐 NO_2 含量代表 NO 的生成量，操作按试剂盒说明进行。NOS 的测定在 530nm 波长下，测定吸光度，根据光度的大小测出 NOS 活力，结果以 U/mL 表示，操作方法按试剂盒说明进行。ET 活性的测定用放射免疫方法，按试剂盒说明操作。

5. 统计学方法　所测各组 NO、NOS 活性、ET 值用方差分析和 q 检验。

（二）结果

1. 造模后内皮细胞形态观察　含 10% 空白兔血清空白组内皮细胞没有任何变化；缺氧组、含维生素 C 兔血清的西药组及含中药兔血清中药组，通高纯氮气（ $95\%N_2+CO_25\%$ ）4 小时后，缺氧组细胞收缩变小，核浓缩；西药组、中药组细胞肿胀，但中药组较西药组程度轻。（见附录，图 4-1）

2. 缺氧内皮细胞 NO、NOS、ET 的表达　缺氧 4 小时能抑制内皮细胞 NO 释放，补肾软坚方药和抗氧化剂维生素 C 能抑制缺氧诱导的内皮细胞 NO 的释放减少，中西药作用的差异没有显著性。缺氧 4 小时能抑制内皮细胞 NOS 活性，补肾软坚方药和抗氧化剂维生素 C 能抑制缺氧诱导的内皮细胞 NOS 活性下降，中西药作用的差异没有显著性。但补肾软坚方药组与缺氧组差异没有显著性（ $P > 0.05$ ）。以上结果说明，缺氧 4 小时能促进内皮细胞 ET 大量释放，补肾软坚方药能抑制缺氧诱导的内皮细胞 ET 的释放，维生素 C 不能抑制缺氧诱导的 ET 释放。（见表 4-1）

表 4-1　补肾软坚方药对缺氧内皮细胞 NO 释放、NOS 活性和 ET 释放的影响（$\bar{x} \pm s$，n=6）

分组	NO nmol/L	NOS U/mL	ET pg/L
空白组	183.01 ± 14.60	8.42 ± 0.88	1425.15 ± 336.63
缺氧组	109.62 ± 41.25[***]	5.92 ± 0.82[**]	2490.59 ± 340.07[**]
西药组	156.09 ± 25.38[△▲]	7.73 ± 0.69[▲]	2473.56 ± 606.10[△△△]
中药组	165.71 ± 26.00[▲▲]	8.09 ± 1.68[▲▲]	1248.74 ± 638.19[▲▲▲]

注：[*]与空白组比较，[*]$P < 0.05$，[**]$P < 0.01$，[***]$P < 0.001$；[△]与缺氧组比较[△]$P < 0.05$，[△△]$P < 0.01$，[△△△]$P < 0.001$；[▲]与中药组比较，[▲▲▲]$P < 0.001$。

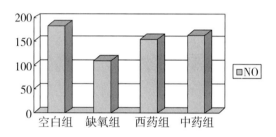

图 4-2　对缺氧内皮细胞 NO 释放的影响

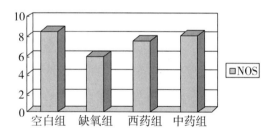

图 4-3　对缺氧内皮细胞 NOS 释放的影响

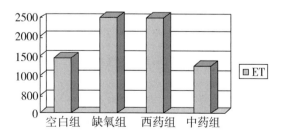

图 4-4　对缺氧内皮细胞 ET 释放的影响

（三）讨论

近年来，人们对内皮细胞的研究和认识不断深化，人们已经认识到血管内皮是非常重要的内分泌腺，内皮源性收缩因子（Endothelium-derived contracting factor，EDCF）与内皮源性舒张因子（Endothelium-derived relaxing factor，EDRF）的分泌和调节功能平衡失调，是内皮功能异常和内皮细胞损伤的重要特征，也是许多心血管疾病病理过程中基本的病理表现。治疗性干预心血管系统内分泌紊乱，使 EDCF 和 EDRF 处于相对平衡状态，能有效抑制心脏和血管结构的重塑，明显改善高血压、动脉粥样硬化、心力衰竭等心血管疾病患者的预后和生存质量。NO 是一种小分子的生物活性物质，是体内重要的血管舒张因子，生理状态下能扩张血管、抑制血小板聚集和白细胞黏附，有效拮抗血管和心肌结构重塑，病理状态下能损伤组织细胞。NOS 存在于多种细胞内，分布于血管内皮细胞膜上者称内皮型一氧化氮合酶（eNOS），是 NO 合成的关键限速酶。内皮素是体内最强的血管收缩因子，并能促进血管平滑肌的增殖和心肌肥大，是参与心血管系统结构重塑的重要因子。因此，阻抑一氧化氮与内皮素合成与释放的异常，对预防心血管疾病的发生发展具有积极作用。

低氧（缺氧）对机体是一种异常的刺激，是常见的心脑血管疾病的一个病理性刺激因素，可引发一系列病理反应。低氧时血管内皮细胞是组织中受攻击的第一道靶器官，内皮受损后，其释放的重要血管内皮衍生舒张因子 NO 严重减少，而 ET-1 释放增加，从而使内皮依赖性舒张功能受限。NO 等舒张因子在一定程度上可抑制内皮素及其他血管收缩因子的分泌。血管内皮细胞严重缺氧后，细胞能量代谢发生障碍，细胞内酸中毒，细胞膜通透性增加，使细胞内 ET-1 大量释放入血，结果血浆 ET-1 水平显著增加；同时，由于细胞内 ET-1 减少和缺氧的刺激，进一步激活 ET-1 mRNA 表达，使 ET-1 合成不断增加。

本研究发现，内皮细胞缺氧的同时，分别给予补肾软坚方药和抗氧化剂维生素 C，能显著抑制 NOS 活性降低和 NO 释放减少，从而抑制 ET-1 的释放，且中药的作用更加明显，说明补肾软坚方药通过上述途径对内皮细胞的保护作用可能是其抗动脉粥样硬化作用的机制之一。

第二节　补肾软坚方药影响缺氧内皮细胞 eNOS mRNA 和 ET-1 mRNA 的研究

血管内皮是非常重要的内分泌腺，以 NO 为代表的内皮源性舒张因子与以内皮素 ET-1 为代表的内皮源血管收缩因子的分泌和调节平衡功能失调，是内皮功能异常和内皮细胞损伤的重要特征，血管内皮损伤是许多心血管疾病如高血压、动脉粥样硬化、心力衰竭等病理过程中基本病理表现。生理状态下，NO 和 ET-1 的合成和释放与 eNOS mRNA 和 ET-1 mRNA 的表达处于相对平衡状态，以维持心血管系统正常的舒缩功能，但是在缺氧、感染、细胞损伤等病理条件刺激下，这种平衡状态出现异常或失衡，这可能是血管内皮或内皮细胞功能障碍的早期表现，运用药物抑制这种基因表达的异常，或许是早期恢复内皮细胞生理功能和防治心血管系统常见疾病的一个重要途径。以培养的人脐静脉内皮细胞为研究对象，探讨中药补肾软坚方药是否通过阻抑缺氧内皮细胞 eNOS mRNA 和 ET-1 mRNA 的异常表达，维持 eNOS mRNA 和 ET-1 mRNA 的平衡，从而阻抑 NO 和 ET-1 合成与释放的失衡，进而发挥对内皮细胞的保护作用，具有重要的意义。

（一）材料与方法

1. 实验动物　普通级雄性日本大耳白兔，体重（2.2 ± 0.2）kg。

2. 试剂与药品　维生素 C，Factor Ⅷ - related Antigen，内皮细胞生长因子，D-MEM/F12，总 RNA 提取盒，逆转录酶 MMLV，Taq DNA 聚合酶。

3. 方法

（1）补肾软坚方药含药血清的制备　同第二章第三节。

（2）缺氧内皮细胞模型的建立　同第四章第一节。

（3）分组及给药　同第四章第一节。

4. Rt-PCR 检测标本　采用异硫氰酸肌 - 酚 - 氯仿法提取各组细胞总 RNA，测定其纯度和量。每组按 5μg 的量进行逆转录；分别取 2μg 的总 RNA 为模板，对 eNOS 和 ET-1 目的基因及内对照 GAPDH 基因进行 RT-PCR 扩增。三对引物的变性温度和时间均为 94℃、1min，延伸温度和时间均为 72℃、1min，退火温度和时间分别为 58℃、50sec，56℃、50sec，60℃、50sec，均为 35 个循环。将 eNOS、ET-1 和 GAPDH 的 PCR 扩增产物在含有溴化乙锭（EB）的 1% 的琼脂糖凝胶上电泳，紫外灯下照相，将底片进行吸光度扫描定量，以 GAPDH 的吸光度为内对照。引物序列见表 4-2。

表 4-2　eNOS 和 ET-1 目的基因及内对照 GAPDH 基因 RT-PCR 引物序列

	引物序列	预期产物片段
GAPDH	5'-ACCACAGTCCATGCCATCA-3'	452bp
	5'-TCCACCACCCTGTTGCTGTA-3'	
ENOS	5'-GCACAGGAAATGTTCACCTAC-3'	551bp
	5'-GTATCCAGGTCCATGCAGAC-3'	
ET-1	5'-TTCTCTCTGCTGTTTGTGG-3'	614bp
	5'-CAATGTGCTGGTTGTG-3'	

5. 统计学方法　运用激光扫描仪，使用 VDS 图像分析软件，对各组电泳条带进行定量，得其吸光度（A 值），比较空白组、模型组、实验组之间增加表达的倍数。

（二）结果

1. 内皮细胞总 RNA 的纯度、完整性　用 promega 试剂盒 RNAgents Tota 1 RNA Isolation system 提取的内皮细胞总 RNA 经 1% 的琼脂糖凝胶电泳。溴化乙锭染色，紫外灯下观察可见两条清晰的 rRNA 纯带（28s 和 18s），且 28s：18s ≈ 2：1，经 DU-530 核酸蛋白仪对 RNA 纯度进行鉴定 OD260/OD280 比值范围在 1.8~2.0 之间。总 RNA 电泳图谱证实 RNA 完整性较好。

2. ET-1 mRNA 和 eNOS mRNA 的表达　培养的人脐静脉内皮细胞经缺氧处理 4 小时后，缺氧组（模型组）ET-1 mRNA 表达最高而 eNOS mRNA 表达最低（$P < 0.01$）；中西药组 ET-1 mRNA 表达均下调，eNOS mRNA 表达均上调（$P < 0.01$，$P < 0.05$）；中药组明显优于西药组（$P < 0.05$）。以上结果说明，缺氧能促进内皮细胞 ET-1 mRNA 表达而降低 eNOS mRNA 表达，抗氧化剂 Vit-C 和补肾软坚方药能阻抑缺氧内皮细胞 ET-1 mRNA 和 eNOS mRNA 的异常表达，而中药作用优于西药 Vit-C，定量分析结果如下。

表 4-3　补肾软坚方药对缺氧诱导的内皮细胞 eNOS mRNA 和 ET-1 mRNA 表达
（以 GAPDH mRNA 为内对照）影响的定量分析结果（$\bar{x} \pm s$，n=5）

Group	eNOS/GAPDH	ET-1/GAPDH
空白组（常氧组）	0.190 ± 0.003	0.411 ± 0.0012
缺氧组（模型组）	$0.176 \pm 0.002^{**}$	$0.435 \pm 0.009^{**}$
西药组（缺氧＋维生素 C）	$0.185 \pm 0.006^{▲}$	$0.418 \pm 0.003^{▲}$
中药组（缺氧＋补肾软坚方药）	$0.195 \pm 0.006^{▲▲△}$	$0.402 \pm 0.003^{▲▲△}$

注：*与空白组比较，$^{*}P < 0.05$，$^{**}P < 0.01$；▲与缺氧组比较，$^{▲}P < 0.05$，$^{▲▲}P < 0.001$；△与西药组比较，$^{△}P < 0.05$。

（三）讨论

NO 与 ET-1 是心血管系统中两种重要的生物活性介质，二者主由血管内皮细胞合成和释放。病理状态下，体内外各种异常刺激因素，缺血、缺氧、血流脉冲切应力变化、氧自由基生成增加、氧化型低密度脂蛋白水平增加等都可使内皮细胞 eNOS mRNA/ET-1 mRNA 之间的表达及 NO/ET-1 之间的分泌平衡失调，并向 ET-1 倾斜，这是内皮功能障碍的早期表现，而内皮功能障碍与心血管系统疾病，尤其是与动脉粥样硬化、高脂血症等的形成密切相关。低氧时血管内皮细胞是组织中受攻击的第一道靶器官，内皮受损后，其释放的重要血管内皮衍生舒张因子 NO 严重减少，而 ET-1 释放增加，从而使内皮依赖性舒张功能受限。

在我们本次研究中发现，补肾软坚方药能显著阻抑缺氧内皮细胞 NOS 活性降低和 NO 释放减少，而抑制 ET 的释放，且中药的作用优于西药组。说明补肾软坚方药通过上述途径对内皮细胞的保护作用，可能是其抗动脉粥样硬化作用的机制之一。

第三节　补肾软坚方药影响内皮细胞 HO-1 相关氧化应激水平的研究

以动脉粥样硬化（AS）为病理基础的心脑血管疾病是目前发病率和病死率最高的疾病，氧化应激是动脉粥样硬化重要的发病机制之一。血红素氧合酶 -1（HO-1）相关信号通路在许多疾病尤其是动脉粥样硬化性疾病中起着重要的保护作用，HO-1 诱导表达具有很强的细胞氧化应激保护作用，被认为是最基本的内源性保护机制。已有研究表明

HO-1在体内和体外均有表达，并能够抑制血管平滑肌细胞（VSMC）的增殖及血管再狭窄的形成。前期研究表明，补肾软坚方药介导的脑保护作用与其上调HO-1活性密切相关。本研究分离培养乳兔主动脉内皮细胞（RaECs），通过不同浓度的HO-1抑制剂锌原卟啉（Znpp-IX）处理RaECs，预处理24h后再以补肾软坚方药含药血清干预72h，检测HO-1/CO信号通路相关蛋白，探讨补肾软坚方药在体外培养RaECs中对HO-1/CO信号通路的干预效应，为补肾软坚方药临床应用提供科学依据。

（一）材料与方法

1. 实验动物与细胞　RaECs来源于2周龄雄性日本大耳白兔。

2. 药物与试剂　补肾软坚方药，胶原酶Ⅰ（Collagenase Ⅱ）、L-谷氨酰胺（L-glutamine）、多聚赖氨酸（Poly-L-Lysine）、锌原卟啉（Znpp-IX），羊HO-1多克隆抗体（sc-7695）、驴抗羊FITC-IgG（sc-2024），HO-1、单核细胞趋化蛋白-1（MCP-1）、基质金属蛋白酶-2（MMP-2）、基质金属蛋白酶-9（MMP-9）、P-选择素（P-selection）ELISA试剂盒。

3. 方法

（1）补肾软坚方药含药血清制备　同第二章第三节。

（2）原代细胞分离及培养　取2周龄日本大耳白兔胸主动脉，剥去外膜，纵向剪开血管，内膜面向下铺入2g/L Ⅰ型胶原酶、2g/L Ⅱ型胶原酶，2g/L Ⅲ型胶原酶和2g/L Ⅳ型胶原酶、0.25%胰蛋白酶混合消化液中（按1∶1∶1∶1∶4混合）于37℃、5% CO_2培养箱中消化约20min，按1∶1加入培养基以终止消化。轻轻刮下内膜层细胞，将细胞悬液离心，用DMEM培养液混匀沉淀细胞，吹打分散至单个细胞培养，24h贴壁，48h后首次半定量换液，去除部分细胞碎片和未能贴壁的细胞，再按1∶2分瓶传代培养。采用倒置相差显微镜观察细胞培养结果。

（3）MTT法检测细胞活力　取对数生长期RaECs，以$4×10^4$/mL密度接种于96孔板中，每孔100μL。培养24h后，分别以5%、10%、20%补肾软坚方药含药血清干预24h、48h、72h、96h，于各浓度及时间点干预完毕后，各孔加入0.5% MTT培养4h，弃上清液，每孔内加入DMSO，振荡10min溶解沉淀，酶联免疫检测仪在490nm波长处测定其吸光度值（OD值）。细胞存活率（%）=处理组OD值/对照组OD值×100%。每组设3个复孔，实验重复3次。

（4）细胞分组及药物处理　直径 14mm 圆盖玻片以浓硫酸浸泡并过夜，清洗，烘干后进行高压消毒，置于 24 孔细胞培养板中，以 0.1%（w/v）多聚赖氨酸包被。RaECs 常规培养于含 10% 胎牛血清的 M199 培养基中，置于 37℃、5% CO_2 培养箱中。细胞融合 80%～90% 时进行传代，取对数生长期细胞接种于放置圆盖玻片的 24 孔培养板中给予干预。以 DMSO 溶解 Znpp-IX，避光配制成浓度为 10mmol/L 的母液，加入无血清培养基中，使 Znpp-IX 终浓度分别为 1μmol/L、10μmol/L、100μmol/L。实验分组如下：①空白对照组：10%FBS 正常培养细胞；②实验对照组：10% 兔正常血清培养细胞；③Znpp-IX 组（包含 1μmol/L 组、10μmol/L 组、100μmol/L 组）：RaECs 以不同浓度 Znpp-IX 孵育 24h 后再以 10% 补肾软坚方药含药血清干预 72h。

4. 标本检测项目

（1）酶联免疫吸附法测定 HO-1、MCP-1、MMP-2、MMP-9、P- 选择素　收集 1μmol/L、10μmol/L、100μmol/L Znpp-IX 干预 24h 后的细胞上清液，检测 HO-1 水平；收集 Znpp-IX 孵育 24h 后再以 10% 补肾软坚方药含药血清干预 72h 后的细胞上清液检测 HO-1 水平；收集 10μmol/L、100μmol/L Znpp-IX 孵育 24h 后，再以 10% 补肾软坚方药含药血清干预 72h 后的细胞上清液，检测 MCP-1、MMP-2、MMP-9、P- 选择素水平，步骤严格按照说明书进行。

（2）荧光免疫染色　置有细胞爬片的 24 孔板吸取完上清液后，小心用镊子将爬片取出，用玻璃胶粘贴于载玻片上，细胞面向上。将玻片置于 37℃ PBS 中洗 3 次，每次 3~5s，然后在 4% 多聚甲醛中固定 15min；PBS 漂洗；1%BSA 封闭 30min；加入 1% BSA 稀释的羊 HO-1 多克隆抗体，置于保湿盒中于 4℃杂交过夜；PBS 漂洗；加入 1% BSA 稀释的驴抗羊 FITC-IgG 于室温杂交 3h；PBS 漂洗后用 30% 的甘油封片，于荧光共聚焦扫描显微镜下观察荧光物质的强度，激发波长 495nm，发射波长 525nm，并照相。

5. 统计学方法　所得数据以均数 ± 标准差（$\bar{x} \pm s$）表示，采用 SPSS 18.0 统计软件包进行统计学处理。计量资料多组间比较采用单因素方差分析。

（二）结果

1. 补肾软坚方药对细胞活性的影响　从图 4-5 中可以看出，5%、10%、20% 三种浓度补肾软坚方药含药血清作用于 RaECs 后，均无细胞毒性作用，且在 72h 表现出良好的促生长效应，10% 含药血清对 RaECs 的细胞活性效应高于 5%、20% 组，数据显示 10% 补肾软坚方药含药血清具有最佳的促 RaECs 增殖的作用。

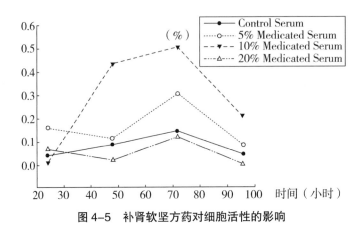

图 4-5　补肾软坚方药对细胞活性的影响

2. HO-1 水平，MCP-1、MMP-2、MMP-9、P- 选择素表达水平　分别以 $1\mu mol/L$、$10\mu mol/L$、$100\mu mol/L$ Znpp 孵育 RaECs 24h 后，三种浓度的 Znpp-IX 均能够抑制 HO-1 酶的水平，$1\mu mol/L$ Znpp-IX 孵育组与 Znpp 未孵育组比较，HO-1 水平差异具有显著的统计学意义（$P < 0.05$）。（见图 4-6）

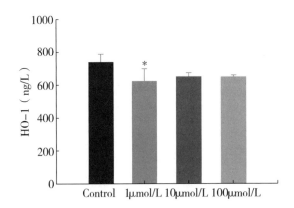

图 4-6　Znpp-IX 孵育 RaECs 24h 后 HO-1 水平

注：* 与对照组（Control）比较，$P < 0.05$。

分别以 $1\mu mol/L$、$10\mu mol/L$、$100\mu mol/L$ Znpp-IX 孵育 RaECs 24h 后，再以 10% 补肾软坚方药含药血清干预 72h。结果显示（见图 4-7，BSKS 示以 10% 补肾软坚方药含药血清干预后），与空白组血清比较，10% 含药血清提高了 $100\mu mol/L$ Znpp-IX 组的 HO-1 水平。

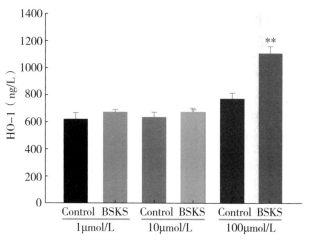

图 4-7　补肾软坚方药对 HO-1 水平的影响

注：** 与同浓度对照组（100μmol/L）比较，$P < 0.01$。

分别以 10μmol/L、100μmol/L Znpp-IX 孵育 RaECs 24h 后，再以 10% 补肾软坚方药含药血清干预 72h。检测结果发现（见图 4-8，BSKS 示以 10% 补肾软坚方药含药血清干预后），与 Znpp-IX 未孵育组比较，MCP-1 水平升高（$P < 0.05$），MMP-2 水平降低（$P < 0.05$），MMP-9、P- 选择素水平没有明显差异，但补肾软坚方药有降低 P- 选择素水平趋势。

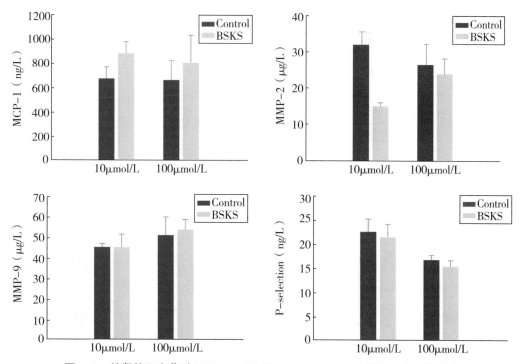

图 4-8　补肾软坚方药对 MCP-1、MMP-2、MMP-9、P- 选择素水平的影响

3. 荧光免疫细胞化学染色 研究结果显示，HO-1 的特异性抑制剂 Znpp-IX 预处理 RaECs 24h，再以补肾软坚方药干预 72h 后可以使 RaECs HO-1 水平明显降低，而补肾软坚方药上调了 HO-1 水平。（见附录，图 4-9）

（三）讨论

近年研究显示，氧化应激在心血管病变中，尤其是动脉粥样硬化的发生发展过程中扮演着重要角色。动脉粥样硬化发生时，体内一系列保护机制被激活，血红素氧合酶（HO）就是这种保护性蛋白质之一。HO-1 是 HO 的同工酶，可由其底物血红素（Heme）和多种应激刺激诱导表达，参与适应和防御氧化应激等细胞应激反应，维持细胞稳态，促进细胞生存，是一种多效性的细胞保护效应分子，是机体内源性抗损伤的重要机制之一。实验发现，经补肾软坚方药干预后 HO-1 mRNA 表达明显升高，阻抑了日本大耳白兔动脉粥样硬化病变的进展。多项研究阐释了中药复方制剂补肾软坚方药在动脉粥样硬化病变中的抗炎症、抗氧化作用，可能是通过调控 NF-κB 或 HO-1 mRNA 基因的表达以影响 HO-1/CO-cGMP 通路中相关酶的活性而实现的，同时补肾软坚方药也通过对抗过氧化反应稳定动脉粥样硬化斑块。

本研究发现，10% 补肾软坚方药含药血清显示出对乳兔内皮细胞最佳促增殖效果，HO-1 的特异性抑制剂 Znpp-IX 预处理 RaECs 24 小时后可以使 RaECs HO-1 水平明显降低，而补肾软坚方药上调了 HO-1 水平。$10\mu mol/L$、$100\mu mol/L$ HO-1 孵育 RaECs 24 小时后，再以 10% 补肾软坚方药含药血清干预 72h。结果显示，补肾软坚方药降低了 $10\mu mol/L$ 组 MMP-2 水平（$P < 0.05$），同时升高了 MCP-1 水平（$P < 0.05$）。研究结果提示，补肾软坚方药的抗炎机制可能与其抗氧化作用密切相关，并且通过 HO-1 相关信号通路实现。

第四节 补肾软坚方药影响内皮细胞过氧化损伤的研究

血红素加氧酶 -1（HO-1）是血红素降解的限速酶，能降解血红素生成 Fe^{2+}、一氧化碳（CO）和胆红素，其在多种疾病中发挥细胞保护作用。前期研究表明，补肾软坚方药介导的脑保护作用与其上调 HO-1 活性密切相关。因此，本实验通过建立过氧化氢（H_2O_2）诱导的 EA.hy926 细胞氧化应激损伤模型，观察补肾软坚方药对 EA.hy926 细胞氧化应激损伤的影响。

（一）材料与方法

1. 细胞株　人脐静脉细胞融合细胞株 EA.hy926（No.CRL-2922）。

2. 药物及试剂　补肾软坚方药，二甲基亚砜（Dimethyl sulfoxide, D2650）、含铁血红素（Sigma-Aldrich Co. LLC. Hemin, 51280），分析纯过氧化氢（H_2O_2），羊 HO-1 多克隆抗体（sc-7695）、驴抗羊 FITC-IgG（sc-2024），细胞增殖与毒性检测试剂盒。

3. 方法

（1）EA.hy926 细胞培养　EA.hy926 细胞常规培养于含 10%（v/v）胎牛血清的高糖 DMEM 培养基，置于 37℃、5%CO_2 培养箱中。细胞融合 80%～90% 时进行传代，利用细胞计数法测定细胞生长曲线，每 2～3 天以 1：2 进行传代 1 次，取对数生长期细胞用于实验。

（2）含药血清的制备　同第二章第三节。

（3）EA.hy926 过氧化损伤模型的建立　参照文献方法建立模型。以 $1×10^5$ 个 / 孔将细胞接种于 96 孔板，以含 10%FBS 的 DMEM 培养 24h 后，换以 1%FBS 完全培养 24h 同步化后再分别以 0.00mM、0.05mM、0.10mM、0.20mM、0.50mM、1.00mM、2.00mM、20.00mM H_2O_2 干预细胞 2h、6h、12h、24h；以 CCK-8 法测量不同浓度 H_2O_2 10% FBS 全培干预下各时间点的 OD 值；以出现细胞 LD_{50} 的 10% FBS 全培 H_2O_2 终浓度和干预时间作为 EA.hy926 细胞氧化损伤模型建立的最佳浓度和时间。

（4）CCK-8 法测定细胞增殖活力　取对数生长期的 EA.hy926 细胞按 $1×10^5$ 个 /mL 接种于 96 孔板，每孔总体积 200μL，均置于 37℃、5% CO_2 培养箱中培养 24h。实验分组如下：

① 空白对照组（NOR）：10% FBS 正常培养细胞。

② 实验对照组（CONTR）：10% 兔血清正常培养细胞。

③ H_2O_2 过氧化损伤组（MOD）：EA.hy926 细胞以 10% 兔空白血清干预 24h 后，再以 200μM 终浓度的 H_2O_2 干预 12h。

④ 补肾软坚方药组（BSKS）：EA.hy926 细胞以 10% 补肾软坚方药含药血清干预 24h 后，再以 200μM 终浓度的 H_2O_2 干预 12h。

干预完毕后，按照 CCK-8 试剂盒操作说明书要求，将 10μL/ 孔 CCK-8（5mg/mL）试剂加至相应实验孔中，视颜色变化情况和细胞生长情况继续孵育 4h，然后每孔内加入 150μL DMSO，振荡 15min，将孔板置于酶标仪于 490nm 波长处读取吸光度（A）值，实验重复 3 次。

（5）荧光探针法检测氧自由基（ROS）水平　收集对数生长期 EA.hy926 细胞，在 6 孔培养板内以 5×10^8 cells/L 的密度种植，加入 1mL 含 10% FBS 的 DMEM 培养 24h，换 1mL 含 1% FBS 的 DMEM 再培养 12h，并以补肾软坚方药含药血清作用后，用 PBS 冲洗细胞 3 次，各孔分别加入浓度为 $10 \mu m$ 的荧光探针（DCFH-DA），37℃孵育各组细胞 3h 后，以 Hanks 液洗涤 2 次，每次以胰蛋白酶消化细胞 2min，以 Hanks 液洗涤 2 次，加入 $400 \mu L$ Hanks 液重悬细胞，按流式细胞仪检测要求处理细胞并检测 10^5 个细胞内 DCF 的荧光强度（激发波长 488nm，发射波长 530nm），反映细胞内 ROS 生成量。

（6）免疫荧光法检测 HO-1 蛋白的表达　同第四章第三节。

4. 统计学方法　实验数据以均数 ± 标准差（$\bar{x} \pm s$）表示，采用 SPSS 18.0 统计软件包进行统计学处理。计量资料多组间比较采用单因素方差分析，以 $P < 0.05$ 为差异有统计学意义。图像资料采用 image J 软件分析。

（二）结果

1. EA.hy926 细胞的过氧化损伤　从实验结果可见，不同浓度 H_2O_2 10% FBS 全培干预各时间点的 OD 值显示，长时间、高浓度 H_2O_2 的氧化作用会对细胞造成不可逆损伤，甚至死亡。CCK-8 法测量不同浓度 H_2O_2 10% FBS 全培干预下各时间点的 OD 值显示，H_2O_2 浓度为 0.20mM 干预 12h 时，为细胞半致死量（LD_{50}）；当 H_2O_2 浓度大于 0.50mM 时，几乎没有贴壁细胞。故以 10% 补肾软坚方药含药血清孵育 24h 后，再以 $200 \mu mol/L$ H_2O_2 干预 12h 可作为过氧化损伤模型。此时，细胞存活率没有明显降低，而细胞出现了明显损伤。（见附录，图 4-10）

显微镜下观察不同 H_2O_2 浓度干预 12h 时相可见，正常 EA.hy926 细胞贴壁生长，呈铺路石状镶嵌排列。细胞为扁平多角形，边界清楚，胞浆丰富。H_2O_2 损伤后，细胞形态改变成团簇状，界限不清，细胞间隙增大，某些融合部分断裂，部分区域脱落，较正常细胞有明显改变；且发现，H_2O_2 浓度越高，脱落细胞越明显。（见附录，图 4-11）

2. EA.hy926 细胞的活力　CCK-8 检测结果显示（见图 4-12），与实验对照组相比，$200 \mu mol/L$ H_2O_2 过氧化损伤组吸光度（OD）值明显下降（$P < 0.01$）；与 H_2O_2 过氧化损伤组相比，补肾软坚方药组吸光度（OD）值增大，但与 H_2O_2 过氧化损伤组比较差异没有显著性（$P=0.076$）。

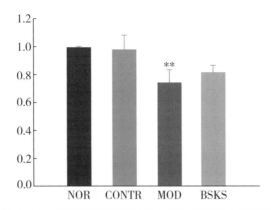

图 4-12　补肾软坚方药对 EA.hy926 细胞活力的影响

注：空白对照组（NOR），实验对照组（CONTR），H_2O_2 过氧化损伤组（MOD），补肾软坚方药组（BSKS）。与实验对照组（CONTR）比较，** $P < 0.01$。

3. 补肾软坚方药对 EA.hy926 细胞氧化应激损伤的保护作用　以 10% 补肾软坚方药含药血清孵育 24h 后，再以 200μmol/L H_2O_2 干预 12h，以流式细胞术检测各组细胞的总抗氧能力。研究发现，与实验对照组相比，200μmol/L H_2O_2 过氧化损伤组活性氧荧光强度明显升高（$P < 0.01$）；与 H_2O_2 过氧化损伤组相比，补肾软坚方药组保护组荧光强度明显减小（$P < 0.01$）。（见附录，图 4-13）

4. HO-1 蛋白的表达　免疫荧光法结果发现（见附录，图 4-14），空白对照组细胞内见少量 HO-1 阳性表达，实验对照组与 H_2O_2 过氧化损伤组没有明显差异。H_2O_2 过氧化损伤组以 200μmol/L H_2O_2 干预 12h 后，大量细胞固缩为圆球状；补肾软坚方药含药血清孵育 24h，再以 200μmol/LH_2O_2 干预 12h 时，视野内大量绿色荧光区域，在胞质内也有少量荧光阳性表达。

（三）讨论

AS 的形成是一个由多因素参与的漫长复杂病理过程，氧化应激在 AS 的发生发展中具有重要的作用。当体内氧化 / 抗氧化水平失衡时，ROS 增加，引起内皮细胞通透功能障碍及膜稳定性失衡，黏附分子、炎症因子等活跃表达，继而引发血管舒张功能障碍、血管重构等级联效应。HO 是热休克蛋白家族中的一个成员，是一种体内广泛存在的抗氧化防御酶，HO-1 是 HO 的一种同工酶。HO-1 分解产物的抗氧化和细胞保护作用及其本身的可诱导性使得 HO-1 具有独特的抗氧化生理特性，并在 AS 的防治中发挥重要作用。在多种心血管疾病如心肌梗死、心肌缺血再灌注损伤和心力衰竭的研究中，采用药理学方法或基因方法促使 HO-1 蛋白表达增加能抑制心肌细胞损伤。曾有研究表明，芍药苷可通过激活 Nrf-2/HO-1 通路保护伽马辐射诱导的 EA.hy926 内皮细胞氧化应激损伤。

本研究发现，补肾软坚方药能够阻抑 H_2O_2 诱导的 EA.hy926 细胞活力下降，通过流式细胞术 Anne-xin-V FITC/PI 染色和 ROS 活性检测，发现补肾软坚方药能够显著抑制 H_2O_2 诱导的 EA.hy926 细胞过氧化损伤，补肾软坚方药的这种细胞保护效应可能由 HO-1 相关信号通路介导，并通过维持细胞抗氧化防御系统和活性氧之间的平衡状态调控氧化应激。

第五节　补肾软坚方药调节内皮细胞通透性的机制研究

动脉粥样硬化是一种脂质代谢失衡性疾病，也是一种进程缓慢的、机制复杂的血管炎症性疾病。疾病产生初期由于炎症反应激活造成了内皮细胞损伤，单核细胞黏附于受损内皮表面，并迁移到内皮下形成巨噬细胞，巨噬细胞吞噬修饰的脂质形成泡沫细胞。血管内皮通透性正常对维持循环系统的稳定及各器官生理功能起着十分重要的作用，生理条件下受机械力和生物信号的精确调节，其中，RhoA/ROCK 通路在心血管疾病中的作用越来越受到重视。本实验探讨补肾软坚方药保护内皮细胞屏障功能的分子机制，补肾软坚方药是否通过 RhoA/ROCK 通路调节细胞通透性。

（一）材料与方法

1. 细胞株　人脐静脉细胞融合细胞株 EA.hy926（No.CRL-2922）购自美国标准生物品中心（American Type Culture Collection，ATCC）。

2. 主要试剂　FITC-Phalloidin，ROCK1，P-MLC，HRP-goatanti-mouseIgG，HRP-goatanti-rabbit IgG，总 RNA 提取试剂盒。

3. 方法

（1）EA.hy926 细胞的培养　同第四章第四节。

（2）补肾软坚方药含药血清的制备　同第二章第三节。

（3）免疫荧光染色　同第四章第三节。

（4）Western blotting 检测　ROCK1、P-MLC 将各实验分组细胞弃细胞上清液后加入 100μL 裂解液反复吹打后，收集裂解液置于高速冷冻离心机中得待测样品。将待测样品做 BCA 蛋白定量及 SDS-PAGE 电泳实验，得各组细胞 ROCK1、P-MLC 的蛋白条带。

（5）Rt-PCR 检测 RhoA、ROCK1 基因水平的表达　同第四章第二节。（见表 4-4）

表 4-4　目的基因及内参引物序列

基因	序列	长度 bp	产物长度 bp	方向
GAPDH	CTCCTGTTCGACAGTCAGCC	20	103	F
	CGACCAAATCCGTTGACTCC	20		R
RhoA	TTTCCATCGACAGCCCTGAT	20	134	F
	CGCCTTGTGTGCTCATCATTC	20		R
ROCK1	CTCCGAGACACTGTAGCACC	20	136	F
	AGTTGATTGCCAACGAAAGC	20		R

本实验选择△△ CT 法进行数据分析：计算实验每组每个基因的平均 CT 值；每个样品待测基因的平均 CT 值减去同一样品内参的平均 CT 值，得到矫正 CT 值，即△ CT；待测基因的△ CT 值减去基准样品的相对基因的校正 CT 值，得到比较结果，即△△ CT；假设基因的 PCR 扩增效率一致且等于 1 时，可用 $2^{-\triangle\triangle CT}$ 表示待测基因的表达量与基准样品中表达量的倍数关系。

4. 统计方法　Western blotting 检测结果利用 Image J 软件处理，分析各条带面积灰度值，目的条带与内参条带的比值代表目的蛋白的表达水平，重复实验结果取得平均值。采用 SPSS 18.0 版本，单因素方差分析，对各组均值进行统计学处理。

（二）结果

1. 补肾软坚方药对 LPA 诱导的细胞骨架的作用　本实验主要为了明确补肾软坚方药含药血清保护内皮细胞屏障功能是否伴随细胞形态学的变化。实验分组为：空白对照组（Control）、模型组（LPA20μM）、补肾软坚方药组（BSKS），使用荧光双重标记法，异硫氰酸荧光素（FITC）- 鬼笔环肽标记细胞骨架 F-actin，DAPI 标记细胞核，观察各组细胞骨架 F-actin 的表达及分布情况。结果显示（见附录，图 4-15），未经处理的空白对照组细胞膜周边表达有序的束状 F-actin，而细胞质区未见明显呈极性分布的张力丝（应力纤维）形成；经 LPA 刺激后，诱导细胞质区形成张力丝，密集、紊乱排布，应力纤维附着于细胞膜上，外周 F-actin 逐渐断裂，甚至消散。LPA 刺激能够促进 EA.hy926 细胞骨架重构，这与其他研究报道相符。补肾软坚方药（BSKS）组预干预可以明显减弱细胞重构。

157

为阐明补肾软坚方药调节 F-actin 骨架重排的分子机制，EA.hy926 细胞经 LPA20μM 刺激后，可诱导 P-MLC 蛋白的表达上调，而补肾软坚方药含药血清作用后可以明显降低 P-MLC 蛋白表达水平（$P < 0.05$）。与 Control 组相比，LPA 刺激后 ROCK1 蛋白水平升高（$P < 0.05$）；补肾软坚方药（10%）预处理组与模型组相比较，ROCK 蛋白水平受到抑制，具有统计学意义（$P < 0.05$）。（见图 4-16）

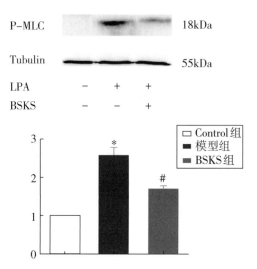

图 4-16　不同组处理 EA.hy926P-MLC 蛋白相对表达量

注：* 与 Control 组比较，$P < 0.05$；# 与模型组比较，$P < 0.05$。

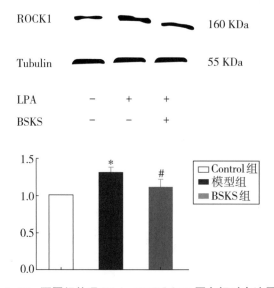

图 4-17　不同组处理 EA.hy926ROCK1 蛋白相对表达量

注：* 与 Control 组比较，$P < 0.05$；# 与模型组比较，$P < 0.05$。

2. Rt-PCR 检测 RhoA、ROCK1 mRNA 表达的影响　与 Control 组相比，LPA 干预 24h 后未见 RhoAmRNA 相对表达量升高，但先给以补肾软坚方药含药血清预孵育 24h 处理后，RhoAmRNA 表达升高幅度明显降低（基因相对表达量为模型组的 0.404 倍），差异具有统计学意义（$P < 0.05$）。与蛋白水平变化相一致，LPA 刺激后，ROCK1 mRNA 相对表达量显著升高，而补肾软坚方药作用后，明显降低 ROCKmRNA 表达水平（基因相对表达量为模型组的 0.579 倍），差异具有显著性（$P < 0.05$）。（见图 4-18）

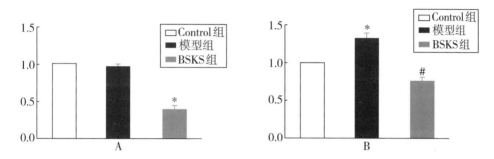

图 4-18　补肾软坚方药对 LPA 诱导的 EA.hy926RhoA、ROCK1 mRNA 基因表达的影响

注：* 与 Control 组比较，$P < 0.05$；# 与模型组比较，$P < 0.05$；BSKS 组，可明显降低 RhoA、ROCK1 mRNA 表达。

（三）讨论

通过对细胞骨架的研究发现，LPA 刺激能够引起血管内皮细胞骨架重构，细胞内应力纤维形成增加。应力纤维的形成则有利于细胞收缩，造成细胞间隙增大，这些结果最终都会导致细胞通透性增加，这与实验中所观察到的 LPA 能引起 FITC- 葡聚糖透过率增加结果相一致。而补肾软坚方药干预则能抑制 LPA 介导的细胞骨架重构，从而改善内皮屏障功能。Western blotting 和 RT-PCR 结果显示，LPA 处理组 RhoA、ROCK1 表达明显升高，MLC 磷酸化水平升高，细胞收缩与 MLC 磷酸化水平密切相关，MLC 磷酸化水平升高，细胞收缩增强，内皮通透性增加。LPA 的刺激可能通过上调 RhoA 和 ROCK 的表达，从而增加 RhoA/ROCK/p-MLC 通路活性，导致血管内皮高通透性。补肾软坚方药干预能下调 RhoA、ROCK 表达，减少 MLC 的磷酸化，提示补肾软坚方药可能通过该通路抑制 LPA 介导的内皮高通透性，保护内皮功能。

第六节　补肾软坚方药从 PI3K/Akt/mTOR 信号通路调控巨噬细胞自噬的机制

动脉粥样硬化是一种脂质代谢失衡性疾病，也是一种进程缓慢的、机制复杂的血管炎症性疾病。疾病产生初期由于炎症反应激活造成了内皮细胞损伤，单核细胞黏附于受损内皮表面，并迁移到内皮下形成巨噬细胞，巨噬细胞吞噬修饰的脂质形成泡沫细胞。随着疾病继续发展，泡沫细胞等凋亡和坏死造成了坏死脂质核心、炎症反应激活、脂质代谢异常、细胞凋亡、内质网应激和自噬。最近研究表明，巨噬细胞自噬在 AS 病理发生、发展的过程中扮演着不可或缺的角色。本实验建立巨噬细胞自噬模型，运用补肾软坚方药和 Rapamycin 预干预 24h，采用蛋白质印迹法（Western blotting）检测巨噬细胞 PI3K、Akt、mTOR、p-Akt、p-mTOR 蛋白的表达情况，探讨补肾软坚方药调节巨噬细胞自噬的通路机制。

（一）材料与方法

1. 细胞株　小鼠 RAW264.7 巨噬细胞株购自国家实验细胞资源共享平台（China Infrastrcture of Cell Line Resource）。

2. 主要试剂　氧化低密度脂蛋白（oxLDL）、Rapamycin、补肾软坚方药、BCA 蛋白定量试剂盒、0.45μmPVDF 膜、BSA、彩色预染高分子蛋白质分子量标准、ECL 发光试剂盒、HRP-goat anti-rabbit IgG、兔抗 Akt 单克隆抗体、兔抗 p-Akt 单克隆抗体、兔抗 mTOR 单克隆抗体、兔抗 β-actin 多克隆抗体、兔抗 PCNA 多克隆抗体、兔抗 PI3K 单克隆抗体。

3. 方法

（1）巨噬细胞 RAW264.7 的培养　RAW264.7 巨噬细胞株常规培养，DMEM 中加入 10% 的胎牛血清和 1% 的双抗，置于 37℃、5% CO_2 培养箱培养。待细胞状态良好、贴壁生长面积约 90%，分瓶传代，弃去培养瓶内的原有培养液，加入 D-hanks 液 3mL 润洗两遍，加入 3mL DMEM，用细胞刮刀使细胞脱壁，移入 15mL 离心管，1000rpm 离心 5min，弃上清液后加入 3mL 培养基重悬细胞，1∶6 传入新的培养瓶，置于培养箱中培养。

（2）药物干预　细胞传代处理，用计数板细胞计数，传入六孔板，调整细胞密度为 $2×10^5$ 个 / 孔，继续培养。第二天细胞贴壁后换液，分四组加药干预：正常对照组、

ox-LDL 组、ox-LDL ＋补肾软坚方药干预组、ox-LDL ＋补肾软坚方药＋ mTOR 抑制剂 Rapamycin 干预组（以下依次简称为正常组、模型组、补肾软坚组和 Rapamycin 组）。

（3）Western blotting 检测自噬相关蛋白 将各实验分组细胞弃细胞上清液后加入 $100\mu L$ 裂解液反复吹打后，收集裂解液置于高速冷冻离心机中得待测样品。将待测样品做 BCA 蛋白定量及 SDS-PAGE 电泳实验，得各组细胞 PI3K、Akt、p-Akt、mTOR、p-mTOR 的蛋白条带。

4. 统计学方法 用 Image-Pro Plus 6.0 软件计算各组蛋白条带的灰度值。标准化蛋白相对表达倍数值=（实验组目的蛋白条带灰度值 ÷ 该组内参蛋白条带灰度值）÷（正常组目的蛋白条带灰度值 ÷ 正常组内参蛋白条带灰度值）。将各次实验计算得出的标准化蛋白相对表达倍数值用 SPSS 17.0 软件进行分析，数据以均数 ± 标准差（$\bar{x}\pm s$）表示，组间比较采用单因素方差分析，以 $P < 0.05$ 为差异有显著性。

（二）结果

1. 补肾软坚方药对巨噬细胞自噬模型 PI3K 蛋白表达的影响 与正常组相比，模型组 PI3K 蛋白的表达升高，差异有显著性（$P < 0.05$）；与模型组相比，补肾软坚组与 Rapamycin 组细胞 PI3K 蛋白的表达明显降低，差异非常显著（$P < 0.01$）。（见图 4-19）

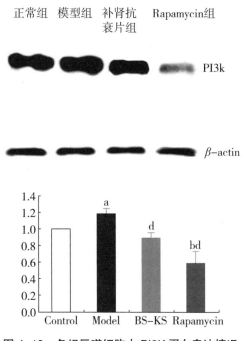

图 4-19 各组巨噬细胞内 PI3K 蛋白表达情况

注：与正常组相比，[a]$P < 0.01$，[b]$P < 0.01$；与模型组相比，[d]$P < 0.01$。

2. 补肾软坚方药对巨噬细胞自噬模型 Akt、p-Akt 蛋白表达的影响　正常组、模型组、补肾软坚组与 Rapamycin 组间 Akt 蛋白表达的差异不显著。与正常组相比，模型组 p-Akt 蛋白的表达升高，差异有显著性（$P < 0.05$）；与模型组相比，补肾软坚组与 Rapamycin 组 p-Akt 蛋白的表达降低，差异非常显著（均为 $P < 0.01$），补肾软坚组与 Rapamycin 组差异不显著。（见图 4-20）

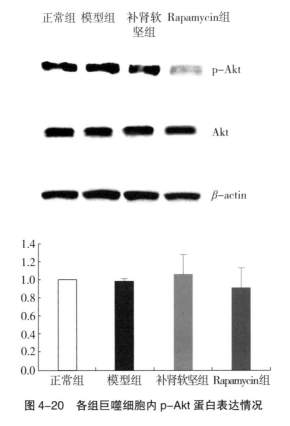

图 4-20　各组巨噬细胞内 p-Akt 蛋白表达情况

注：与正常组相比，[a]$P < 0.05$，[b]$P < 0.01$；与模型组相比，[d]$P < 0.01$。

3. 补肾软坚方药对巨噬细胞自噬模型 mTOR、p-mTOR 蛋白表达的影响　与正常组相比，模型组细胞 mTOR 蛋白的表达降低，差异不显著；与模型组相比，补肾软坚组与 Rapamycin 组细胞 mTOR 蛋白的表达降低，差异有显著性（$P < 0.01$）。Rapamycin 组与补肾软坚组相比，差异不显著。与正常组相比，模型组细胞 p-mTOR 蛋白的表达升高，差异有显著性（$P < 0.05$）；与模型组相比，补肾软坚组与 Rapamycin 组 p-mTOR 蛋白的表达降低，差异有显著性（均为 $P < 0.05$）。（见图 4-21、图 4-22）

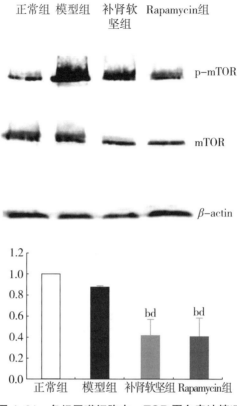

图 4-21　各组巨噬细胞内 mTOR 蛋白表达情况

注：与正常组相比，$^{b}P < 0.01$；与模型组相比，$^{d}P < 0.01$。

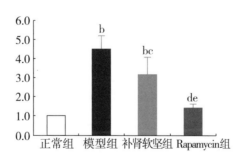

图 4-22　各组巨噬细胞内 p-mTOR 蛋白表达情况

注：与正常组相比，$^{a}P < 0.05$，$^{b}P < 0.01$；与模型组相比，$^{c}P < 0.05$，$^{d}P < 0.01$；与补肾软坚组相比，$^{e}P < 0.01$。

（三）讨论

　　mTOR 信号通路的激活依赖于上游信号 PI3K/Akt 通路的启动，其中 PI3K 是一类特异性磷酸化肌醇磷脂 3 位羟基激酶，PI3K 根据其结构特点和底物特异性可分为 Ⅰ、Ⅱ、Ⅲ 3 种类型，Ⅰ 型又分为 ⅠA 和 ⅠB 两种亚型。在受到胰岛素、成纤维细胞生长因子、血管内皮生长因子、血管位蛋白 I 等生长因子的刺激后，PI3K I A 亚型便会通过细胞表面的酪氨酸蛋白激酶受体（receptor tyrosine kinases，RTK）被激活，继而激活下游的蛋白激酶 B（protein kinase B，PKB），又称为 Akt，Akt 亦有 1、2、3 三种类型，其中 Akt 1 可以促进细胞的增殖和存活；Akt 3 则有调节细胞的数目及大小的功能，这对于整条 PI3K/Akt/mTOR 信号通路在细胞自噬与凋亡中的角色都有着重要的意义。

本部分实验通过蛋白质印迹法观察了补肾软坚方药对 PI3K/Akt/mTOR 信号通路蛋白表达的影响。结果显示，ox-LDL 100μg/mL 刺激巨噬细胞可激活 PI3K 信号通路，可导致 PI3K 通路相关蛋白 PI3K、p-Akt、p-mTOR 蛋白的表达均明显升高。补肾软坚方药能够抑制 PI3K 蛋白表达、抑制下游 p-Akt、p-mTOR 蛋白的表达，说明补肾软坚方药可能通过抑制 PI3K/Akt/mTOR 信号通路蛋白的表达，上调 AS 自噬相关蛋白的表达。Rapamycin 组能够直接作用于 mTOR，直接抑制 mTOR 和 p-mTOR 蛋白的表达，上调细胞自噬。各组间 Akt 蛋白表达无明显差异，主要是由于 Akt、mTOR 的磷酸化是其活化的标志，其在磷酸化后才能发挥生物学效应，而总的 Akt、mTOR 并不能很好反应通路被激活的情况。补肾软坚方药可能通过抑制 PI3K/Akt/mTOR 信号通路蛋白的表达，上调 AS 自噬相关蛋白的表达，抑制 AS 的发生发展，从一个较新的角度阐释了补肾软坚方药治疗 AS 的药理机制。

第七节　补肾软坚方药从 PPARγ/NF-κB 信号通路调控巨噬细胞极化的机制

AS 是冠心病的病理基础，阮士怡教授在"益肾健脾、软坚散结"法干预 AS 的基础上研制了补肾软坚方药，前期实验表明补肾软坚方药可通过抗脂质过氧化、抑制炎症反应、保护血管内皮等机制抗 AS。本部分主要探讨补肾软坚方药是否通过调控巨噬细胞极化发挥抗 AS 的作用，为 AS 的治疗提供新的靶点，为补肾软坚方药的临床疗效提供新的机制。补肾软坚方药抑制 M1 型巨噬细胞极化，促进 M2 型巨噬细胞极化，并抑制促炎的细胞因子 TNF-α 分泌，促进抗炎细胞因子 IL-10 的分泌，其起效的机制是什么？本部分进一步探讨补肾软坚方药调控巨噬细胞极化的机制。

（一）材料与方法

1. 细胞株　小鼠 RAW264.7 巨噬细胞株购自国家实验细胞资源共享平台（China Infrastrcture of Cell Line Resource）。

2. 主要试剂 凯基核蛋白提取试剂盒、BCA 蛋白定量试剂盒、4×SDS-Loading Buffer（含 DTT）、0.45μm PVDF 膜、彩色预染高分子蛋白质分子量标准、兔抗 β-actin 多克隆抗体、兔抗 PCNA 多克隆抗体、兔抗 PPARγ 多克隆抗体、兔抗 NF-κB p65 单克隆抗体、兔抗 IKBα 单克隆抗体、HRP-goat anti-rabbit IgG、ECL 发光试剂盒。

3. 方法

（1）RAW264.7 细胞的体外培养 同第四章第六节。

（2）药物干预及分组 配制 LPS，制备补肾软坚方药含药血清，GW9662 备用。分组为：正常对照组；LPS 模型组；LPS + 补肾软坚方药干预组、LPS + 补肾软坚方药 + PPARγ 抑制剂 GW9662 干预组（以下依次简称为对照组、模型组、补肾软坚组和 GW9662 组）。分别予药物干预。

（3）细胞核蛋白提取 各组细胞加药干预 12h 后收集细胞，4℃ 500g 离心 3min，弃去培养液，预冷的 PBS 洗涤 2 遍；弃去上清液，估测细胞压积。按细胞压积：BufferA= 1∶1.5，加入预冷的 Buffer A（使用前每毫升 Buffer A 加入 1μL DTT，5μL 100m MPMSF，1μL 蛋白酶抑制剂），最大转速涡旋震荡 15s，放置冰上 10~15min；加入总体积的 1/20 体积的 Buffer B，快速震荡混匀，放置冰上 1min 后，4℃ 16000rpm，离心 5min。收集上清液至新的离心管中，即为胞浆蛋白。在离心沉淀物（细胞核）中加入 100μL 预冷的 Buffer C（使用前每毫升 Buffer C 加入 1μL DTT，5μL 100m MPMSF，1μL 蛋白酶抑制剂），最大转速涡旋震荡 15s，放置冰上 30min，每隔 10min 涡旋剧烈震荡 15s；4℃ 16000rpm，离心 10min，尽快将上清液转入预冷的洁净微量离心管，即得核蛋白；上述提取的胞浆蛋白和核蛋白进行蛋白定量。

（4）Western blotting 检测相关蛋白 将提取的胞浆蛋白和核蛋白做 BCA 蛋白定量及 SDS-PAGE 电泳实验，得各组细胞 IKBα、NF-κB、PPARγ 的蛋白条带。

4. 统计学方法 用 Image-Pro Plus 6.0 软件计算各组蛋白条带的灰度值。标准化蛋白相对表达倍数值 =（实验组目的蛋白条带灰度值 ÷ 该组内参蛋白条带灰度值）÷（对照组目的蛋白条带灰度值 ÷ 对照组内参蛋白条带灰度值）。将各次实验计算得出的标准化蛋白相对表达倍数值用 SPSS 17.0 软件进行分析，数据以均数 ± 标准差（$\bar{x}±s$）表示，组间比较采用单因素方差分析，以 $P < 0.05$ 为差异有显著性。

（二）结果

1. 补肾软坚方药对 LPS 诱导的巨噬细胞质蛋白 IKBα 表达的影响 同对照组

相比，模型组浆蛋白 IKBα 表达明显升高，差异有显著性（$P < 0.05$）。同模型组相比，补肾软坚组抑制 IKBα 的表达，差异有显著性（$P < 0.05$）。与补肾软坚组相比，GW9662 组上调 IKBα 的表达，差异有显著性（$P < 0.05$）。（见图 4-23）

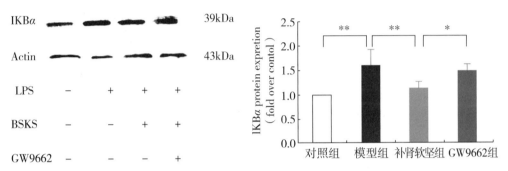

图 4-23　不同组处理 RAW264.7 IKB-α 蛋白相对表达量

注：$^*P < 0.05$；$^{**}P < 0.01$。

2. 补肾软坚方药对 LPS 诱导的巨噬细胞核蛋白 NF-κB 表达的影响　同对照组相比，模型组浆蛋白核蛋白 NF-κB 表达明显升高，差异有显著性（$P < 0.05$）。同模型组相比，补肾软坚组抑制 NF-κB 的表达，差异有显著性（$P < 0.05$）。与补肾软坚组相比，GW9662 组上调 NF-κB 的表达，差异有显著性（$P < 0.05$）。（见图 4-24）

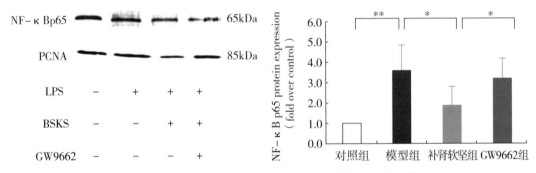

图 4-24　不同组处理 RAW264.7 NF-κB 蛋白相对表达量

注：$^*P < 0.05$；$^{**}P < 0.01$。

3. 补肾软坚方药对巨噬细胞核蛋白 PPARγ 表达的影响　同对照组相比，模型组核蛋白 PPARγ 表达升高，差异无显著性（$P > 0.05$）。与模型组相比，补肾软坚组核蛋白 PPARγ 的表达显著升高，差异有显著性（$P < 0.05$）。与补肾软坚组相比，GW9662 抑制核蛋白 PPARγ 的表达，差异有显著性（$P < 0.05$）。（见图 4-25）

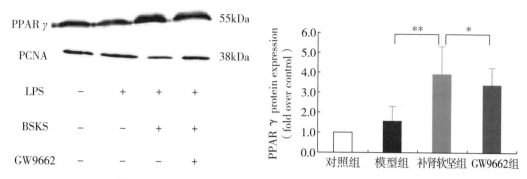

图 4-25　不同组处理 RAW264.7 PPARγ 蛋白相对表达量

注：$^*P < 0.05$；$^{**}P < 0.01$。

（三）结论

AS 多见于中老年患者，阮士怡教授认为肾为先天之本，肾气不足则精不能化气，气不能化精，血运不畅，脏腑功能紊乱，可产生血瘀、痰浊等致病因素，形成痰瘀互结之证，故认为脾肾亏虚、痰瘀互结为 AS 主要病机。针对 AS 的病因病机特点，阮士怡教授提出脾肾为 AS 发生发展的关键，治疗以"益肾健脾、软坚散结"为基本法则，"益肾健脾"提高人体的正气，以治其本；"软坚散结"行气化痰活血，以治其标。而且在"益肾健脾、软坚散结"治法基础上，研制出了中药制剂补肾软坚方药。

AS 作为一种慢性炎症性疾病，多种免疫细胞参与了该病理过程的进展。其中，巨噬细胞为最具代表性的炎症细胞。近年来，在体内 AS 斑块组织中发现了不同表型的巨噬细胞，即经典激活的 M1 亚型和替代活化的 M2 亚型，二者之间平衡失调造成的炎症状态可能是影响斑块稳定性的一个主要因素。AS 整个过程都有 M1/M2 细胞的参与，M1/M2型巨噬细胞的极性改变是 AS 过程中炎症调控的关键机制之一。本实验针对 M1/M2 极化设计相关通路及因子实验。实验结果表明：LPS 1μg/mL 刺激巨噬细胞可激活 NF-κB信号通路，可导致 NF-κB 通路相关蛋白浆蛋白 IKBα、核蛋白 NF-κB 表达明显升高。补肾软坚方药抑制浆蛋白 IKBα、核蛋白 NF-κB 的表达，促进核蛋白 PPARγ 的表达，说明补肾软坚方药可能通过抑制 NF-κB 通路抑制巨噬细胞 M1 型极化，激活 PPARγ促进巨噬细胞 M2 型极化。GW9662 上调浆蛋白 IKBα、核蛋白 NF-κB 的表达，抑制核蛋白 PPARγ 的表达，从而消除补肾软坚方药的抗炎作用。说明补肾软坚方药可能通过激活 PPAR-γ 抑制 NF-κB 对巨噬细胞的极化产生调节作用。

第八节 补肾软坚方药干预血细胞黏附聚集影响动脉粥样硬化的机制研究

AS 易损斑块是脑卒中、心肌梗死、心脏性猝死的病理基础。它不仅指所有易于发生血栓的斑块，还包括所有可能快速进展为罪犯斑块的粥样病变。而血栓形成和炎症反应是斑块易损的关键环节。白细胞与血管内皮细胞黏附增强是炎症发生的先决条件，易引起白细胞跨内皮细胞移行，并在炎症部位聚集；反之，炎症反应亦能加速附壁血栓形成，促使急性心脑血管事件发生。

（一）材料与方法

1. 实验动物　雄性 C57BL/6J 小鼠，SPF 级，7~8 周龄，体重（21±2）g。雄性 ApoE$^{-/-}$ 小鼠，SPF 级，7~8 周龄，体重（21±2）g。

2. 主要试剂及药品　苏木素 - 伊红染色试剂盒、Russell 改良 Movat 五色套染染色液、0.45μm PVDF 膜、4× 蛋白上样缓冲液（含 DTT）、BCA 蛋白定量试剂盒、磷酸酶混合抑制剂、BSA、彩色预染高分子蛋白质分子量标准、RIPA 组织 / 细胞裂解液、ECL Plus 超敏发光液、兔抗 AdipoR2 多克隆抗体、兔抗 T-cadherin 多克隆抗体、兔抗 TLR4 单克隆抗体、兔抗 p-NF-κB p65 单克隆抗体、兔抗 I-κB 单克隆抗体、兔抗 Adiponectin 单克隆抗体、兔抗 AdipoR1 单克隆抗体、山羊抗兔二抗 HRP 标记、兔抗 β-Actin 单克隆抗体、小鼠 MCP-1 ELISA 试剂盒、小鼠 VCAM-1 ELISA 试剂盒、补肾软坚方药、阿托伐他汀钙片。

3. 方法

（1）实验分组及给药　将 ApoE$^{-/-}$ 小鼠随机分为模型组（等体积蒸馏水，灌胃）、阿托伐他汀组（0.003g/kg，灌胃）、补肾软坚组（1.365g/kg，灌胃）每组 10 只，并以 C57BL/6J 小鼠 10 只作为对照组。补肾软坚方药与阿托伐他汀钙片的给药剂量参考徐叔云教授主编的《药理实验方法学》，计算小鼠和人之间的等效剂量，并均以生理盐水将其配制成溶液灌胃。于第 6 周开始灌胃，各组小鼠每天给药 1 次，每周称取小鼠体重，第 12 周末取材。所有的动物饲养条件和实验流程都严格按照动物实验伦理委员会的规章和制度执行。

（2）标本采集与处理　分别于干预 6 周、12 周后取材。取材前小鼠禁食 12h，采用摘眼球取血。取血后，迅速开腹摘取心脏，于 4℃ 生理盐水中洗去血液，滤纸吸干，将心脏放入 10% 的中性福尔马林液中固定保存；之后从主动脉根至腹主动脉末端分叉处分离出整条主动脉，于 4℃ 生理盐水中洗去血液，滤纸吸干，用锡纸包裹主动脉组织放入冻存管，即刻置于液氮罐中，转置于 −80℃ 冰箱保存，待测。室温下血液自然凝固 30min 后，离心（3000r/min，10min），取上清液转移至离心管，放置于 −80℃ 冰箱保存，待测。

（3）血清脂质检测　取出 −80℃ 冰箱保存血清，全自动生化分析仪检测血清中 TC、TG、HDL-C、LDL-C。

（4）主动脉窦石蜡切片的制备及染色　将于 10% 中性福尔马林液中固定 36h 后的心脏取出，将与心尖平行的左心耳与右心耳下连线（连带部分心室肌）横切，将改刀后的上半部分心脏组织放入包埋盒中进行制片。将制备好的载玻片进行 HE 染色及 Russell 改良 Movat 五色套染染色。

（5）Western blotting 检测主动脉组织脂联素及其受体、TLR4-NF-κB 通路蛋白表达水平　将冻存的主动脉组织取出，称重，按比例加入裂解液，离心收集待测样本蛋白。测定样品蛋白浓度，SDS-PAGE 电泳实验获得蛋白条带数据。

（6）酶联免疫吸附试验（ELISA）检测各组血清中 VACM-1 表达水平　按试剂盒说明书操作，获得各浓度标准品，制作标准曲线，依次加样，孵育，最终获得各孔板 OD 值。

4. 统计学方法　采用 SPSS 11.5 统计软件，数据以均值 ± 标准差（$\bar{x} \pm s$）表示，两组间数据比较采用 t 检验；多组间比较采用单因素方差分析，首先对数据进行方差齐性检验，方差齐则用 LSD 法；方差不齐则用 Dunnet's T3 法进行两两比较，$P < 0.05$ 为差异有显著性。

（二）结果

1. 补肾软坚方药对小鼠血脂含量的影响　经高脂饲料喂养后，模型组、补肾软坚组和阿托伐他汀组与对照组 ApoE⁻ᐟ⁻ 小鼠相比，血清 TC、TG 均明显升高，HDL-C 明显降低（$P < 0.01$）；与模型组比较，补肾软坚方药和阿托伐他汀均能降低 ApoE⁻ᐟ⁻ 小鼠血清 TC、TG（$P < 0.01$），升高 HDL-C（$P < 0.05$）；与阿托伐他汀比较，补肾软坚方药升高 HDL-C 的作用稍强（$P > 0.05$）。（见表 4-6）

表 4-6　各组小鼠血脂的变化（mmol/L，$\bar{x} \pm s$）

组别	n	TC	TG	HDL-C
对照组	10	3.35 ± 0.44	0.77 ± 0.09	1.50 ± 0.17
模型组	10	32.53 ± 3.36**	1.84 ± 0.14**	0.29 ± 0.08**
补肾软坚组	10	20.62 ± 6.10**##	1.29 ± 0.21**##△	0.63 ± 0.29**##
阿托伐他汀组	10	19.31 ± 3.77**##	1.10 ± 0.15**##	0.56 ± 0.17***

注：与对照组比较，$^*P < 0.05$，$^{**}P < 0.01$；与模型组比较，$^\#P < 0.05$，$^{\#\#}P < 0.01$；与阿托伐他汀组比较，$^\triangle P < 0.05$，$^{\triangle\triangle}P < 0.01$。

2. 补肾软坚方药对小鼠主动脉组织 MOVAT 染色的影响　对照组小鼠主动脉根部结构相对完整，未见斑块形成，管壁富含弹力纤维。模型组 ApoE$^{-/-}$ 小鼠经高脂饲料喂养后，主动脉根部可见大量粥样斑块形成，粥样斑块区呈黄绿色，斑块内可见菱形胆固醇结晶，较多泡沫细胞沉积，且在斑块表层仅有少量纤维沉积。补肾软坚组小鼠主动脉根部亦可见粥样斑块形成及泡沫细胞沉积，但富含基质，且有较多棕黑色弹力纤维，斑块相对较小，也相对稳定。阿托伐他汀组小鼠主动脉根部有少量动脉粥样斑块形成，泡沫细胞沉积，但其管壁平滑肌增生较多，并有大量弹力纤维沉积，斑块较为稳定。（见附录，图 4-26）

3. 补肾软坚方药对小鼠主动脉组织病理炎细胞浸润的影响　对照组小鼠主动脉组织仅有少量炎细胞浸润；模型组、补肾软坚组和阿托伐他汀组小鼠主动脉组织可见大量炎细胞浸润，与对照组比较差异非常显著（$P < 0.01$）；经药物干预后，主动脉组织炎细胞浸润明显减少，与模型组比较差异非常显著（$P < 0.01$）。（见附录，图 4-27，图 4-28）

4. 补肾软坚方药对小鼠主动脉组织 ADP 及其受体蛋白表达的影响　第 12 周时，ApoE$^{-/-}$ 小鼠与对照组比较，模型组、补肾软坚组和阿托伐他汀组小鼠主动脉组织处 ADP 浓度明显降低（$P < 0.01$）；经药物干预后，主动脉组织 ADP 浓度明显升高（$P < 0.01$）；两用药组比较差异不显著（$P > 0.05$）。而主动脉组织 AdipoR1、AdipoR2 的表达，不仅没有随着高脂喂养的时间延长而降低，与对照组比较反而呈升高趋势（$P < 0.01$）。与模型组比较，两用药组均能上调主动脉组织 AdipoR1 表达（$P < 0.01$）；其中，补肾软坚方药上调主动脉组织 AdipoR1 表达的能力较强（$P < 0.05$）。与补肾软坚组比较，阿托伐他汀上调主动脉组织 AdipoR2 的能力较弱（$P < 0.01$）。高脂饲料喂养后，模型组主动脉组织 T-cadherin 表达下降（$P < 0.01$），用药组表达上升（补肾软坚组 $P < 0.01$，阿托伐他汀组 $P < 0.05$）。（见图 4-29，附录图 4-30）

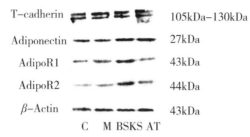

图 4-29　补肾软坚方药对小鼠主动脉组织 ADP 及其受体蛋白表达的影响

注：C 为对照组，M 为模型组，BSKS 为补肾软坚组，AT 为阿托伐他汀组。

5. 补肾软坚方药对小鼠主动脉组织 TLR4、NF-κB 蛋白表达的影响　与对照组比较，第 12 周时模型组、补肾软坚组和阿托伐他汀组主动脉组织 TLR4、NF-κB 蛋白表达量均有不同程度升高，差异具有显著性。与模型组比较，两用药组均能降低主动脉组织 TLR4（$P < 0.05$）、NF-κB（$P < 0.01$）的蛋白表达。（见图 4-31，附录图 4-32）

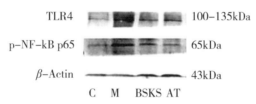

图 4-31　补肾软坚方药对小鼠主动脉组织 TLR4、NF-κB 蛋白表达的影响

注：C 为对照组，M 为模型组，BSKS 为补肾软坚组，AT 为阿托伐他汀组。

6. 补肾软坚方药对小鼠血清 VCAM-1 表达的影响　与对照组比较，第 12 周时模型组、补肾软坚组和阿托伐他汀组 ApoE$^{-/-}$ 小鼠血清 VCAM-1 明显升高（$P < 0.01$）；经药物干预后，小鼠血清 VCAM-1 明显降低（$P < 0.01$）；补肾软坚方药降低血清 VCAM-1 浓度的能力稍弱（$P < 0.05$）。

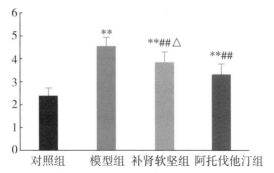

图 4-33　补肾软坚方药对小鼠血清 VCAM-1 表达的影响

注：与对照组比较，$^{*}P < 0.05$，$^{**}P < 0.01$；与模型组比较，$^{\#}P < 0.05$，$^{\#\#}P < 0.01$；与阿托伐他汀组比较，$^{\triangle}P < 0.05$，$^{\triangle\triangle}P < 0.01$。

（三）讨论

五脏六腑为一个有机整体，生理状态下相互滋养、制约，病理状态下彼此影响，相互危害，终致多脏受累。阮士怡教授治疗心血管疾病倡导治心不拘于心，五脏并重。"肾为先天之本，脾为后天之源"，补肾健脾，调控机体整体代谢机能。

根据中医理论，"恬淡虚无，真气从之，精神内守，病安从来"，倡导扶正以祛邪，"补肾健脾，软坚散结"，是扶正与祛邪的结合。动脉粥样硬化区炎细胞浸润是病理产物，也是导致 AS 病变发展的致病因子，脂联素是脂肪组织分泌的一种具有抗炎、抗氧化应激、增强胰岛素敏感性、抗动脉粥样硬化作用的保护因子，是机体正气的体现。低脂联素血症是心血管病的独立危险因素。本实验研究结果显示，补肾软坚方药可上调主动脉组织脂联素及脂联素受体表达，抑制 TLR4/NF-κB/VCAM-1 炎症通路，减少炎细胞黏附、聚集，是基于整体观念辨治心血管疾病的体现，亦是扶正以祛邪的体现。

第九节　补肾软坚方药对血管内皮细胞凋亡的机制研究

一、补肾软坚方药对 ox-LDL 诱导的血管内皮细胞凋亡的影响

AS 是冠状动脉疾病、中风、周围血管疾病等多种疾病的病理基础，是人类衰老和死亡的重要因素。研究表明，内皮细胞功能障碍及凋亡是 AS 的起始环节，在 AS 形成和发展过程中起重要作用。依据中医理论，AS 的形成与发展多与"脾肾虚衰，痰浊停滞"有关，对 AS 的治疗当以"益肾健脾、软坚散结"为大法，基于此法所立的补肾软坚方药是由阮士怡教授研制，经天津市卫生局批准，在临床上广泛使用、治疗 AS 疗效肯定的院内制剂。在团队以往的研究中，补肾软坚方药治疗 AS 有效的相关机制已从抑制氧化应激、炎症反应等角度得到初步阐明。我们认为补肾软坚方药还可能通过抑制血管内皮细胞凋亡这一环节抑制 AS 的形成和发展。本实验在前期研究的基础上，进一步观察补肾软坚方药含药血清对 ox-LDL 诱导的 EA.hy926 细胞形态、细胞活力、LDH 释放水平及细胞凋亡水平的影响。

（一）材料与方法

1. 实验动物和细胞株　成年雄性 SD 大鼠 10 只，SPF 级，体重平均（200±20）g，大鼠自由饮水，在室温 23℃~25℃、湿度 50%~70% 的环境饲养，光照 12h，黑暗 12h。细胞株选用人血管内皮细胞株 EA.hy926。

2. 主要试剂和药品　胎牛血清、氧化低密度脂蛋白（ox-LDL）、MTT、LDH 测定试剂盒、Hoechst33342/PI 双染凋亡试剂盒、Annexin-V FITC/PI 凋亡检测试剂盒、补肾软坚方药。

3. 方法

（1）细胞培养　同第四章第四节。

（2）含药血清的制备　同第二章第三节。

（3）补肾软坚方药含药血清对 ox-LDL 诱导的血管内皮细胞活力的影响　对数生长期 EA.hy926 细胞，以 $5×10^4$/mL 的细胞密度接种于 96 孔板中，每孔 100μL，在细胞融合 80% 后分组。对照组和模型组予终浓度为 10% 的对照组 SD 大鼠血清培养液孵育，补肾软坚组予终浓度为 10% 的补肾软坚组 SD 大鼠血清培养液孵育，并设调零组（只加培养基，不加细胞），每组设 4 个复孔。24h 后弃上清液，对照组予含 0.5% 胎牛血清的培养液，模型组与补肾软坚组予 ox-LDL 终浓度为 200μg/mL 的含 0.5% 胎牛血清的培养液。处理 24h 后，弃上清液，每孔中加入 100μL DMEM（高糖）培养液和 10μL MTT（终浓度 5mg/mL），37℃、5% CO_2 培养箱内孵育 4h 后，弃上清液，每孔中加入 150μL 的 DMSO 原液，振荡 10min。待结晶完全溶解后，用酶标仪于 570nm 处测定吸光度值（A 值）。

设对照组细胞活力为 100%，其余各组细胞活力按以下公式计算：

细胞活力（%）=（A 实验组 −A 调零组）/（A 对照组 −A 调零组）×100%

以上实验重复 3 遍。

（4）补肾软坚方药含药血清对 ox-LDL 诱导的血管内皮细胞 LDH 释放的影响　取对数生长期的 EA.hy926 细胞，以 $5×10^4$/mL 的细胞密度接种于 24 孔板中，每孔 1mL。在细胞融合 80% 后分组。对照组和模型组予终浓度为 10% 的对照组 SD 大鼠血清培养液孵育，补肾软坚组予终浓度为 10% 的补肾软坚组 SD 大鼠血清培养液孵育。每组设 3 个复孔。24h 后弃上清液，对照组予含 0.5% 胎牛血清的培养液，模型组与补肾软坚组予 ox-LDL 终浓度为 200μg/mL 的含 0.5% 胎牛血清的培养液。处理 24h 后收集各孔上清液，按照试剂盒说明，用全自动生化分析仪检测细胞上清液中 LDH 水平。以上实验重复 3 遍。

（5）Hoechst33342/PI 双荧光染色法观察检测细胞凋亡　细胞接种、分组及药物处理步骤同（4），处理 24h 后，弃上清液，小心用 PBS 冲洗 1 次，每孔分别加入 1mL 细胞染色缓冲液，5μL Hoechst33342 和 5μL PI 避光反应 20min，每孔再用 PBS 轻轻冲洗一次，置于荧光显微镜下，在波长为 365nm 的紫外线激发下观察细胞的凋亡情况，并拍照记录。以上实验重复 3 遍。

（6）Annexin-V FITC/PI 双染流式细胞术检测细胞凋亡率　取对数生长期的 EA.hy926 细胞，以 1×10^5/mL 的细胞密度接种于 6 孔板中，每孔 2.5mL，在细胞融合 80% 后。对照组和模型组予终浓度为 10% 的对照组 SD 大鼠血清培养液孵育，补肾软坚组予终浓度为 10% 的补肾软坚组 SD 大鼠血清培养液孵育。每组设 3 个复孔。24h 后弃上清液，对照组予含 0.5% 胎牛血清的培养液，模型组与补肾软坚组予 ox-LDL 终浓度为 200μg/mL 的含 0.5% 胎牛血清的培养液。处理 24h 后，每孔收集细胞数约为 5×10^5 个，用预冷的 PBS 洗 1 次，2000r/min 离心 5min，再加入 100μL 预先配好的标记液（1mL 孵育缓冲液 incubation buffer + 20μL Annexin-V + 20μL PI）混匀后避光孵育 15min，再加入 500μL 孵育缓冲液 incubation buffer 导入流式管，用流式细胞仪检测分析，并统计各组细胞早期凋亡率。以上实验重复 3 遍。

4. 统计学方法　计量数据以 $\bar{x} \pm s$ 示，采用 SPSS 1.5 统计软件进行单因素方差分析。组间两两比较通过 LSD 法分析。

（二）结果

1. 补肾软坚方药含药血清对 ox-LDL 诱导的血管内皮细胞形态的影响　如图 4-34 所示，在倒置相差显微镜下观察到对照组内皮细胞呈梭形或多角形，细胞形态饱满，数目较多，排列密集；模型组细胞数目明显减少，排列疏松，细胞内颗粒物质增多；补肾软坚组细胞状态介于对照组和模型组之间。

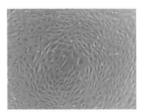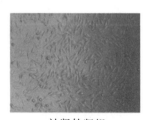

| 对照组 | 模型组 | 补肾软坚组 |

图 4-34　补肾软坚方药含药血清对 ox-LDL 诱导的血管内皮细胞形态的影响（100×）

2. 补肾软坚方药含药血清对 ox-LDL 诱导的血管内皮细胞活力的影响　如

图 4-35 所示，模型组细胞活力下降到 50% 以下，与对照组相比，差异非常显著
（$P < 0.01$）。补肾软坚组细胞活力介于对照组（C）与模型组（M）之间，差异非常显著
（$P < 0.01$）。实验表明，补肾软坚方药含药血清能显著升高 ox-LDL 诱导的血管内皮细
胞的活力。

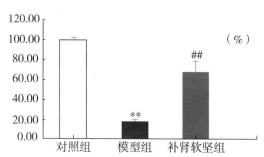

图 4-35　补肾软坚方药含药血清对 ox-LDL 诱导的血管内皮细胞活力的影响

注：与对照组相比，**$P < 0.01$；与模型组相比，##$P < 0.01$。

3. 补肾软坚方药含药血清对 ox-LDL 诱导的血管内皮细胞 LDH 释放水平的影响
如图 4-36 所示，模型组细胞上清液的 LDH 水平显著上升（$P < 0.01$），与对照组相比，
补肾软坚组上清液的 LDH 水平明显下降（$P < 0.05$），介于空白对照组与模型组之间。
实验表明补肾软坚方药含药血清能明显降低 LDH 释放水平。

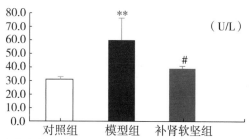

图 4-36　补肾软坚方药含药血清对 ox-LDL 诱导的血管内皮细胞 LDH 释放水平的影响

注：与对照组相比，**$P < 0.01$；与模型组相比，#$P < 0.05$。

4. Hoechst33342/PI 双荧光染色法观察检测细胞凋亡　如附录图 4-37 所示，对照
组细胞多为正常细胞，细胞核呈低蓝色，核型较大，均匀规整。模型组与对照组相比，
凋亡细胞及坏死细胞明显增多，出现核固缩、核碎裂，部分细胞核呈红色荧光。补肾软
坚组与模型组相比，凋亡细胞及坏死细胞明显减少。

5. Annexin-V FITC/PI 染色法流式细胞术检测细胞凋亡率　与对照组相比，模型
组细胞早期凋亡率明显上升（$P < 0.01$），与模型组相比，补肾软坚组细胞早期凋亡率明

显下降（$P < 0.01$），介于对照组与模型组之间。实验表明，补肾软坚方药含药血清能有效抑制 ox-LDL 诱导的内皮细胞凋亡。（见图 4-38，见附录图 4-39）

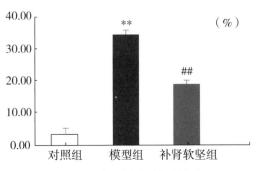

图 4-38　各组细胞早期凋亡率

注：与空白对照组相比，$^{**}P < 0.01$；与模型组相比，$^{##}P < 0.01$。

（三）讨论

AS 是冠状动脉疾病、中风、周围血管疾病等多种疾病的病理基础，是人类衰老和死亡的重要因素。血管内皮细胞功能障碍及凋亡被认为是 AS 病理过程的起始环节，在 AS 形成和发展过程中占重要地位。大量流行病学调查研究表明，血浆 LDL 水平与 AS 发生、发展呈显著正相关。近年来越来越多的研究发现，ox-LDL 是导致血管内皮损伤的重要因素之一。ox-LDL 是一种氧自由基携带者，能够直接影响血管内皮细胞的通透性、炎症反应及分泌调节等功能，并且能通过调节某些信号通路导致内皮细胞凋亡。

研究表明，许多抑制 AS 发生发展的药物均可抑制内皮细胞凋亡。依据中医理论，AS 的形成多与"脾肾虚衰，痰浊停滞"有关，防治 AS 当以"益肾健脾、软坚散结"为大法。本实验观察了补肾软坚方药含药血清对 ox-LDL 诱导的内皮细胞形态、细胞活力、LDH 释放水平及细胞凋亡的影响。结果表明，补肾软坚方药能显著升高细胞活力，明显降低 LDH 释放水平，显著降低细胞早期凋亡率，进而起到保护内皮细胞、抗细胞凋亡的作用。

综上所述，血管内皮细胞凋亡在 AS 的形成和发展过程中占重要地位，补肾软坚方药可通过抑制血管内皮细胞凋亡阻断和抑制 AS 的发展，为其应用于 AS 的防治提供理论基础。但补肾软坚方药中含有多味中药，成分复杂，究竟是哪些单体或药物组合起到抑制细胞凋亡的作用，以及其通过调控哪些信号通路实现抑制凋亡作用的机制尚不明确，有待我们后续进一步研究。

二、补肾软坚方药单体二苯乙烯苷（TSG）对血管内皮细胞凋亡及内质网应激的调控研究

细胞凋亡是一个复杂的过程，多个细胞器参与其中，同时涉及多条细胞信号传送通路。内质网应激（ERS）是指由于某种原因导致细胞内质网稳态失衡、生理功能发生紊乱的一种亚细胞器的病理过程。ERS 作为细胞水平的应激将 AS 形成的细胞机制与多种危险因素联系起来，并在细胞凋亡中起着重要的作用，贯穿 AS 发展全程。

科研团队前期运用补肾软坚方药治疗 AS 性疾病疗效肯定，动物实验表明可通过调节整体氧化应激和炎症反应而拮抗 AS。那么，补肾软坚方药的抗 AS 作用是否还通过调节亚细胞水平的应激及其介导的血管内皮细胞凋亡而实现？

在以往实验的基础上，本实验应用 ERS 抑制剂 4- 苯基丁酸（4-PBA）作为阳性对照药，探讨补肾软坚方药单体成分二苯乙烯苷是否能够从 ERS 途径干预 ox-LDL 诱导的血管内皮细胞凋亡。

（一）材料与方法

1. **细胞株** EA.hy926 人脐静脉细胞融合细胞株。

2. **主要试剂和药品** 胎牛血清（FBS）、氧化低密度脂蛋白（ox-LDL）、噻唑蓝（MTT）、青霉素及链霉素混合液、乳酸脱氢酶（LDH）测定试剂盒、细胞凋亡与坏死检测试剂盒（Hoechst33342/PI）、Annexin-V-FLUOS 染色试剂盒、人 GRP78 酶联免疫试剂盒。

3. **方法**

（1）细胞培养 同第四章第四节。

（2）细胞分组与处理 取对数生长期 EA.hy926 细胞均匀接种于 96 孔板或 6 孔板中，以含 10%FBS 的 DMEM 培养基培养 24h，待细胞充分贴壁至融合状态时，置换含 0.5%FBS 的 DMEM 培养基继续培养 24h，令细胞周期同步于 G0/G1 期。根据实验内容采取以下不同分组：

1）依据 TSG 对血管内皮细胞活力的影响，分为以下 5 组：

① Control 组：置换含 0.5%FBS 的 DMEM 培养基继续培养 24h。

② TSG（0.1μM）组：置换含 0.5%FBS 和 0.1μM TSG 的 DMEM 培养基继续培养 24h。

③ TSG（1μM）组：置换含 0.5%FBS 和 1μM TSG 的 DMEM 培养基继续培养 24h。

④ TSG（10μM）组：置换含 0.5%FBS 和 10μM TSG 的 DMEM 培养基继续培养 24h。

⑤ TSG（100μM）组：置换含 0.5%FBS 和 100μM TSG 的 DMEM 培养基继续培养 24h。

2）依据 4-PBA 对血管内皮细胞活力的影响，分为以下 6 组：

① Control 组：置换含 0.5%FBS 的 DMEM 培养基继续培养 24h。

② 4-PBA（1mM）组：置换含 0.5%FBS 和 1mM 4-PBA 的 DMEM 培养基继续培养 24h。

③ 4-PBA（2mM）组：置换含 0.5%FBS 和 2mM 4-PBA 的 DMEM 培养基继续培养 24h。

④ 4-PBA（3mM）组：置换含 0.5%FBS 和 3mM 4-PBA 的 DMEM 培养基继续培养 24h。

⑤ 4-PBA（4mM）组：置换含 0.5%FBS 和 4mM 4-PBA 的 DMEM 培养基继续培养 24h。

⑥ 4-PBA（5mM）组：置换含 0.5%FBS 和 5mM 4-PBA 的 DMEM 培养基继续培养 24h。

3）依据 TSG 对 ox-LDL 干预下血管内皮细胞活力、LDH 释放、细胞形态、细胞凋亡、GRP78 蛋白表达的影响，分为以下 7 组：

① Control 组：置换含 0.5%FBS 的 DMEM 培养基继续培养 24h 后，每孔加入同②－⑥组 ox-LDL 相应体积的含 0.5%FBS 的 DMEM 培养基，对细胞进行干预 24h。

② ox-LDL 组：置换含 0.5%FBS 的 DMEM 培养基继续培养 24h 后，根据实验所用培养板的大小，加入不同体积 ox-LDL 令其终浓度为 100mg/mL，对细胞进行干预 24h。

③ TSG（0.1μM）组：置换含 0.5%FBS 和 0.1μM TSG 的 DMEM 培养基继续培养 24h 后，根据实验所用培养板的大小，加入不同体积 ox-LDL 令其终浓度为 100mg/mL，对细胞进行干预 24h。

④ TSG（1μM）组：置换含 0.5%FBS 和 1μM TSG 的 DMEM 培养基继续培养 24h 后，根据实验所用培养板的大小，加入不同体积 ox-LDL 令其终浓度为 100mg/mL，对细胞进行干预 24h。

⑤ TSG（10μM）组：置换含 0.5%FBS 和 10μM TSG 的 DMEM 培养基继续培养 24h 后，根据实验所用培养板的大小，加入不同体积 ox-LDL 令其终浓度为 100mg/mL，对细胞进行干预 24h。

⑥ TSG（100μM）组：置换含 0.5%FBS 和 100μM TSG 的 DMEM 培养基继续培养 24h 后，根据实验所用培养板的大小，加入不同体积 ox-LDL 令其终浓度为 100mg/mL，对细胞进行干预 24h。

⑦ 4-PBA（1mM）组：置换含 0.5%FBS 和 1mM 4-PBA 的 DMEM 培养基继续培养 24h 后，根据实验所用培养板的大小，加入不同体积 ox-LDL 令其终浓度为 100mg/mL，

对细胞进行干预 24h。

（3）MTT 比色法检测细胞活力

①种板：取对数生长期的 EA.hy926 细胞以 5×10^4 个 /mL 密度接种于 96 孔板中，每组设 5 个复孔，每孔加入 100μL 含 10%FBS 的 DMEM 培养基培养 24h；另设 3 个不种细胞的空白对照孔作为调零孔，实验中其他一切操作同 Control 组；96 孔板最外围一圈孔弃去不用，以 100μL/ 孔 D-hanks 溶液封边。

②同步化：待细胞贴壁并生长至融合状态后，弃旧液，D-hanks 洗 2 遍，每孔加入 100μL 含 0.5%FBS 的 DMEM 培养基培养 24h。

③给药：弃旧液，D-hanks 洗 2 遍后，按"方法"（2）中分组情况给予各组不同处理。

④干预完毕后，弃上清液，D-hanks 洗 2 遍，每孔加入含 0.5mg/mL MTT 的 DMEM 培养基 100μL，在培养箱中（37℃、5%CO_2）避光孵育 4h。弃去 MTT 溶液，每孔加入 150μL DMS 充分溶解甲䐶结晶。振荡器上充分振荡 10min，在倒置显微镜下观察直到紫色结晶全部溶解，用酶标仪测定每孔在 570nm 波长处的吸光度（A）值，以空白对照孔调零。

⑤以 Control 组细胞活力为 100%，各处理组细胞活力按此计算式计算细胞活力：

细胞活力（%）=（处理组 OD570/Control 组 OD570）× 100%

（4）IFCC 法检测细胞培养上清液中 LDH 活性

①种板：取对数生长期的 EA.hy926 细胞以 5×10^4 个 /mL 密度接种于 96 孔板中，每组设 6 个复孔，每孔加入 100μL 含 10%FBS 的 DMEM 培养基培养 24h；96 孔板最外围一圈孔弃去不用，以 100μL/ 孔 D-hanks 溶液封边。

②同步化：待细胞贴壁并生长至融合状态后，弃旧液，D-hanks 洗 2 遍，每孔加入 100μL 含 0.5%FBS 的 DMEM 培养基培养 24h。

③给药：弃旧液，D-hanks 洗 2 遍后，按"方法"（2）中分组情况给予各组不同处理。

④干预完毕后，以各组中每 2 个孔中的上清液作为一个样品，将每 2 个孔中液体吸出至一个 1.5mL 离心管中，故每组有 3 个样品，每个样液体含量为 200μL。

⑤常温下以 800r/min 离心 5min，以去除上清液中含有的凋亡及坏死细胞；取离心后的上清液，使用日立全自动生化分析仪检测 LDH 活性。

（5）细胞凋亡的形态学观察 取对数生长期的 EA.hy926 细胞以 5×10^4 个 /mL 密度

接种于 96 孔板中，每组设 3 个复孔，每孔加入 $100\mu L$ 含 10%FBS 的 DMEM 培养基培养 24h；96 孔板最外围一圈孔弃去不用，以 $100\mu L/$ 孔 D-hanks 溶液封边。待细胞贴壁并生长至融合状态后，弃旧液，D-hanks 洗 2 遍，每孔加入 $100\mu L$ 含 0.5%FBS 的 DMEM 培养基培养 24h，令细胞周期同步于 G_0/G_1 期。弃旧液，D-hanks 洗 2 遍后，按"方法"（2）中分组情况给予各组不同处理。干预完毕后，分别将细胞置于倒置相差显微镜和倒置荧光显微镜下观察细胞形态及凋亡坏死情况。各组细胞处理完毕后，分别进行倒置相差显微镜下观察细胞形态及以 Hoechst33342/PI 染色置于倒置荧光显微镜下检测细胞凋亡与坏死。

（6）**流式细胞术测定细胞凋亡率**　细胞以 1.2×10^5 个 /mL 密度接种于 6 孔板中，分为实验组 5 组 [同"方法"（2）中分组情况] 和校正组 4 组（①未染色组、②双染组、③单染 Annexin V 组、④单染 PI 组）。进行培养、同步化、给药、取细胞孵育液等操作。将 2.2mL 细胞孵育缓冲液、$44\mu L$ Annexin-V-FLUOS 染色液、$44\mu L$ PI 染色液加入一个 EP 管，避光混匀；然后实验组和校正组②，每个 EP 管中加 $100\mu L$ 混合好的染色液重悬细胞；校正组①不做染色处理；校正组③的 EP 管中用 $100\mu L$ 细胞孵育缓冲液重悬细胞，加入 $2\mu L$ Annexin-V-FLUOS 染色液，混匀；校正组④的 EP 管中用 $100\mu L$ 细胞孵育缓冲液重悬细胞，加入 $2\mu L$ PI 染色液，混匀；继而在 15℃ ~25℃ 下避光孵育 10~15min，每 10^6 个细胞添加 0.5mL 的细胞孵育缓冲液，30min 内上机检测凋亡细胞百分比。

（7）ELISA 法测定细胞内 GRP78 蛋白含量　细胞培养、给药、消化、离心、裂解、离心获取待测样品，按试剂盒说明书操作，获得各浓度标准品，制作标准曲线，依次加样，孵育，最终获得各孔板 OD 值。

4. 统计学方法　计量资料数据均以 $\bar{x}\pm s$ 表示，多组间比较采用单因素方差分析，各组间两两比较采用 q 检验。运用 SPSS 13.0 软件进行数据处理，所有的统计检验均采用双侧检验，$P<0.05$ 为差异有显著性。

（二）结果

1. TSG 对血管内皮细胞活力的影响　从表 4-7 和图 4-40 可以看出，0.1~100μM TSG 能够轻度增强血管内皮细胞活力或对细胞活力无明显影响，但差异均无显著性（$P>0.05$）。实验重复 3 次，结果趋势相同，故选择 0.1μM、1μM、10μM、100μM 浓度的 TSG 进行后续实验。

表 4-7 　不同浓度 TSG 对血管内皮细胞活力的影响（$\bar{x} \pm s$，n=5）

组别	A	细胞活力（%）
Control	1.207 ± 0.083	100.000 ± 6.843
TSG（0.1μM）	1.317 ± 0.036	109.183 ± 2.990
TSG（1μM）	1.357 ± 0.046	112.465 ± 3.824
TSG（10μM）	1.317 ± 0.075	109.150 ± 6.191
TSG（100μM）	1.194 ± 0.013	98.939 ± 1.065

注：各组与 Control 组比较，均 $P > 0.05$。

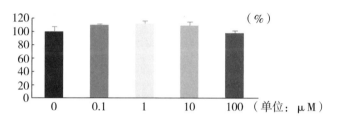

图 4-40 　不同浓度 TSG 对血管内皮细胞活力的影响

注：各组与 Control 组比较，均 $P > 0.05$。

2. 4-PBA 对血管内皮细胞活力的影响　从表 4-8 和图 4-41 可以看出，与 Control 组比较，1~5mM 4-PBA 均不同程度地降低了血管内皮细胞的活力，其中 3~5mM 4-PBA 对细胞活力有抑制作用，差异有显著性（$P < 0.05$ 或 $P < 0.01$），而 1~2mM 4-PBA 作用后细胞活力较 Control 组差异不显著（$P > 0.05$）。实验重复 3 次，结果趋势相同，故选择对内皮细胞活力影响最小的 1mM 浓度的 4-PBA 进行后续实验。

表 4-8 　不同浓度 4-PBA 对血管内皮细胞活力的影响（$\bar{x} \pm s$，n=5）

组别	A	细胞活力（%）
Control	0.920 ± 0.047	100.000 ± 5.142
4-PBA（1mM）	0.905 ± 0.025	98.347 ± 2.699
4-PBA（2mM）	0.895 ± 0.038	97.325 ± 4.125
4-PBA（3mM）	0.842 ± 0.025[*]	91.520 ± 2.732[*]
4-PBA（4mM）	0.818 ± 0.062[**]	88.889 ± 6.781[**]
4-PBA（5mM）	0.784 ± 0.056[**]	85.214 ± 6.038[**]

注：与 Control 组比较，[*]$P < 0.05$，[**]$P < 0.01$。

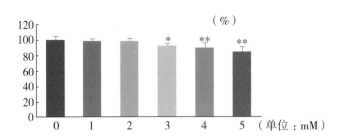

图 4-41　不同浓度 4-PBA 对血管内皮细胞活力的影响

注：与 Control 组比较，$^*P < 0.05$，$^{**}P < 0.01$。

3. 对 ox-LDL 干预下血管内皮细胞活力的影响　从表 4-9 和图 4-42 可以看出，与 ox-LDL 组相比，10μM、100μM TSG+ox-LDL 组和 1mM 4-PBA+ox-LDL 组能够增强血管内皮细胞活力，差异有显著性（$P < 0.05$ 或 $P < 0.01$）。1μM、10μM TSG+ox-LDL 组与 4-PBA+ox-LDL 组对内皮细胞活力的保护效应相近，差异不显著（$P > 0.05$）。100μM TSG+ox-LDL 组对内皮细胞活力的保护效应优于 1mM 4-PBA+ox-LDL 组，差异有显著性（$P < 0.05$）。实验重复 3 次，结果趋势相同，说明 TSG 剂量依赖性地对 ox-LDL 诱导的血管内皮细胞活力减低具有保护作用。

表 4-9　不同浓度 TSG 对 ox-LDL 诱导的血管内皮细胞活力的影响（$\bar{x} \pm s$，n=5）

组别	A	细胞活力（%）
Control	0.954 ± 0.030	100.000 ± 3.148
ox-LDL	$0.736 \pm 0.059^{**}$	$77.144 \pm 6.232^{**}$
TSG（0.1μM）+ ox-LDL	$0.767 \pm 0.055^{**}$	$80.457 \pm 5.795^{**}$
TSG（1μM）+ ox-LDL	$0.775 \pm 0.048^{**※}$	$81.254 \pm 5.021^{**※}$
TSG（10μM）+ ox-LDL	$0.802 \pm 0.016^{**\#※}$	$84.085 \pm 1.681^{**\#※}$
TSG（100μM）+ ox-LDL	$0.892 \pm 0.042^{*\#\#}$	$93.521 \pm 4.366^{*\#\#}$
4-PBA（1mM）+ ox-LDL	$0.824 \pm 0.032^{**\#\#}$	$86.412 \pm 3.304^{**\#\#}$

注：与 Control 组比较，$^*P < 0.05$，$^{**}P < 0.01$；与 ox-LDL 组比较，$^\#P < 0.05$，$^{\#\#}P < 0.01$；与 4-PBA（1mM）+ ox-LD 组比较，$^※P > 0.05$。

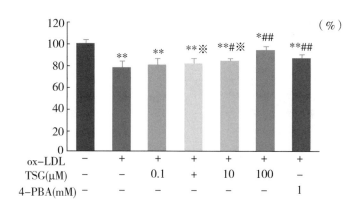

图 4-42　不同浓度 TSG 对 ox-LDL 诱导的血管内皮细胞活力的影响

注：与 Control 组比较，$^*P < 0.05$，$^{**}P < 0.01$；与 ox-LDL 组比较，$^\#P < 0.05$，$^{\#\#}P < 0.01$；与 4-PBA（1mM）+ox-LDL 组比较，$^※P > 0.05$。

4. TSG 对 ox-LDL 干预下血管内皮细胞损伤的影响　从表 4-10 和图 4-43 可以看出，与 ox-LDL 组相比，1μM、10μM、100μM TSG + ox-LDL 组和 1mM 4-PBA + ox-LDL 组能够减少细胞培养上清液中 LDH 的释放，差异非常显著（$P < 0.01$）。100μM TSG+ox-LDL 组和 4-PBA + ox-LDL 组拮抗内皮细胞毒性的效应相近，差异不显著（$P > 0.05$）。实验重复 3 次，结果趋势相同，说明 TSG 对 ox-LDL 诱导的血管内皮细胞损伤具有一定保护作用，且具有剂量依赖性。

表 4-10　不同浓度 TSG 对 ox-LDL 诱导的血管内皮细胞 LDH 释放的影响（$\bar{x} \pm s$，n=3）

组别	LDH（U/L）
Control	22.6 ± 1.4
ox-LDL	$37.3 \pm 0.8^{**}$
TSG（0.1μM）+ ox-LDL	$36.5 \pm 0.6^{**}$
TSG（1μM）+ ox-LDL	$33.1 \pm 1.4^{**\#\#}$
TSG（10μM）+ ox-LDL	$31.6 \pm 0.6^{**\#\#}$
TSG（100μM）+ ox-LDL	$27.2 \pm 1.5^{**\#\#※}$
4-PBA（1mM）+ ox-LDL	$28.7 \pm 1.7^{**\#\#}$

注：与 Control 组比较，$^{**}P < 0.01$；与 ox-LD 组比较，$^{\#\#}P < 0.01$；与 4-PBA（1mM）+ ox-LDL 组比较，$^※P > 0.05$。

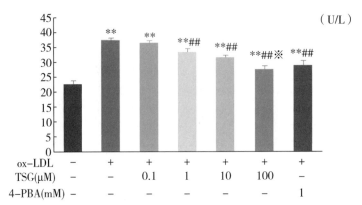

图 4-43　不同浓度 TSG 对 ox-LDL 诱导的血管内皮细胞 LDH 释放的影响

注：与 Control 组比较，$^{**}P < 0.01$；与 ox-LD 组比较，$^{##}P < 0.01$；与 4-PBA（1mM）+ ox-LDL 组比较，$^※P > 0.05$。

5. TSG 干预 ox-LDL 诱导的血管内皮细胞凋亡的形态学观察

（1）倒置相差显微镜下观察细胞形态　　倒置相差显微镜下，ox-LDL 组细胞数目较 Control 组明显减少，细胞皱缩变圆，细胞间隙变大，细胞碎片增多。用不同浓度 TSG 和 4-PBA 预处理后，均能不同程度地改善 ox-LDL 造成的细胞损伤形态，且随着 TSG 浓度增加，细胞数目逐渐增多，细胞形态逐渐趋于规则饱满。（见图 4-44）

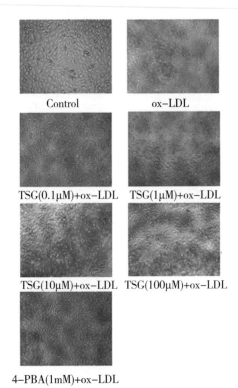

图 4-44　TSG 对 ox-LDL 诱导的血管内皮细胞形态的影响（200×）

（2）倒置荧光显微镜下以 Hoechst33342/PI 染色检测细胞凋亡与坏死 经 Hoechst 33342/PI 染色后，于倒置荧光显微镜下观察内皮细胞的凋亡情况。用氪激光（紫外线）激发后，Control 组的细胞核形态大小较为一致，呈浅蓝淡染的椭圆形，ox-LDL 组可见细胞核固缩，呈致密浓染、亮蓝色的颗粒状结构。用不同浓度 TSG 和 4-PBA 预处理后再进行 ox-LDL 孵育，呈固缩状态的细胞核数明显减少。随着 TSG 浓度增加，细胞数逐渐增多，亮蓝致密浓染的颗粒状结构减少，$0.1 \mu M$ TSG + ox-LDL 组与 ox-LDL 组的细胞形态差异不明显，在 $100 \mu M$ TSG + ox-LDL 组中，大部分细胞染色质呈均匀的低密度蓝光。用连续波氩激光（绿色光）激发后，Control 组细胞核呈淡红色荧光或不被 PI 着色，而 ox-LDL 组细胞核出现致密浓染、亮红色荧光。随着 TSG 浓度增加，亮红致密浓染的颗粒状结构逐渐变淡减少，反映坏死细胞减少。表明 TSG 和 4-PBA 作用后能够不同程度抑制 ox-LDL 诱导的内皮细胞凋亡及坏死。

6. TSG 干预 ox-LDL 诱导的血管内皮细胞凋亡率测定 流式细胞仪检测结果为散点图。从表 4-11、图 4-45、附录图 4-46 和附录图 4-47 可以看出，与 Control 组相比，ox-LDL 组血管内皮细胞存活率明显下降，早期凋亡率明显增高，差异有显著性（$P < 0.01$）；与 ox-LDL 组相比，TSG + ox-LDL 的 4 个浓度组和 4-PBA+ox-LDL 组均能增加存活细胞数量，降低内皮细胞早期凋亡率，差异有显著性（$P < 0.01$）。$10 \mu M$、$100 \mu M$ TSG + ox-LDL 组与 4-PBA + ox-LDL 组对内皮细胞存活率、细胞早期和晚期凋亡率改善效果的差异不显著（$P > 0.05$），但 $100 \mu M$ TSG + ox-LDL 组有优于 4-PBA + ox-LDL 组的趋势。$100 \mu M$ TSG + ox-LDL 组与 4-PBA + ox-LDL 组内皮细胞早期凋亡率与 Control 组相比，差异均不显著（$P > 0.05$）；$100 \mu M$ TSG + ox-LDL 组细胞存活率和总死亡率与 Control 组相比，差异均不显著（$P > 0.05$）；4-PBA + ox-LDL 组细胞存活率和总死亡率与 Control 组相比，差异均有显著性（$P < 0.05$）。实验重复 3 次，结果趋势相同，说明 TSG 剂量依赖性地对 ox-LDL 诱导的血管内皮细胞早期凋亡具有保护效应，且作用不弱于 4-PBA，体现了一定优势。

表 4-11　不同濃度 TSG 對 ox-LDL 誘導的血管內皮細胞凋亡率的影響（%，$\bar{x} \pm s$，n=3）

組別	存活率	早期凋亡率	晚期凋亡和壞死率	總死亡率
Control	90.63 ± 2.38	6.66 ± 2.59	1.35 ± 0.15	8.01 ± 2.73
ox-LDL	62.87 ± 2.60**	23.61 ± 1.77**	8.88 ± 0.55**	32.49 ± 2.01**
TSG（0.1μM）+ ox-LDL	71.47 ± 2.16**##	16.52 ± 1.84**##	9.39 ± 1.99※	25.91 ± 1.39**##
TSG（1μM）+ ox-LDL	77.66 ± 3.44**##	13.62 ± 1.81**##※	6.89 ± 1.73※	20.51 ± 3.53**##
TSG（10μM）+ ox-LDL	81.62 ± 1.09**##※	11.97 ± 1.64**##※	4.96 ± 0.67*#※	16.92 ± 1.36**##※
TSG（100μM）+ ox-LDL	86.99 ± 2.69##※	8.72 ± 2.58##※	3.08 ± 0.02*#※	11.80 ± 2.56##※
4-PBA（1mM）+ ox-LDL	85.15 ± 2.76*##	10.18 ± 2.33##	3.59 ± 0.50##	13.77 ± 2.79*##

注：與 Control 組比較，*$P < 0.05$，**$P < 0.01$；與 ox-LDL 組比較，#$P < 0.05$，##$P < 0.01$；與 4-PBA（1mM）+ ox-LDL 組比較，※$P > 0.05$。

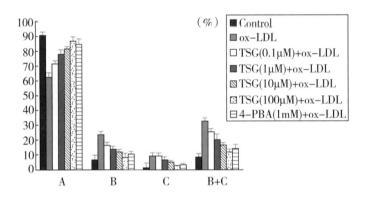

圖 4-45　不同濃度 TSG 對 ox-LDL 誘導的血管內皮細胞凋亡率的影響

注：A 為活細胞，B 為早期凋亡細胞，C 為晚期凋亡和壞死細胞，B+C 為總死亡細胞。

7. TSG 對 ox-LDL 誘導的血管內皮細胞 ERS 標志蛋白 GRP78 表達的影響　從表 4-12 和圖 4-48 可以看出，與 Control 組比較，ox-LDL 組 GRP78 蛋白表達明顯增加，差異具有顯著性（$P < 0.01$）。不同濃度 TSG 和 4-PBA 均可不同程度抑制 GRP78 蛋白表達，其中 TSG（100μM）+ ox-LDL 組與 4-PBA（1mM）+ ox-LDL 組比較，作用相似，差異不顯著（$P > 0.05$）。實驗重複 3 次，結果趨勢相同。

表 4-12　不同浓度 TSG 对 ox-LDL 诱导的血管内皮细胞 GRP78 蛋白表达的影响（$\bar{x} \pm s$，n=6）

组别	GRP78（ng/mL）
Control	7.943 ± 0.553
Ox-LDL	21.296 ± 0.954**
TSG（0.1μM）+ ox-LDL	19.687 ± 1.050**##
TSG（1μM）+ ox-LDL	17.977 ± 1.144**##
TSG（10μM）+ ox-LDL	15.001 ± 0.672**##
TSG（100μM）+ ox-LDL	13.463 ± 0.814**##※
4-PBA（1mM）+ ox-LDL	13.532 ± 0.657**##

注：与 Control 组比较，**$P < 0.01$；与 ox-LD 组比较，##$P < 0.01$；与 4-PBA（1mM）+ ox-LDL 组比较，※$P > 0.05$。

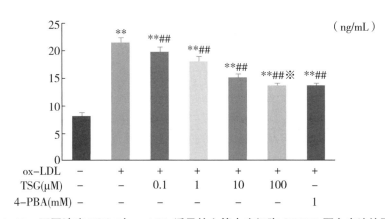

图 4-48　不同浓度 TSG 对 ox-LDL 诱导的血管内皮细胞 GRP78 蛋白表达的影响

注：与 Control 组比较，**$P < 0.01$；与 ox-LD 组比较，##$P < 0.01$；与 4-PBA（1mM）+ ox-LDL 组比较，※$P > 0.05$。

（三）讨论

　　动脉粥样硬化（AS）是中老年人普遍存在的一种病变，也是缺血性心脑血管疾病共同的病理基础，其本质是人类随年龄的增长而出现的一种不可避免的动脉管壁退行性病理变化。关于 AS 的治疗，近年来，研究热点已从减小或消除斑块，转而聚焦到如何稳定易损斑块及防止其破裂所引发的更加严重的问题。中医"治未病"的预防思想包括两部分——未病先防和既病防变，是千百年来指导人们防病治病的重要原则之一。如果说强调稳定斑块比消退斑块更为迫切是对 AS"既病防变"的合理诠释，那么如何在"未病先防"的思想指导下对本病进行相关探索可能不失为中医药研究的另一良途。即：

"病"指 AS 斑块已成形，此时治疗应从稳定斑块入手；而在 AS 发生早期斑块尚未完全成形之际，就运用中医药理论和方法对其进行干预以逆转或延缓本病的发展，亦是很有潜力但尚未得到足够重视的研究方向。

随着分子心血管病学的深入研究，越来越多的资料表明，细胞凋亡是多种心血管病发生与演变的细胞学基础。研究表明，血管内皮细胞凋亡促进斑块形成，在 AS 早期起重要作用。目前已经确定的细胞凋亡信号转导途径主要有 3 条：死亡受体通路、线粒体通路和内质网通路。其中，对 ERS 与 AS 中细胞凋亡的关系研究以平滑肌和巨噬细胞凋亡为主，属于中医"既病防变"的治未病思想，对 ERS 与早期 AS 内皮细胞凋亡之间的相关性尚缺乏深入探讨。本研究选取血管内皮细胞作为研究对象，提出在 AS 发生早期注意保护内皮细胞、防止其过度凋亡以干预斑块形成的重要意义，属于"未病先防"的治未病思想，以期为更好地防治 AS 提供新的思路和方法。同时本实验结果表明，TSG 安全作用浓度范围在 $0.1 \sim 100 \mu M$ 之间。不同浓度 TSG 预孵育后可剂量依赖性地拮抗 ox-LDL 造成的细胞毒性作用，改善细胞形态，具有明显抗 ox-LDL 诱导的血管内皮细胞凋亡的作用，并能够显著抑制 GRP78 蛋白表达，且作用不弱于 4-PBA，体现了一定优势。初步表明 TSG 抗 ox-LDL 诱导的血管内皮细胞凋亡的作用机制与 ERS 途径有关。

三、TSG 干预 Hcy 诱导的内皮细胞凋亡的机制研究

依据中医理论，AS 的形成发展多与"脾肾虚衰、痰浊停滞"有关，对 AS 的治疗当以"益肾健脾、软坚散结"为大法。益肾健脾、软坚散结方药——补肾软坚方药是由阮士怡教授研制，经天津市卫生局批准，在临床上广泛使用，治疗 AS 疗效肯定的院内制剂。在团队以往的研究中，补肾软坚方药治疗 AS 有效的相关机制已从抗氧化应激、炎症反应等角度得到初步阐明。团队认为补肾软坚方药还可能通过抑制血管内皮细胞凋亡这一环节抑制 AS 的形成和发展。本实验在实验一基础上，进一步观察补肾软坚方药有效单体二苯乙烯苷 TSG 对 Hcy 诱导的 EA.Hy926 细胞形态、细胞活力及细胞凋亡相关蛋白表达改变的影响。

（一）材料与方法

1. 细胞株　人血脐静脉融合细胞株 EA.hy926。

2. 主要试剂和药品　胎牛血清（FBS）、同型半胱氨酸（DL-Homocysteine, 63M390IV）、噻唑兰（MTT）、Annexin V-FITC/PI 细胞凋亡检测试剂盒、PMSF 蛋白酶抑制剂混合物、

BCA 法蛋白浓度测定试剂盒、ECL 化学发光试剂盒、彩色预染高分子蛋白质分子量标准品、GRP78/BIP 抗体（ab21685）、Beta-Actin 抗体（bs-0061R）、p-JNK 抗体（sc-6254）、CHOP 抗体（#2895）、羊抗兔 IgG/HRP。

3. 方法

（1）**细胞培养**　同第四章第四节。

（2）**MTT 定量比色测定细胞活性**　同第四章第九节实验二。

（3）**Western blotting 检测**　取传代 EA.hy926 细胞，消化离心培养，弃细胞上清液，冰上裂解细胞，高速离心得备用蛋白。参照 BCA 蛋白定量试剂盒及 4×SDS-Loading Buffer 说明书要求进行蛋白定量与变性，随后 SDS-PAGE 蛋白电泳分离得蛋白条带数据。

4. 统计学方法　用 ScnImage 软件计算各组蛋白条带的灰度值。标准化蛋白相对表达倍数值 =（实验组目的蛋白条带灰度值 ÷ 该组内参蛋白条带灰度值）÷（Control 组目的蛋白条带灰度值 ÷ Control 组内参蛋白条带灰度值）。将各次实验计算得出的标准化蛋白相对表达倍数值用 SPSS 17.0 软件进行分析，计量数据以 $\bar{x} \pm s$ 表示，组间比较用单因素方差分析，以 $P < 0.05$ 为差异有显著性。

（二）结果

1. TSG 对 Hcy 诱导的血管内皮细胞形态的影响　如图 4-49 所示，在倒置相差显微镜下观察到 c 组和 t 组细胞生长情况良好，细胞形态饱满，有立体感，数目较多，排列密集，细胞呈梭形或多角形，贴壁牢固；Hcy 处理后，m 组细胞数明显减少，排列疏松，细胞内颗粒物质增多，细胞增殖能力减弱；予 TSG 预孵育后，t+h 组细胞状态介于 c 组和 m 组之间，说明 TSG 可在一定程度上减轻 Hcy 处理后的细胞形态、排列和增殖能力的改变。

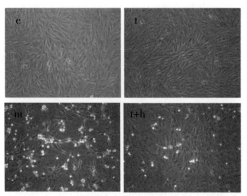

图 4-49　TSG 对 Hcy 诱导的血管内皮细胞形态的影响（200×）

2. TSG 对 Hcy 诱导的血管内皮细胞存活率的影响　如附录图 4-50 所示，实验表明，EA.hy926 细胞经 Hcy 处理后，细胞存活率明显降低。与 m 组细胞相比，给予 TSG 干预后能明显升高 Hcy 诱导的内皮细胞的活力及细胞存活率的下降，差异具有显著性（$P < 0.05$）。

3. TSG 对 Hcy 诱导的内皮细胞 GRP78 蛋白相对表达水平的影响　如附录图 4-51 所示，Western blotting 结果显示，m 组内质网应激标志性蛋白 GRP78 表达较 c 组明显升高（$P < 0.01$）。相比 m 组，TSG 处理后，GRP78 蛋白表达明显降低（$P < 0.05$），表明 TSG 对 Hcy 诱导的内质网应激具有抑制作用。

4. TSG 对 Hcy 诱导的内皮细胞 IRE1 蛋白相对表达水平的影响　如附录图 4-52 所示，Western blotting 结果显示，m 组内质网应激信号分子 IRE1 表达较 c 组明显升高（$P < 0.01$）。TSG 处理后，与 m 组相比，IRE1 蛋白表达降低（$P < 0.05$），差异具有显著性。

5. TSG 对 Hcy 诱导的内皮细胞 p-JNK 蛋白相对表达水平的影响　如附录图 4-53 所示，实验结果表明，m 组 MAPK 信号分子 p-JNK 表达较 c 组明显升高（$P < 0.01$）。TSG 处理后，与 m 组相比，p-JNK 蛋白表达降低（$P < 0.05$），差异具有显著性。

6. TSG 对 Hcy 诱导的内皮细胞 CHOP 蛋白表达水平的影响　如附录图 4-54 所示，实验结果表明，m 组凋亡信号分子 CHOP 表达较 c 组明显升高（$P < 0.05$）。TSG 处理后，与 m 组相比，CHOP 蛋白表达降低（$P < 0.05$），差异具有显著性。

（三）讨论

本实验观察了补肾软坚方药有效单体 TSG 对 Hcy 诱导的内皮细胞形态、细胞活力及细胞凋亡相关蛋白表达的影响。结果表明，经 Hcy 处理后，GRP78、IRE1、p-JNK、CHOP 蛋白表达明显升高，相比 m 组，t+h 组能明显提高经 Hcy 处理后的细胞活力，下调 GRP78、IRE1、p-JNK、CHOP 蛋白的表达，起到保护内皮细胞，抑制内皮细胞凋亡的作用。

TSG 是从蓼科植物何首乌的干燥块根中提取的水溶性生物活性成分，研究表明 TSG 具有抗氧化、抗炎、抗衰老、抗动脉粥样硬化、抗血小板聚集、促进毛发生长、提高记忆力与学习能力等作用。近些年来，TSG 在抗动脉粥样硬化方面被人们广泛关注，但其作用机制仍不明确，故本研究选择 TSG 作为干预药物，通过不同剂量分组探讨其对内皮细胞凋亡的作用效果、程度及分子机制，以丰富其在治疗动脉粥样硬化方面的药理机制。

现代研究发现，心血管疾病的发生发展与 ERS 密切相关。UPR 是 ERS 产生的主要通路之一，我们以 Hcy 诱导 EA.hy926 细胞损伤为模型，观察 ERS 在 TSG 拮抗血管内皮细胞氧化应激损伤中的作用。结果显示，TSG 能降低内质网应激未折叠蛋白反应的关键蛋白 GRP78、IRE1α、JNK、CHOP 的表达，表明 TSG 保护内皮细胞免受损伤可能与降低内质网应激的反应程度相关。TSG 可能是通过抑制内质网应激，拮抗氧化应激对血管内皮细胞的损伤，为进一步探讨 TSG 拮抗血管内皮细胞氧化应激损伤的作用及其机制提供了可靠的依据。

四、补肾软坚方药单体 TSG 调控 ERS- 自噬途径干预血管内皮细胞凋亡的机制研究

血管内皮细胞的损伤及功能障碍是 AS 最早期的事件及发病的始动环节，维护血管内皮结构和功能的完整性对防治 AS 性疾病具有重要的意义。研究发现，在条件性敲除内皮细胞 XBP1 基因的小鼠的动脉血管中，自噬基因 LC3β 的表达低于基础水平。p-IRE1α 激活的 XBP1（s）mRNA 与自噬基因 Beclin1 启动子在核苷酸 -537~ -755 区域结合，通过 Beclin1 的转录调控诱导自噬小泡的形成，介导 LC3β 活化，触发自噬信号通路，进而根据自噬程度决定细胞生存或凋亡，影响 AS 进程。

既往研究已证实补肾软坚方药治疗 AS 性疾病疗效肯定，可以通过调节氧化应激和炎症反应来防治 AS 性疾病，其有效单体 TSG 能够通过保护血管内皮细胞来预防和保护 AS 发生发展。本实验观察 TSG 对 Hcy 诱导的内皮细胞凋亡及细胞凋亡率的影响，以及 TSG 对 Hcy 损伤内皮细胞 IRE1-XBP1 自噬途径中自噬小泡形成和 GRP78、p-IRE1α、XBP1s、Beclin1、LC3β 蛋白表达的影响。探讨 TSG 抗 Hcy 诱导内皮细胞凋亡的可能作用途径及相关调控机制，为 AS 的防治提供新的策略和治疗靶点。

（一）材料与方法

1. 细胞株　EA.hy926 人脐静脉细胞融合细胞株。

2. 主要试剂和药品　胎牛血清（FBS）、噻唑蓝（MTT）、Hoechst33342/PI 细胞凋亡与坏死检测试剂盒、Annexin V-FITC/PI 细胞凋亡检测试剂盒、BCA 法蛋白质浓度测定试剂盒、4×SDS 蛋白上样缓冲液（含 DTT）、彩色预染高分子蛋白质分子量标准品、ECL 化学发光试剂盒、GRP78/BIP 抗体（ab21685）、CHOP 抗体（#2895）、beta-Actin 抗

体（bs-0061R）、羊抗兔 IgG/HRP、p-IRE1α 抗体（ab48187）、XBP1s 抗体（#12782）、Beclin1 抗体（ab21685）、LC3β 抗体（L7543）、羊抗兔 IgG/FITC、单丹磺酰尸胺（Mono dansyl cadaverine, MDC）、抗荧光衰减封片剂。

3. 方法

（1）细胞培养　同第四章第四节。

（2）细胞分组与处理

培养细胞：取对数生长期的血管内皮细胞 EA.hy926 均匀接种于 96 孔培养板、24 孔培养板、6 孔培养板、25cm² 培养瓶中。

同步化：待细胞贴壁并生长至融合状态后，弃去旧的培养液，D-hanks 润洗 2 遍，用含 0.5%FBS 的 DMEM 培养基培养 24h，使细胞周期同步于 G_0/G_1 期。

给药：弃去旧的培养液，D-hanks 润洗 2 遍，各组处理方案如下：

① Control 组：置换含 0.5%FBS 的 DMEM 高糖培养基继续培养 48h。

② TSG 组：置换含 0.5%FBS 和 100μM TSG 的 DMEM 高糖培养基继续培养 48h。

③ Hcy 组：置换含 0.5%FBS 的 DMEM 高糖培养基继续培养 24h 后，置换含 0.5%FBS 和 500μM Hcy 的 DMEM 高糖培养基培养 24h。

④ Hcy + TSG 组：置换含 0.5%FBS 和 100μM TSG 的 DMEM 高糖培养基培养 24h 后，根据实验所用培养液含量，加入相应体积 Hcy 母液令其终浓度为 500μM，继续对细胞进行干预 24h。

⑤ Hcy + 4-PBA 组：置换含 0.5%FBS 和 1mM 4-PBA 的 DMEM 高糖培养基培养 24h 后，根据实验所用培养液含量，加入相应体积 Hcy 母液令其终浓度为 500μM，继续对细胞进行干预 24h。

（3）MTT 比色法检测血管内皮细胞活力　同第四章第九节实验二。

（4）内皮细胞凋亡的形态学观察　同第四章第九节实验二。

（5）流式细胞术测定内皮细胞凋亡率　细胞接种于 6 孔板，校正组共 4 组，分别为空白对照组、阳性对照双染组、单染 Annexin V-FITC 组、单染 PI 组；实验组共 5 组，分别为 Control 组、50μM、100μM、500μM、1mM Hcy 组，处理同"方法"（2）。给药干预结束后，同时处理实验组与校正组，离心、染色、进行流式细胞仪检测。

（6）MDC 荧光染色检测内皮细胞自噬小泡

①给药干预结束后，弃去 96 孔培养板中旧的培养液，D-hanks 润洗 3 次，2min/ 次。

②每孔中加入 100μL MDC 染色工作液，37℃培养箱中避光培养 1.5h；1.5h 后终止

培养，小心吸弃孔内培养上清液，PBS 润洗 3 次，5min/ 次。

③4% 多聚甲醛室温固定细胞 15min，15min 后弃去固定液，PBS 润洗 3 次，5min/ 次。

④将 96 孔培养板放于倒置荧光显微镜下，观察细胞自噬小泡变化并拍照。

（7）免疫荧光法检测内皮细胞自噬调节蛋白 Beclin1 的表达　处理细胞爬片、细胞固定、封闭、一抗二抗反应、复染、封片和观察。

（8）Western blotting 法检测内皮细胞　ERS 相关蛋白 GRP78、p-IRE1α、XBP1s 和自噬相关蛋白 Beclin1、LC3β 的表达：提取总蛋白、BCA 法测定细胞总蛋白的浓度、SDS-PAGE 胶的制备、电泳、凝胶转膜、蛋白质免疫印迹反应、化学发光显影及凝胶图像分析。

4. 统计学方法　运用 SPSS 17.0 对数据进行统计学处理，计量资料数据均用均值 ± 标准差（$\bar{x} \pm s$）表示，多组间比较采用单因素方差分析。

（二）结果

1. TSG 对 Hcy 干预下血管内皮细胞活力的影响　TSG（100μM）组与 Control 组血管内皮细胞活力相比较，差异无显著性（$P > 0.05$）；与 Hcy 组比较，Hcy+TSG（100μM）组和 Hcy+4-PBA（1mM）组能够明显增加血管内皮细胞活力，差异有显著性（$P < 0.01$）；而 Hcy+TSG（100μM）组与 Hcy+4-PBA（1mM）组相比较，提高血管内皮细胞活力的作用相近，差异不显著（$P > 0.05$）。说明 100μM TSG 可以有效提高 Hcy 诱导的血管内皮细胞活力下降，其作用不弱于 1mM 4-PBA。实验重复 3 次，结果趋势相同。（见表 4-13，图 4-55）

表 4-13　TSG 对 Hcy 诱导的血管内皮细胞活力的影响（$\bar{x} \pm s$, n=5）

组别	OD 值	细胞活力（%）
Control	$0.899 \pm 0.021^{\#}$	$100.00 \pm 2.380^{\#}$
TSG（100μM）	$0.881 \pm 0.039^{\blacktriangle\#}$	$97.987 \pm 4.349^{\blacktriangle\#}$
Hcy	$0.565 \pm 0.023^{*}$	$62.803 \pm 2.549^{*}$
Hcy+TSG（100μM）	$0.747 \pm 0.069^{*\#\&}$	$83.037 \pm 7.649^{*\#\&}$
Hcy+4-PBA（1mM）	$0.775 \pm 0.053^{*\#}$	$86.162 \pm 5.919^{*\#}$

注：与 Control 组比较，$^{*}P < 0.01$，$^{\blacktriangle}P > 0.05$；与 Hcy 组比较，$^{\#}P < 0.01$；与 Hcy + 4-PBA（1mM）组比较，$^{\&}P > 0.05$。

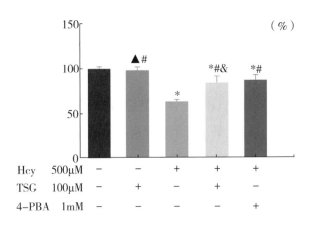

图 4-55　TSG 对 Hcy 诱导的血管内皮细胞活力的影响

注：与 Control 组比较，$^*P < 0.01$，$^\blacktriangle P > 0.05$；与 Hcy 组比较，$^\#P < 0.01$；与 Hcy + 4-PBA（1mM）组比较，$^\&P > 0.05$。

2. TSG 干预 Hcy 诱导的血管内皮细胞凋亡的形态学观察

（1）**倒置相差显微镜下观察细胞形态**　倒置相差显微镜下观察发现（见附录图 4-56），与 Control 组相比，Hcy 组细胞贴壁能力降低，细胞间空隙加大，细胞数目明显减少，细胞皱缩变圆并且胞质出现大量空泡和颗粒物。用 TSG 和 4-PBA 干预后能够明显改善 Hcy 造成的细胞形态损伤，细胞数和细胞密度均明显提高，细胞形态趋于规则饱满，胞质中空泡和颗粒物明显减少。提示 TSG 和 4-PBA 干预后能明显减轻 Hcy 诱导的内皮细胞损伤，TSG 具有抑制血管内皮细胞损伤的作用。

（2）**倒置荧光显微镜下以 Hoechst33342/PI 染色检测细胞凋亡与坏死**　经 Hoechst 33342/PI 染色后，于倒置荧光显微镜下观察内皮细胞的凋亡情况（见附录图 4-57）。用紫外线激发后，Control 组的内皮细胞核呈低密度均匀蓝染，细胞核形态规则，核膜完整，而 Hcy 组中细胞核数目较 Control 组减少，细胞核出现固缩，呈致密浓染，发出高亮度蓝色荧光，可见凋亡小体。与 Hcy 组相比，Hcy+TSG 组和 Hcy+4-PBA 组中细胞核数增多，呈低密度均匀蓝染的细胞核比例增加，呈高亮度蓝色致密浓染的细胞核明显减少，提示凋亡细胞减少。用绿色光激发后，Control 组少量细胞核呈低密度红色荧光或大量细胞核不被 PI 着色，而 Hcy 组中部分细胞核呈现致密浓染的高亮度红色荧光，用 TSG 和 4-PBA 干预后，呈高亮度红色荧光的细胞核明显减少，提示坏死细胞减少。表明 TSG 和 4-PBA 可以明显减少 Hcy 诱导的内皮细胞凋亡和坏死，TSG 具有抑制内皮细胞凋亡的作用。

3. TSG 干预 Hcy 诱导的血管内皮细胞凋亡率测定　根据流式细胞仪检测结

果（见表4-14，附录图4-58，图4-59），与Control组相比，Hcy组细胞存活率明显下降，细胞凋亡率明显增高，差异均具有显著性（$P < 0.01$）。与Hcy组相比，Hcy + TSG（100μM）组和Hcy + 4-PBA（1mM）组均能够明显提高细胞存活率，降低细胞早期凋亡率与总死亡率，差异均具有显著性（$P < 0.01$）。而将Hcy + TSG（100μM）组和Hcy + 4-PBA（1mM）组对内皮细胞存活率和凋亡率的影响相比较，差异不显著（$P > 0.05$）。实验重复3次，结果趋势相同，提示TSG和4-PBA可以明显下调Hcy诱导的血管内皮细胞凋亡率，TSG具有抑制内皮细胞凋亡的作用，并且作用不弱于4-PBA。

表4-14　TSG对Hcy诱导的血管内皮细胞凋亡率的影响（%，$\bar{x} \pm s$, n=3）

组别	存活率	早期凋亡率	晚期凋亡和坏死率	总死亡率
Control	85.63 ± 1.06	6.50 ± 0.60	5.78 ± 1.04	12.28 ± 1.63
Hcy	63.31 ± 1.07[*]	23.10 ± 1.23[*]	10.34 ± 0.64[*]	33.44 ± 1.08[*]
Hcy+TSG（100μM）	74.44 ± 0.62[*#&]	11.21 ± 1.13[*#&]	7.32 ± 0.87[#&]	18.54 ± 0.84[*#&]
Hcy+4-PBA（1mM）	73.97 ± 1.45[*#]	11.86 ± 0.50[*#]	6.87 ± 0.89[#]	18.73 ± 0.39[*#]

注：与Control组比较，[*]$P < 0.01$；与Hcy组比较，[#]$P < 0.01$；与Hcy + 4-PBA（1mM）组比较，[&]$P > 0.05$。

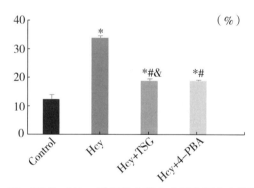

图4-59　TSG对Hcy诱导的血管内皮细胞凋亡率的影响

注：与Control组比较，[*]$P < 0.01$；与Hcy组比较，[#]$P < 0.01$；与Hcy + 4-PBA组比较，[&]$P > 0.05$。

4. TSG对Hcy诱导的血管内皮细胞自噬的影响

（1）倒置荧光显微镜下以MDC染色检测细胞自噬小泡　MDC染色后，使用倒置荧光显微镜观察内皮细胞自噬小泡的情况（见附录图4-60）。通过紫外激发MDC，Control组的内皮细胞中酸性自噬小泡呈现出高亮度蓝绿色荧光，胞质形态规则，而Hcy组中细胞胞浆呈低亮度不均匀蓝绿色。与Hcy组相比，Hcy+TSG组和Hcy+4-PBA组中高亮度均匀蓝绿色荧光增多，提示细胞中自噬小泡增多。

（2）倒置荧光显微镜下观察细胞自噬调节蛋白 Beclin1 的表达　荧光显微镜下观察内皮细胞胞浆中自噬调节蛋白 Beclin1 分布变化情况（见附录图 4-61）。Beclin 蛋白用 FITC 标记，激发光为蓝色荧光，发射光为绿色荧光。用蓝色荧光激发后，Control 组的内皮细胞胞浆呈致密浓染，发出高亮度绿色荧光，胞质形态规则，而 Hcy 组中细胞胞浆呈低亮度绿染，无完整胞质形态。与 Hcy 组相比，Hcy+TSG 组和 Hcy + 4-PBA 组中规则形态的细胞胞质增多，呈高亮度均匀绿染，呈低亮度绿染的不规则形态胞质明显减少，提示细胞自噬增加。通过紫外激发 DAPI 来观察细胞核的位置和形态变化，Control 组细胞核呈均匀蓝染，而 Hcy 组中细胞核呈现不均匀的蓝色荧光，提示细胞受损。用 TSG 和 4-PBA 干预后，呈高亮度致密蓝染的固缩状细胞核明显减少，提示凋亡细胞减少，表明 TSG 和 4-PBA 可以提高受损内皮细胞的自噬水平和抑制细胞凋亡。

5. TSG 对 Hcy 诱导的血管内皮细胞 ERS 相关蛋白 GRP78、p-IRE1α、XBP1s 和自噬相关蛋白 Beclin1、LC3β 表达的影响　如图 4-62 所示，与 Control 组比较，Hcy 组 ERS 标志蛋白 GRP78 表达明显增加；与 Hcy 组比较，用 TSG 和 4-PBA 干预后能够明显减少 Hcy 诱导的 GRP78 蛋白表达，差异均具有显著性（$P < 0.01$）。初步表明 TSG 和 4-PBA 可以抑制 Hcy 诱导的 ERS 发生。

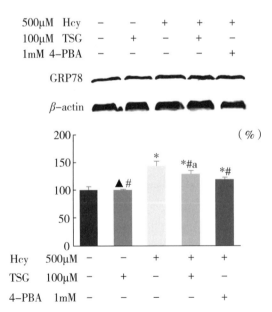

图 4-62　TSG 对 Hcy 诱导的血管内皮细胞 ERS 相关蛋白 GRP78 相对表达量的影响（$\bar{x} \pm s$，n=3）

注：与 Control 组比较，$^*P < 0.01$，$^▲P > 0.05$；与 Hcy 组比较，$^#P < 0.01$；与 Hcy + 4-PBA（1mM）组比较，$^aP < 0.05$。

如图 4-63 所示，与 Control 组比较，Hcy 组 p-IRE1α、XBP1s 表达增加，自噬调节蛋白 Beclin1 表达明显减少，差异具有显著性（ $P < 0.05$ 或 $P < 0.01$ ），与 Hcy 组比较，TSG 和 4-PBA 干预组能够明显减少 p-IRE1α、XBP1s 蛋白表达，增加 Beclin1 蛋白表达，差异具有显著性（ $P < 0.05$ 或 $P < 0.01$ ）。而 Hcy+TSG（ 100μM ）组与 Hcy+4-PBA（ 1mM ）组相比较，p-IRE1α、XBP1s 和 Beclin1 蛋白表达量相近，差异不显著（ $P > 0.05$ ）。如图 4-64 所示，与 Control 组比较，Hcy 组自噬蛋白 LC3β-II/I 相对表达量减少，差异具有显著性（ $P < 0.05$ ）。与 Hcy 组比较，用 TSG 和 4-PBA 干预后能够明显提高 LC3β-II/I 蛋白相对表达量，差异具有显著性（ $P < 0.01$ ）。实验重复 3 次，结果趋势相同，表明 TSG 和 4-PBA 均可以抑制 Hcy 诱导的 ERS 相关蛋白 GRP78、p-IRE1α、XBP1s 表达，同时促进自噬相关蛋白 Beclin1、LC3β-II/I 表达，提示 TSG 可能通过 ERS 自噬途径抑制血管内皮细胞凋亡。

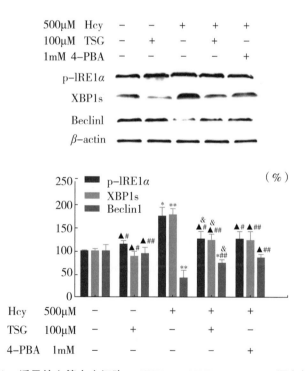

图 4-63　TSG 对 Hcy 诱导的血管内皮细胞 p-IRE1α、XBP1s、Beclin1 蛋白相对表达量的影响

（ $\bar{x}±s$, n=3 ）

注：与 Control 组比较，$^*P < 0.05$，$^{**}P < 0.01$，$^{▲}P > 0.05$；与 Hcy 组比较，$^{\#}P < 0.05$，$^{\#\#}P < 0.01$；与 Hcy+4-PBA（ 1mM ）组比较，$^{\&}P > 0.05$。

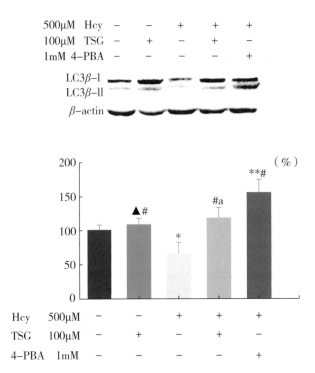

图 4-64　TSG 对 Hcy 诱导的血管内皮细胞 LC3β–II/I 蛋白相对表达量的影响（$\bar{x}\pm s$，n=3）

注：与 Control 组比较，$^*P < 0.05$，$^{**}P < 0.01$，$^{\blacktriangle}P > 0.05$；与 Hcy 组比较，$^{\#}P < 0.01$；与 Hcy + 4–PBA（1mM）组比较，$^aP < 0.05$。

（三）讨论

AS 是中老年人普遍存在的一种病变，其本质是人类随着衰老而发生的动脉壁退行性病理变化。从固护正气、抵御邪气的角度入手，能够提高防治 AS 的效果。血管内皮细胞的损伤及功能障碍是 AS 最早期的事件及发病的始动环节，在 AS 早期内皮细胞凋亡可以促进斑块形成。因此，维护血管内皮结构和功能的完整性在防治 AS 性疾病中具有重要的意义。运用中医药理论和方法，在 AS 发生早期斑块尚未完全成形之际，通过保护内皮细胞对早期 AS 进行干预以逆转或延缓本病的发展，以期为防治 AS 提供新的思路和方法。

国医大师阮士怡教授认为 AS 发生及斑块形成的主要病机在于"脾肾虚衰，痰浊停滞"，在此病机理论的指导下，研制了具有"益肾健脾、软坚散结"之功效的补肾软坚方药。本研究探讨了补肾软坚方药有效单体 TSG 抗 Hcy 诱导的血管内皮细胞凋亡的作用机制，初步揭示了 TSG 具有抗 Hcy 诱导的血管内皮细胞凋亡作用与 IRE1–XBP1 自噬途径相关。细胞根据 ERS 强度决定生存死亡，而这一过程与 XBP1s 密切相关，XBP1s 途径可能存在一种"开关"机制去调控细胞存亡。细胞的凋亡与自噬是近年的研究热点，二者相互影响，由 ERS 引起的细胞凋亡与自噬之间存在交互作用。有研究指出，在巨噬细胞中 XBP1s 瞬时过表达诱导自噬，并通过下调 Beclin1 促进巨噬细胞增殖，但其持续过表达会导致细胞凋亡。

本研究通过培养人脐静脉内皮细胞株 EA.hy926，建立 Hcy 诱导内皮细胞凋亡与 ERS 损伤模型，筛选 Hcy 损伤模型最佳作用浓度，结合中医"益肾健脾、软坚散结"的理论，以补肾软坚方药有效单体 TSG 为干预手段，以 IRE1-XBP1 自噬途径为切入点，在细胞层面研究 TSG 在防治 AS 保护血管内皮细胞过程中所发挥的作用。观察 TSG 抗 Hcy 诱导内皮细胞凋亡情况，以及 TSG 对 Hcy 诱导内皮细胞凋亡途径中 ERS 相关蛋白 GRP78、p-IRE1α、XBP1s、自噬相关蛋白 Beclin1、LC3β 表达的影响，初步探讨了 TSG 抗 Hcy 诱导内皮细胞凋亡的作用及其机制。研究所得结论如下：

①高浓度的 Hcy 具有一定细胞毒性，Hcy 诱导内皮细胞凋亡及 ERS 损伤模型最佳浓度为 500μM。

② TSG 具有抗 Hcy 诱导内皮细胞损伤的作用，能够提高受损内皮细胞的活力。

③ TSG 能够减少 Hcy 诱导内皮细胞凋亡数目，降低细胞凋亡率，表明 TSG 具有抑制 Hcy 诱导内皮细胞凋亡的作用。

④ TSG 能够抑制 Hcy 诱导的 ERS 相关蛋白 GRP78、p-IRE1α、XBP1s 表达，促进自噬相关蛋白 Beclin1、LC3β-II/I 表达，表明 TSG 可能是通过 IRE1-XBP1 途径影响内皮细胞自噬水平，进而调控 Hcy 诱导的内皮细胞凋亡。

第五章

补肾软坚方药在心脑血管疾病中的临床实践

第一节 补肾软坚方药对冠心病心功能改善的临床观察

大量的临床观察和实验室研究证明，采取补肾软坚方药治疗冠心病具有明显改善临床症状、缓解心绞痛、降低全血黏度和血小板聚集、抗血栓形成等治疗作用。在此基础上，研究者对门诊和住院冠心病患者采用二维超声心动图，动态观察了30例冠心病患者治疗前后的心脏解剖形态及心功能指标的各项变化情况。对补肾软坚方药治疗冠心病患者改善心功能状况的情况进行了初步临床研究，现总结如下。

（一）资料和方法

1. 病例来源 本资料所观察患者，门诊患者23例，住院患者7例，共30例。其中男性17例，女性13例，年龄最小43岁，最大85岁。平均年龄55.4岁；30例中以50岁和60岁两个年龄组最多，为21例。30例患者中，合并高血压的患者4例，陈旧性心肌梗死患者3例，并发慢性心功能不全患者6例，其余均为冠心病心绞痛患者。30例患者按中医辨证分型，气阴两虚型22例，阴虚阳亢型6例，气滞血瘀型8例。同时以26例健康者作为对照，男性16名，女性10名，年龄40~74岁，平均年龄52.2岁。

2. 观察指标 按照1979年全国心血管病会议修订的冠心病诊断标准，确诊为冠心病的患者，使用美国ADR4000型相控阵扇形超声心动图仪进行二维超声心动图检查，观察治疗前心脏的解剖形态，心功能指标，同时进行血液流变学、胆固醇、血脂蛋白、血小板聚集的检查。治疗3个月后，重复上述检查进行对比。

3. 计算方法 二维超声心动图测量方法：分别在收缩末期和舒张末期测量，收缩末期在左心室最大向心收缩时停顿测量，舒张末期以同步记录Ⅱ导心电图QRS波起点为准停顿测量。主动脉内径在左心室长轴观测量，从主动脉前壁曲线下缘测至后壁曲线上缘之垂直距离。主动脉活动幅度测量主动脉根部前壁曲线最高点与最低点之间的垂直距离。

左心室容积计算法：以长轴径测定值采用改良的立方体积公式：$V=D^3 \times [7/(2.4+D)]$，心搏出量公式：$SV=LVEDV-LVESV$，心每分输出量计算公式：$CO=SV \times HR$，心脏指数计算公式：$CI=CO/BSA$，心脏射血分数计算公式：$EF=(SV/LVEDV) \times 100$，平均周边缩短率计算公式：$mvcf=(Dd-Ds)/(ET \times Dd)$。

（二）结果

1. 心脏解剖形态治疗前后的变化

① 30 例冠心病患者治疗前主动脉内径均呈一定程度扩张，扩张最明显者 36mm，平均 32.28mm。与正常对照组平均 28.58mm 相比，有明显的差异。

② 30 例冠心病患者主动脉运动幅度有一定的降低，全部在 5~10mm，平均 8.07mm；而正常对照组均在 6~13mm，平均 9.65mm。但二者经统计学处理没有明显差异。

③ 30 例冠心病患者左心室舒张末期，内径 < 50mm 者 10 例，≥ 51mm 而 ≤ 55mm 者 7 例，56mm 以上者 13 例，内径最大者达 64mm；平均舒张末期内径 53.48mm。而正常对照组，左心室舒张末期内径 ≤ 50mm 者 20 例，≥ 51mm 而 ≤ 55mm 者 6 例，其内径最大者 54mm，平均舒张末期内径 48.53mm。两者比较差异有显著性。

④冠心病组左心室收缩末期内径约 47~31mm，平均 40.66mm，与舒张末期之差约 9~19mm，平均差值为 12.82mm；而正常对照组左心室收缩末期内径约 30~35mm，平均 33.65mm，其与左心室舒张末期之差约 12~20mm，平均差值为 14.86mm，两组差异有显著性。说明冠心病患者左心室收缩幅度和室壁顺应性下降。（见表 5-1）

表 5-1 对照组与冠心病组心脏形态比较（$\bar{x} \pm s$）

	正常对照组（n =26）	冠心病组（n=30）
主动脉内径	28.53mm ± 0.72	32.28mm ± 0.64[*]
主动脉运动幅度	9.65mm ± 0.45	8.07mm ± 0.38
左心室舒末内径	48.53mm ± 0.62	53.48mm ± 0.86[*]
左心室收末内径	33.65mm ± 0.37	40.66mm ± 0.86[*]
舒末与收末内径差	13.86mm ± 0.31	12.8mm ± 0.26[*]

注：与正常对照组比较，[*]$P < 0.05$。

为了观察补肾软坚方药对冠心病患者心脏解剖形态的改善情况，我们对治疗 3 个月以上的患者复查了二维超声心动图。结果表明，这一疗法除了改善冠心病患者主动脉运动幅度与治疗前比较差异有显著性外，其余各项均有较好的效果。（见表 5-2）

表 5-2　冠心病患者心脏形态治疗前后比较（n=30，$\bar{x} \pm s$）

	治疗前	治疗后	P 值
主动脉内径	32.28mm ± 0.64	30.93mm ± 0.32	＜ 0.05
主动脉运动幅度	8.07mm ± 0.38	8.93mm ± 0.38	＞ 0.05
左心室舒末内径	53.48mm ± 0.86	51.34mm ± 0.84	＜ 0.05
左心室收末内径	40.66mm ± 0.80	36.07mm ± 0.75	＜ 0.05
舒末与收末内径差	12.82mm ± 0.26	15.27mm ± 0.51	＜ 0.05

2. 心功能状态治疗前后的改变

① 30 例冠心病患者在治疗前其左心室每搏输出量约 37~79mL，平均为 61.07mL，对照组左心室每搏输出量约 52~81mL，平均为 69.73mL，两组差异有显著性。

②冠心病组左心室射血分数平均为 45.79%，正常对照组为 58.01%。

③ 30 例冠心病患者心排血量约 3.41~5.69L，平均为 4.09L，正常对照组心排血量约 3.62~5.97L，平均为 4.98L。

④冠心病患者心脏指数平均为 2.03L/min/m²，正常对照组为 2.65L/min/m²。

⑤平均周边缩短率，冠心病组为 1.01 周边 /sec；正常对照组为 1.53 周边 /sec。以上两组比较差异均有显著性。（见表 5-3）

表 5-3　正常对照组与冠心病组心功能比较（$\bar{x} \pm s$）

	正常对照组 n=26	冠心病组 n=30	P 值
每搏输出量	69.73mL ± 1.89	61.07mL ± 2.40	＜ 0.05
射血分数	58.01 ± 2.58%	45.79 ± 1.03%	＜ 0.05
心排血量	4.98L ± 0.12	4.98L ± 0.18	＜ 0.05
心脏指数	2.59 ± 0.21	2.03 ± 0.15	＜ 0.05
平均周边缩短率	1.53 ± 0.03	1.01 ± 0.06	＜ 0.05

从上述情况可以看到，冠心病患者心功能情况与对照组比较均有一定程度的降低。冠心病组 30 例患者经"益肾健脾、软坚散结"法治疗 3 个月后，其心功能状态均较治

疗前有一定程度的改善。心脏每搏输出量平均增加 9.38mL，达到 70.45mL，射血分数平均增加 8.76%，达到 54.35%；心排血量平均增加 0.69L，达到 4.78L/min。心脏指数和平均周边缩短率也有明显提高，其差异有显著性。（见表 5-4）

表 5-4　冠心病患者心功能治疗前后变化（$\bar{x}\pm s$）

	治疗前	治疗后	P 值
每搏输出量	61.07mL ± 2.40	70.45mL ± 2.19	< 0.05
射血分数	45.79 ± 1.03%	54.55 ± 0.91%	< 0.05
心排血量	4.09L ± 0.18	4.78L ± 0.27	< 0.05
心脏指数	2.03 ± 0.15	2.67 ± 0.11	< 0.05
平均周边缩短率	1.01 ± 0.06	1.41 ± 0.07	< 0.05

（三）讨论

应用超声心动检查诊断心脏及大血管疾病，是近年来迅速发展起来的无创性检测手段之一。这种诊断方式具有操作简单、无创伤、无痛苦、重复性好、诊断准确等优点，尤其是二维超声心动图，使其临床应用得到了进一步的发展。大量的临床应用实践证明，超声心动图的动态检查，可提供药物对心脏作用的客观指标，可以对药物进行自身对比观察，在临床有较大的实用价值。

本研究通过对 30 例冠心病患者进行二维超声心动图检查，表明冠心病患者均存在主动脉内径增宽和运动幅度降低，说明主动脉管壁的顺应性下降。同时，受心肌供血不足的影响，左心室的顺应性亦有降低，表现为左心室舒张末期内径扩大，而收缩末期内径之差减少，从而导致每搏输出量、射血分数和心排血量等指标下降，与正常对照组相比差异有显著性。分析此结果可知，冠心病患者心功能降低的主要原因多是心肌缺血或梗死导致左心室收缩无力，或由于心肌缺血缺氧导致心肌细胞变性而退化，心肌的顺应性降低，收缩无力而出现心功能下降。

中医学认为，心主血脉且与脾肾的关系最为密切。脾主运化而使水谷精微化赤为血，不断满足血液代谢的需要；肾主藏精为元气之根、生命之本，是机体阳气生发之源，对心阳推动血脉的运行和温煦脾脏、使水谷精微化赤为血的功能起着重要作用。当人体进入老年初期，脏腑的这种功能发生了明显的变化，首先是"五八肾气衰，……阳气衰竭于上"，同时出现"年四十而阴气自半"的生理退化现象。机体的这一变化影响到心脏主要是血脉运行功能降低；另一方面，脾主运化水谷精微化赤生血的功能减弱，而生湿化痰的惰性作用增多，痰湿随精入血，无处不至而阻碍血液的运行。同时，这一代谢产物沉积于血脉中，成为导致动脉粥样硬化的重要因素。故金元时期的医家李东垣在论述治疗心病时提出"心者，君主之官，……善治斯疾者，惟在调和脾胃，使心无凝滞"，基于这一理论，在大量临床实践的基础上，提出了补肾软坚法防治冠心病的治疗法则，以期减慢或改善这一生理退化现象，达到增强心主血脉运行和减轻动脉粥样硬化的治疗效果。

通过采用二维超声心动图对 30 例患者的治疗前后观察，证明补肾软坚方药具有显著的改善冠心病心功能状态，改善和恢复主动脉和左心室心肌的顺应性，增强心肌收缩力，提高射血分数，增加每搏输出量、心排血量和心脏指数等作用。

第二节 补肾软坚方药对动脉硬化患者血栓素、前列环素及性激素影响的观察

补肾软坚方药是长期临床实践中，根据中老年患者多虚、多痰瘀的病理特点，结合现代医学理论，创制的治疗中老年动脉硬化性疾病的方药，临床应用效果颇佳，能显著改善中老年患者多种虚衰症状和体征。动物实验及平滑肌细胞培养表明，该方药具有延缓和抵抗大鼠内膜增厚、减少胶原纤维增生、改善细胞超微结构、降脂、降低过氧化脂质含量的作用。为从多方面探讨该法方药作用机理，本研究于 1987~1989 年对部分患者进行了服药前后垂体 - 性腺激素和血栓素 B_2（TXB_2）、前列环素（PGI_2）的测定，现将观察结果总结如下。

（一）资料和方法

1. 病例来源 1987 年至 1989 年我院门诊及住院患者，年龄自 45 岁开始，最大年龄 86 岁，平均年龄 61.5±4.13 岁，男性 68 例，女性 32 例（均为绝经后）。其中冠心病患者 63 例，高血压患者 24 例，脑血管疾病患者 13 例，上述患者中合并糖尿病者 14 例，合并心肌梗死者 7 例。

2. 观察指标 患者服用"益肾健脾、软坚散结"功效的补肾软坚方药（中成药制剂），每次 6 片，每日 3 次，3 个月为 1 个疗程，此期间不用其他任何相关药物。3 个月后测定患者服药前后血中垂体 - 性腺激素及 TXB_2、PGI_2 的变化。

（二）结果

1. 68 例男性患者服药前后雌二醇（E_2）、睾酮（T）及黄体生成素（LH）的变化

从表 5-5 看出，患者服药后 T 值有所上升，较治疗前有明显变化；而 E_2 值虽有所下降，但与治疗前比无明显差别；垂体分泌的 LH 值，治疗后较治疗前有所下降，差异有显著性。

表 5-5　68 例男性患者服药前后 E_2、T、LH 对比（$\bar{x}+s$）

分组	n	E_2（pg/mL）	T（ng/mL）	LH（mIU/mL）
服药前	68 例	22.75 ± 4.25	463.00 ± 103.96	55.80 ± 8.34
服药后	68 例	18.14 ± 3.71	682.00 ± 153.30	44.07 ± 6.79
P 值		> 0.05	< 0.01	< 0.01

2. 32 例女性患者服药前后雌二醇（E_2）、睾酮（T）、促卵泡激素（FSH）对比

表 5-6 说明女性患者服药后 E_2 值明显上升，较治疗前有明显变化，其 T 值治疗后较治疗前稍有上升，而 FSH 值治疗后明显下降，与治疗前比有显著差异。

表 5-6　32 例女性患者服药前后 E_2、T、FSH 对比（$\bar{x}+s$）

分组	n	E_2（pg/mL）	T（ng/mL）	FSH（mIU/mL）
服药前	32 例	23.16 ± 3.05	33.68 ± 4.76	133.29 ± 18.60
服药后	32 例	38.12 ± 5.07	33.52 ± 4.97	92.98 ± 25.00
P 值		< 0.05	> 0.05	< 0.01

3. 33 例患者服药前后血栓素 B_2（TXB_2）与前列环素（PGI_2）对比

表 5-7　33 例患者服药前后 E_2、T、FSH 对比（$\bar{x}+s$）

分组	n	TXB_2（pg/mL）	PGI_2（pg/mL）
服药前	33 例	249.50 ± 22.30	230.00 ± 23.50
服药后	33 例	127.50 ± 13.06	375.60 ± 43.50
P 值		< 0.01	< 0.01

（三）讨论

中医学认为，肾主人体的生殖、生长、发育及衰老，脾主营养运化水谷，两者具有主管人体先后天功能的作用。《素问·上古天真论》云："女子……六七，三阳脉衰于上，面皆焦，发始白。七七，任脉虚，太冲脉衰少，天癸竭，地道不通，故形坏而无子也。""丈夫……五八，肾气衰，发堕齿槁。六八，阳气衰竭于上，面焦，发鬓颁白。七

八，肝气衰，筋不能动。八八，天癸竭，精少，肾脏衰，形体皆极，则齿发去。"说明脾肾衰弱在人体衰老中的重要作用。众所周知，气血津液代谢有赖于脾的健运、肾的温煦与推动作用。随着机体的增龄，脾日渐失于健运，肾亦推动温煦无力，导致气血津液代谢失常，津液失于运化，不能正常敷布、排泄，停着于体内，聚而为痰，血脉运行失常，停于脉络成为瘀血，痰瘀相搏加重机体代谢紊乱，加速衰老的进程。

现代医学研究表明，丘脑－垂体－靶腺在衰老过程中具有重要作用。随着机体的增龄，人体的性腺功能逐渐降低，性激素分泌水平逐渐减少，而丘脑－垂体分泌激素水平在一定范围内呈负反馈性增高。许多资料认为丘脑－垂体－靶腺的功能减退，可以通过药物治疗，得到一定程度的改善。

近年来许多研究表明，血小板与动脉硬化密切相关，血小板聚集并释放活性因子是引发动脉硬化的重要因素，其中血栓素 A_2（TXA_2）作为血小板代谢的中间产物具有强烈的缩血管、促进血小板释放凝血因子的作用。由于其稳定性极差，在体内迅速转化为血栓素 B_2（TXB_2），并以此形式存在，而与其作用相反的前列环素（PGI_2）具有舒张血管、抑制血小板聚集的作用。因此，TXB_2 与 PGI_2 水平直接影响着血小板聚集功能，从而影响着动脉硬化的发展。

人体的衰老从生理角度讲是机体增龄的必然结果，但许多病理状态可以加速机体的衰老，其中动脉硬化就具有代表性。动脉硬化既是老年患者的常见病、多发病，又可以作为病理因素导致机体代谢障碍，加速细胞老化。因此，治疗动脉硬化性疾病可以作为延缓衰老的一个重要途径。

基于此认识，临床上对中老年动脉硬化患者我们予以具有"益肾健脾、软坚散结"功效的补肾软坚方药治疗。结果表明，该药不但可以改善中老年患者多种虚衰症状和体征，还可以改善和调节已经恶化的垂体性腺功能，同时具有降低血中 TXB_2 含量、提高 PGI_2 含量的作用，从而达到抗动脉硬化、延缓衰老的目的。

第三节　补肾软坚方药治疗肾虚痰瘀型冠心病心绞痛的临床观察

冠心病心绞痛是在冠状动脉狭窄的基础上，由于心肌负荷的增加引起心肌急剧的、暂时的缺血与缺氧的临床综合征，属中医"胸痹心痛"范畴。随着生活方式、饮食结构的改变，因内生痰浊、瘀血阻滞心脉发生胸痹心痛的患者日益增多。本研究在西药规范治疗的基础上加用补肾软坚方药治疗冠心病心绞痛，现总结如下。

（一）资料与方法

1. 病例来源　2008年8月～2010年3月在天津中医药大学第一附属医院就诊的肾虚痰瘀型冠心病心绞痛住院患者60例。

2. 诊断、纳入及排除标准

（1）诊断标准　西医诊断参考2007年中华医学会心血管病学分会《慢性稳定性心绞痛诊断与治疗指南》，符合以下条件任意两项者可诊断：①普通心电图有缺血改变；②次极量运动试验心电图阳性；③冠状动脉造影或计算机体层血管成像（CTA）提示冠状动脉至少一支主要分支管腔直径狭窄在50%以上，经或未经血运重建治疗；④明确的冠心病病史且病程大于1年者。心绞痛分级参照加拿大心血管学会（CCS）心绞痛严重程度分级。中医诊断标准参考2002年《中药新药临床研究指导原则》的中医证候诊断标准。

（2）纳入标准　年龄40~75岁；符合冠心病心绞痛西医诊断标准，每周心绞痛发作＞2次的Ⅰ～Ⅲ级稳定型心绞痛患者；中医辨证为肾虚痰瘀证者；受试者知情，自愿签署知情同意书。

（3）排除标准　急性冠脉综合征或有Ⅳ级劳力型心绞痛；近3个月内拟行血运重建术者；合并高血压（血压≥180/110mmHg）；严重心、肺功能不全；严重心律失常如快速心房颤动、心房扑动、阵发性室上性心动过速、Ⅱ型以上房室传导阻滞，完全性束支传导阻滞者；合并肝、肾、造血系统等严重原发性疾病，肝功能谷丙转氨酶（ALT）＞正常值上限者，肾功能肌酐（Cr）＞3mg/dL者；合并胃食管反流、重度神经官能症、更年期综合征、颈椎病所致胸痛患者；精神病患者；妊娠或哺乳期妇女；过敏体质者。

（4）剔除病例标准　不符合病例纳入标准或符合排除标准者；未按实验方案用药者；无任何治疗后访视记录者。

随机将60例患者分为治疗组和对照组，每组30例。治疗组中男性13例，女性17例，年龄（58.38±19.87）岁，病程（9.11±4.85）年；对照组中男性11例，女性19例，年龄（56.50±10.27）岁，病程（9.73±5.31）年。

3. 治疗方案　对照组采用常规西药治疗。根据病情口服阿司匹林、β-受体拮抗剂、血管紧张素转换酶抑制药（ACEI）、血管紧张素受体阻滞药（ARB）、他汀类、硝酸酯类等药物，并静脉输注果糖二磷酸钠注射液10mg，每日1次。

补肾软坚组在常规西药治疗基础上加用补肾软坚方药（中成药制剂，天津中医药大学第一附属医院院内制剂，组成：党参、丹参、杜仲、桑寄生、龟甲、淫羊藿、何首乌、石菖蒲、茯苓、砂仁、夏枯草、海藻等），每片相当于生药 0.5g，每次 6 片，每日 3 次。观察时间为 2 周。

4. 观察指标　主要临床症状（胸痹心痛症状及心绞痛症状）。心电图、血脂及血小板聚集率、血栓素 B_2（TXB_2）及 6- 酮 – 前列腺素 $F_{1\alpha}$（6- 酮 -$PGF_{1\alpha}$）水平。一般体检项目，安全性指标。

5. 疗效判定标准　参考 2002 年《中药新药临床研究指导原则》中医证候标准。

（1）**胸痹心痛证候**　显效：临床症状、体征明显改善，证候积分减少 > 70%；有效：临床症状、体征均有好转，证候积分减少 > 30%；无效：临床症状、体征无明显改善，甚或加重，证候积分减少 < 30%；加重：临床症状、体征均有加重，证候积分减少 < 0。

（2）**心绞痛症状疗效**　显效：劳力型心绞痛，治疗后心绞痛症状分级降低两级，原为 I 级、II 级者心绞痛消失，不用硝酸甘油；有效：劳力型心绞痛，治疗后心绞痛症状降低一级，硝酸甘油减用一半以上，原为 I 级者心绞痛基本消失，不用硝酸甘油；无效：症状及硝酸甘油用量无改变，或虽有所减少，但未达到有效程度者；加重：疼痛发作次数、程度及持续时间加重，或心绞痛升级，硝酸甘油用量增加。

（3）**心电图疗效**　显效：心电图恢复大致正常或达到正常心电图；有效：ST 段的降低在治疗后回升 > 0.05mV，但未达到正常水平，在主要导联倒置的 T 波改变变浅（> 25%）或 T 波由平坦变直立，房室或室内传导阻滞改善；无效：心电图基本同前。

6. 统计学方法　数据采用 SPSS 11.5 软件进行统计学分析。采用双侧检验。计量资料用 t 检验；计数资料用 χ^2 检验。$P < 0.05$ 时，具有统计学意义。

（二）结果

1. 两组治疗前一般情况　采用随机数字表法，按住院顺序随机将 60 例患者分为两组。对照组 30 例（常规西药），补肾软坚组 30 例（常规西药加补肾软坚方药）。两组性别、年龄、体重、病程差异不显著（$P > 0.05$），具有可比性；两组间合并疾病、心绞痛分级、胸痹心痛证候总积分、心绞痛分级量化积分比较，差异亦不显著（$P > 0.05$），具有可比性。（见表 5-8、表 5-9）

表 5-8　两组治疗前一般情况比较（$\bar{x} \pm s$）

组别	n	性别（例）		年龄	体重	病程	冠心病史（例）		
		男	女	岁	kg	年	陈旧心梗	PCI 术后	CABG 术后
对照组	30	11	19	56.50 ± 10.27	57.25 ± 11.33	9.73 ± 5.31	3	5	2
补肾软坚组	30	13	17	58.38 ± 19.87	56.64 ± 9.96	9.11 ± 4.85	5	4	1

注：两组各项比较，均为 $P > 0.05$。PCI 为经皮冠脉介入术，CABG 为冠状动脉旁路移植术。

表 5-9　两组治疗前合并疾病、心绞痛、胸痹心痛情况比较

组别	合并疾病（例）			心绞痛分级（例）			胸痹心痛	心绞痛分级
	高血压病	糖尿病	高脂血症	Ⅰ级	Ⅱ级	Ⅲ级	分	分
对照组	22	16	13	11	19	0	32.68 ± 4.34	14.41 ± 2.17
补肾软坚组	25	19	12	6	23	1	34.58 ± 4.13	14.22 ± 2.31

注：两组各项比较，均为 $P > 0.05$。

2. 临床症状改善情况

（1）胸痹心痛证候改善情况　如表 5-10 示，治疗组胸痹心痛证候改善优于对照组（$P < 0.05$）。

表 5-10　胸痹心痛证候改善情况

组别	n	显效（例）	有效（例）	无效（例）	加重（例）	总有效率（%）
对照组	30	5	16	9	0	70.00
补肾软坚组	30	17	11	2	0	93.33[△]

注：两组总有效率比较，[△]$P > 0.05$。

（2）心绞痛症状改善　如表 5-11 示，两组心绞痛症状改善情况比较，差异不显著（$P > 0.05$）。

表 5-11　心绞痛症状改善情况

组别	n	显效（例）	有效（例）	无效（例）	加重（例）	总有效率（%）
对照组	30	13	13	4	0	86.67
补肾软坚组	30	11	14	5	0	83.33

注：两组总有效率比较，$P > 0.05$。

（3）心电图改善情况　如表 5-12 示，两组心电图改善情况比较，差异不显著（$P > 0.05$）。

表 5-12　心电图改善情况

组别	n	显效（例）	有效（例）	无效（例）	加重（例）	总有效率（%）
对照组	30	11	12	7	0	76.67
补肾软坚组	30	9	13	8	0	73.33

注：两组总有效率比较，$P > 0.05$。

（4）实验室检查

①血脂变化：治疗前，两组血脂各项指标相比，差异不显著（$P > 0.05$），具有可比性。组间比较，治疗后补肾软坚组在升高高密度脂蛋白方面优于对照组（$P < 0.05$）。

②血小板聚集率变化：治疗后，补肾软坚组血小板聚集率较治疗前明显改善（$P < 0.05$）；组间比较，补肾软坚组在改善血小板聚集率方面优于对照组（$P < 0.05$）。（见表 5-13）

表 5-13　两组血小板聚集率的变化（$\bar{x} \pm s$）

组别	治疗前	治疗后
对照组	49.75 ± 9.61	49.64 ± 10.36
补肾软坚组	51.94 ± 8.97	$43.20 \pm 7.29^{\triangle *}$

注：与本组治疗前比较，$^{\triangle}P < 0.05$；与对照组治疗后比较，$^{*}P < 0.05$。

③血栓素变化情况：组内比较，治疗后均较治疗前明显降低（$P < 0.05$）；组间比较，差异不显著。（见表 5-14）

表 5-14　两组血栓素水平（$\bar{x} \pm s$）

组别	n	治疗前（pg/mL）	治疗后（pg/mL）
对照组	23	312.10 ± 40.61	112.85 ± 20.18
补肾软坚组	19	358.03 ± 56.18	$105.25 \pm 15.62^{\triangle}$

注：与本组治疗前比较，$^{\triangle}P < 0.05$。

④血浆 6- 酮 -PGF$_{1\alpha}$ 变化：组内比较，治疗后均较治疗前明显降低（$P < 0.05$）；组间比较差异不显著。（见表 5-15）

表 5-15　6- 酮 -PGF1α 水平（$\bar{x} \pm s$）

组别	n	治疗前（pg/mL）	治疗后（pg/mL）
对照组	23	8.74 ± 0.57	13.40 ± 0.99
补肾软坚组	19	7.92 ± 0.63	$19.10 \pm 6.90^{\triangle}$

注：与本组治疗前比较，$^{\triangle}P < 0.05$。

⑤安全性评价：两组在临床观察期间均未出现过敏反应、严重不良反应及毒副作用。一般体检项目，如血压、心率、心律等，血、尿、便常规，肝肾功能在治疗前后均未出现异常变化。

（三）讨论

既往研究结果显示，补肾软坚方药可减少丙二醛（MDA）和氧化型低密度脂蛋白（ox-LDL）的生成，增强超氧化物歧化酶（SOD）活力，清除氧自由基，减轻脂质过氧化损伤，延缓 ox-LDL 对组织的损伤，从始动环节抑制动脉粥样硬化斑块的形成；而且能够提高高密度脂蛋白（HDL-C）水平，调节一氧化氮（NO）水平，使之维持在一定范围内，改善内皮功能状态；下调氧自由基激活核转录因子（NF-κB）及相关炎症因子的表达，从而在保护血管内皮细胞中起重要作用。

本研究结果表明，在西药常规治疗基础上加用补肾软坚方药治疗肾虚痰瘀型冠心病心绞痛，可以明显改善患者胸痹心痛症状，优于对照组；在调节脂质代谢、抑制血小板聚集方面优于对照组。但在心绞痛症状及心电图改善方面，两组差异不显著，可能与本研究入选病例数少、病情相对较轻有关，也有可能此二者并不是评价该药疗效的有效指标。在正常状态下 TXA_2 和 PGI_2 保持动态平衡，具有保护血管功能完整，防止血小板聚集的作用。但在血管内皮受损伤时，血浆 TXA_2 升高，PGI_2 降低及 TXA_2/PGI_2 间平衡失调，可引起血管收缩、血小板聚集，促进血栓形成。这两种物质很不稳定，故以测定其稳定的代谢产物 TXB_2、6-酮-$PGF_{1\alpha}$ 来判断其含量。本研究结果显示，治疗前后 TXB_2 与 6-酮-$PGF_{1\alpha}$ 水平两组间比较差异不显著，但补肾软坚组有优于对照组的趋势，提示补肾软坚方药有可能通过调节患者的血栓素和前列腺素的水平，恢复二者动态平衡以产生保护血管内皮、抗栓效应。

入选本临床研究的患者，一部分经过血运重建且给予了西药规范治疗，但这些患者仍存在"不适"主诉，中医药在改善症状方面显示了明显优势，这表明在血运重建时代中医药仍有一定的应用空间。碍于研究经费有限等原因，本研究入选病例数偏少，且未能对患者的长期预后进行随访观察，其远期疗效未能体现。这也反映了当前中医药以疗效获得患者认可，但在评价方面却面临诸如特色疗效指标选择、干预、观察时长及样本大小确定等难题。在探索评价补肾软坚方药治疗冠心病心绞痛的疗效过程中，本研究获得以下有限经验：在病证结合的前提下，应首先合理筛选适宜疗效评价指标，如应当关注中医证候改善、适当关注实验室检查指标，建议更多观察生存质量、远期预后等改善情况。

第四节　补肾软坚方药干预不稳定型心绞痛
的临床疗效及其对血清炎症介质的影响

急性冠状动脉综合征（Acute coronary syndrome，ACS）是指冠状动脉粥样硬化斑块破裂或被侵蚀，激发形成完全或不完全的闭塞性血栓，成为该组临床综合征的病理基础。ACS 中包括不稳定型心绞痛（Unstable angina pectoris，UAP）、非 ST 段抬高心肌梗死（Non ST segment elevation myocardial infarction，NSTEMI）、ST 段抬高心肌梗死（ST segment elevation myocardial infarction，STEMI）。UAP 最主要的特点为冠脉病变局部斑块具有不稳定性，继发斑块的溃疡及破裂，使血小板在局部活化、聚集并形成血栓，引起冠脉完全或不完全的闭塞。这种特点决定了 UAP 既可恶化为 AMI，又可经积极治疗转为稳定型心绞痛（Stable angina pectoris，SAP）。

"炎症学说"被广泛认可为 UAP 发生、发展的主要发病机制之一。其病变过程中出现大量活化的单核-巨噬细胞及 T 淋巴细胞，与其分泌的细胞因子共同参与斑块破裂及血栓形成的过程。根据 T 细胞免疫应答功能的不同，可将其分为三个亚群：辅助性 T 细胞（Helper T cells，Th）、抑制性 T 细胞（Suppressor T cell，Ts）和细胞毒性 T 细胞（Cytotoxic T lymphocyte，CTL）；Th 淋巴细胞根据功能又分为 Th1、Th2 亚群。Th1 细胞分泌以白细胞介素 -2（IL-2）、干扰素 - γ（IFN-γ）为代表的细胞因子，主要介导细胞免疫；Th2 细胞分泌以白细胞介素 -4（IL-4）为代表的细胞因子，主要介导体液免疫。Th1/Th2 漂移是指 Th1 和 Th2 细胞中某一亚群功能占优势，另一亚群功能降低。Th1/Th2 关系的测定可以通过检测 T 细胞分泌的相关细胞因子来间接反映。研究认为，UAP 患者体内 Th1 反应占优势，可能导致斑块的破裂，引起 AMI 的发生。调节 Th1/Th2 漂移，抑制 Th1 细胞的过度激活或许能减轻 UAP 患者体内的炎症反应，为临床的治疗及疾病预后带来益处。

中医学认为，"胸痹"属本虚标实之证，本虚为气、血、阴、阳不足，标实为痰浊、瘀血、热毒等病理产物堆积，临床强调从"正虚邪实"两方面综合论治。我们认为，正邪关系可类比 Th1/Th2 配比关系，邪实正虚的免疫病理基础可以被认为是 Th1/Th2 漂移的一种体现。

本团队在结合临床观察与文献研究的基础上，认为胸痹之本虚标实、肾气不足为本病的基本病机，以补肾软坚方药补益先天之本，使鼓动有力，心阳得振。前期基础研究数据表明，补肾软坚方药能够保护血管，抑制氧化应激／炎症反应，改善血小板炎症，从而达到稳定 AS 斑块的目的；以"补肾软坚"为治则的中药方剂对改善 UAP 临床效果良好，现总结如下。

（一）资料与方法

1. 病例来源　2013 年 6 月～ 2014 年 4 月在天津中医药大学第一附属医院就诊的不稳定型心绞痛患者 60 例。

2. 诊断、纳入、排除标准

（1）诊断标准

西医诊断标准：参照中华医学会心血管病学分会和中华心血管病杂志编辑委员会制订的《不稳定型心绞痛和非 ST 段抬高心肌梗死诊断与治疗指南》。必须影像学诊断：冠脉造影或双源 CT 显示：至少一支主要冠状动脉或其主要分支的内径狭窄＞ 50%；并根据不稳定型心绞痛 Braunwald 分级，纳入低、中危险组。

中医辨证分型：参考"2002 年《中药新药临床研究指导原则》冠心病心绞痛的临床研究指导原则"相关内容及第七版中医学教材对胸痹（心痛）辨证的相关论述制订，结合专家经验和建议分析归纳：肾气不足证胸痛、胸闷，心悸气短，神疲乏力，腹胀纳差，腰膝酸软，舌淡，苔白或白腻，脉沉细。具有胸痛、胸闷主症之一，其他症状具有 2 项及以上，并有舌脉支持者，即可诊断。

（2）纳入标准　符合上述 UAP 的西医诊断标准及中医辨证分型标准者；年龄 45~80 岁；签署知情同意书。

（3）排除标准　其他心脏疾病、重度神经官能症等所致胸痛者；急性心肌梗死；心功能为Ⅲ级或Ⅳ级者；合并肝、肾、神经系统、造血系统等严重原发性疾病者；未被控制的高血压（1 周内静息偶测血压≥ 160/95mmHg）；糖尿病未达到控制标准者，或急性并发症者；精神异常或智力障碍不能完成问卷调查者；妊娠或哺乳期妇女；恶性疾病的晚期患者；其他：如依从性差，或住地过远，不能按期随访者。

3. 分组　随机将 60 例患者分为对照组及补肾软坚组。

对照组 30 例，男性 17 例，女性 13 例，平均年龄（63.28 ± 10.89）岁，平均病程（48.70 ± 3.20）月，PCI 术后患者占 57.3%，平均放置支架（1.02 ± 1.01）枚；补肾软坚组 30 例，男性 18 例，女性 12 例，平均年龄（65.02 ± 12.13），平均病程（48.10 ± 3.90）月，PCI 术后患者占 50%，平均放置支架（1.13 ± 1.65）枚。两组均衡性良好，经统计学处理，差异不显著（$P > 0.05$），具有可比性。

4. 治疗方案　各组均予以西医常规治疗，低盐低脂饮食，合并糖尿病患者予以医学营养学治疗及控制血糖，高血压病患者控制血压；根据病情选用拜阿司匹林、他汀类、硝酸甘油制剂、美托洛尔；补肾软坚组在西医常规治疗基础上加用补肾软坚方药（中成药制剂），每次 6 片，每日 3 次。两组疗程均为 4 周。

5. 观察指标　中医证候积分法及病情分级标准：参照《中药新药临床研究指导原则》制订的疗效评定标准进行评定，根据临床症状体征分为无、轻、中、重四个程度，分别赋值 0、2、4、6 分。心绞痛发作情况：依据心绞痛疼痛的次数、程度、持续时间及速效扩冠类药物的用量。"GRACE 评分危险分层"评估：将入组患者据此评估的 9 个方面进行评分，总分 ≥ 120 分为高危组，总分 < 120 分为中低危组。生存质量评估：西雅图心绞痛量表。理化指标：血清 INF-γ、IL-2、TNF-α、IL-4，采用酶联免疫吸附测定法（ELISA）检测，操作过程严格按说明书进行。

6. 疗效判定标准　参照《中药新药临床研究指导原则》中医症候疗效判定标准。显效：临床症状、体征明显改善，证候积分减少 ≥ 70%；有效：临床症状、体征均有好转，证候积分减少 ≥ 30%；无效：临床症状、体征无改善，甚或加重，证候积分减少 < 30%；加重：临床症状、体征均加重，证候积分减少 < 0。速效扩张冠状动脉药物（简称速效扩冠类药物，指硝酸甘油、速效救心丸等）停减率 =（治疗前用药片数 − 治疗后用药片数）÷ 治疗前用药片数 ×100%。

7. 统计学方法　采用 SPSS 17.0 统计软件，计量资料用 $\bar{x} \pm s$ 表示，治疗前后及组间比较，若符合正态分布则采用 t 检验，不符合正态分布则采用秩和检验，$P < 0.05$ 为差异有显著性。中医证候评分中的问题回答，治疗前后之差值采用秩和检验。采用卡方检验比较两组 GRACE 评分风险分层评估构成比及不良事件发生率，并列表描述本次试验所发生的不良事件。

（二）结果

1. 心绞痛积分及疗效比较

（1）治疗前后的心绞痛积分比较　补肾软坚组及对照组的积分皆明显降低，$P < 0.05$，治疗前后差异有显著性，提示治疗后各组心绞痛症状均得到明显缓解，且补肾软坚组疗效明显优于对照组。（见表 5-16）

表 5-16　心绞痛积分比较（$\bar{x} \pm s$）

组别	例数（n）	治疗前	治疗后
对照组	30	9.07 ± 1.82	3.50 ± 1.46
补肾软坚组	30	9.11 ± 1.73	2.41 ± 1.51[*△]

注：与治疗前比较，*P < 0.05；与对照组比较，△P < 0.05。

（2）心绞痛疗效比较　在心绞痛疗效比较方面，补肾软坚组的总有效率为 90.0%，显著优于对照组（70.0%），补肾软坚组治疗后的心绞痛疗效高于对照组，P < 0.05，表明补肾软坚组效果更佳。（见表 5-17）

表 5-17　心绞痛疗效比较（%）

组别	例数（n）	显效	有效	无效	总有效率
对照组	30	16.7	53.3	30.0	70.0
补肾软坚组	30	26.7[*]	63.3[*]	10.0[*]	90.0[*]

注：与对照组比较，*P < 0.05。

2. 治疗前后心绞痛发作情况及速效扩冠类药物减停率比较　治疗前后，补肾软坚组与对照组患者在心绞痛发作次数、持续时间方面均较治疗前明显降低（P < 0.01），速效扩冠类药物停减率明显升高。表明补肾软坚组与对照组的治疗均有效，补肾软坚组效果优于对照组。（见表 5-18）

表 5-18　各组治疗前后心绞痛发作情况及速效扩冠类药物停减率比较（$\bar{x} \pm s$）

组别	例数（n）	治疗	发作次数（次/w）	持续时间（min/次）	速效扩冠类药物停减率（%）
对照组	30	治疗前	8.5 ± 1.5	10.9 ± 2.9	51.7 ± 13.4
		治疗后	5.3 ± 1.0[*]	6.3 ± 2.8[*]	
补肾软坚组	30	治疗前	7.8 ± 1.1	9.0 ± 3.1	66.3 ± 9.1[△]
		治疗后	3.6 ± 1.7[*△]	3.9 ± 2.0[*△]	

注：与本组治疗前相比，*P < 0.01；与对照组相比，△P < 0.05。

3. 治疗前后血清炎症因子水平比较

（1）血清 INF-γ、IL-2、TNF-α 水平　补肾软坚组与对照组治疗后血清炎症因子 INF-γ、IL-2、TNF-α 水平较治疗前均下降（$P < 0.01$）。与对照组治疗后相比，补肾软坚组的 INF-γ、IL-2 水平明显低于对照组（$P < 0.05$），而补肾软坚组与对照组的 TNF-α 水平差异不显著。（见表 5-19）

表 5-19　血清 INF-γ、IL-2、TNF-α 水平比较（$\bar{x} \pm s$）

组别	INF-γ（ng/L）		IL-2（pg/mL）		TNF-α（pg/mL）	
	治疗前	治疗后	治疗前	治疗后	治疗前	治疗后
对照组	18.41 ± 3.24	11.02 ± 3.20*	32.74 ± 6.95	19.77 ± 6.09*	4.55 ± 0.86	2.86 ± 0.62*
补肾软坚组	17.84 ± 5.96	7.53 ± 2.05*△	31.97 ± 7.25	14.23 ± 4.79*△	3.92 ± 0.56	2.73 ± 0.46*

注：与同组治疗前比较，*$P < 0.01$；与对照组比较，△$P < 0.05$。

（2）血清 IL-4 水平比较　血清 IL-4 水平，补肾软坚组及对照组治疗前后比较、组间比较，差异均不显著（$P > 0.05$）。（见表 5-20）

表 5-20　血清 IL-4 水平比较（$\bar{x} \pm s$）

组别	例数（n）	IL-4（pg/mL）	
		治疗前	治疗后
健康组	30	18.87 ± 2.87	
对照组	30	11.85 ± 2.94	9.92 ± 3.19
补肾软坚组	30	10.99 ± 1.10	10.28 ± 3.42

注：补肾软坚组及对照组治疗前后比较、组间比较，差异均不显著（$P > 0.05$）。

4. **GRACE 评分与肾虚证积分相关性分析**　GRACE 评分（146.7 ± 10.54）分，肾虚证积分（27.31 ± 3.14）分。GRACE 评分与肾虚证积分的 Pearson 相关系数 r=0.902，P=0.000，为高度相关（r < 0.3 为低度相关，0.3 ≤ r ≤ 0.7 为中度相关，r > 0.7 为高度相关）。

表 5-21　肾虚证积分与相应的 GRACE 评分相关性

	肾虚证积分	GRACE 评分	Pearson 相关系数
补肾软坚组	27.31 ± 3.14	146.70 ± 10.54	0.902*

注：*在 0.01 水平（双侧）上显著相关。

5. **安全性及依从性比较**　两组患者治疗后均无明显不良反应出现。治疗前后血、尿、便常规及肝、肾功能检查未见明显变化。本研究于初期纳入 143 例受试者，脱落及提出脱组者 23 例，包括长期居住地非本地不能配合临床治疗及数据采集者，方案实施过程中实验数据全部及部分缺失者。其余患者行为与医嘱基本保持一致，具有良好的依从性，说明本研究的临床干预方案切实可行。

（三）讨论

经过两千多年的医学实践验证，张仲景的"胸痹阳微阴弦"理论，被认为能够从本质上反映胸痹的病机，并很好地指导胸痹的中医治疗及冠心病的中西医结合防治。

《金匮要略》中："夫脉当取之太过不及，阳微阴弦，即胸痹而痛，所以然者，责其极虚也。今阳虚知在上焦，所以胸痹、心痛者，以其阴弦故也。"该条文以"太过"与"不及"说明胸痹心痛之"阳微阴弦"在脉象上的表现。所谓"阳微"指阳脉微，"阴弦"即阴脉弦。"阳微阴弦"既是脉候，又是对胸痹病机的概括。

"阳微阴弦"指出阳气衰微，阴邪上乘是胸痹形成的根本原因。广义上来讲，"阳微"可理解为本虚，是为正气不足，一为阳气不足，病位在上焦，即心肺阳虚；二是中下焦正气亦不足，即脾肾之气亏虚，尤为肾气不足。

虚的本质，在于心之气血阴阳亏虚，心脏失于温养濡润，遂发生"心痛"，即所谓"不荣则痛"。正如蒲辅周先生所说"冠心病属虚者多，而属实者少，也有虚实互见、寒热错杂的"，并拟双和散，以补为主，以通为用；任应秋教授亦认为"由于心的功能首先是主阳气，其次是主血脉，因而发生病变，亦首先是在于阳气方面的亏虚，其次才是血脉有所损害。有了这一概念，对于冠心病的治疗才比较胸有成竹"；岳美中教授则指出"冠心病的病机可能与胸阳衰弱，浊阴干犯清阳有关"。这些由虚致瘀的认识，已为各医家所共识。

本研究团队经多年临床实践发现，胸痹病的本虚与标实之间，本虚是关键，其本在于脾肾二脏之虚，特别是肾与心的关系最为密切。心火赖肾阳之温养，水火相交，则阴阳平衡。肾阳为一身阳气之源，心阳本于肾阳，心阳非此不能生，非此不能发。即所谓"邪之所凑，其气必虚"，亦即"最虚之处，即是容邪之地"。由于病势盘根错节，又加之体质、寒热转化等因素的影响，亦可出现阴消阳炽、阳郁化热，痰浊郁久化热，瘀热互结等转化，以至于后期由实转虚、虚实夹杂的格局亦可出现。故应将补肾之阴阳作为治病求本的大法，指导临床病证的治疗。

本研究中，在西医常规治疗的基础上联合补肾软坚方药治疗相关证型 UAP 后发现，随着治疗时间的延长，在评价患者心绞痛症状改善、相关积分及速效扩冠类药物停减率情况上，两组患者 0 天时相关数据比较差异不显著，具有可比性。治疗后，在心绞痛积分、心绞痛疗效、心绞痛发作情况及速效扩冠类药物停减率方面，补肾软坚组效果明显优于对照组，认为补肾软坚方药对于 UAP 有良好的干预作用，临床效果明显。说明"阳微阴弦"能够从本质上反应胸痹的病机，与之相对应的理法方药能够显著改善患者临床症状。

通过评估中医证型与 UAP 危险分层的相关性，进而运用中医药防治 UAP，以达到改善患者预后的作用，也是本研究的目的之一。经双变量相关性分析得出 GRACE 评分与肾虚证积分高度相关性，说明"肾虚"UAP 患者往往具有较高的风险，更容易出现心血管不良事件，也从一个侧面反映出中医理论中"中年以后阴气自半，肾元亏虚，精气渐衰"所导致的机体内环境失调在 UAP 发病中的作用，体现出 UAP"肾虚为本"的病理基础。同时也印证了"阳微阴弦"理论中"阳微"在 AS 发病中的主导地位，"阳微"之中又以"肾虚"为矛盾的主要方面，"肾气虚衰"是 AS 的病理基础，"补肾"应作为治病求本的治疗法则。

动脉粥样硬化斑块中存在 Th 细胞，它在免疫应答中起重要的调节作用。Th 细胞被激活后，可释放出多种 AS 相关细胞因子来调节免疫反应，并控制诸如巨噬细胞等免疫效应细胞的免疫学效应及相关细胞因子的释放。Th1 细胞有致 AS 的作用，而 Th2 细胞则具有抗 AS 形成的作用。Th1/Th2 细胞本身无吞噬或细胞毒活性，其免疫功能的发挥与其分泌的细胞因子密切相关，可通过对外周血清相关细胞因子的水平推测 Treg、Th1/Th2 的活化程度。Th1 分泌的 IFN-γ 可以促进 Th1 细胞、NK 细胞及单核 - 巨噬细胞等效应细胞的活化。IFN-γ 活化巨噬细胞，可释放多种蛋白水解酶如金属基质蛋白酶及组织蛋白酶，消化纤维帽的基质成分，使之变薄；另一方面，IFN-γ 可作用于平滑肌细胞，抑制间质胶原基因的表达，减少 α - 肌动蛋白（α -actin）的合成，致使胶原合成减少，斑块的稳定性下降，严重时则导致斑块破裂，进而在斑块破裂处形成糜烂及血栓，导致 AS 临床事件的发生；IL-2 是决定 Th1 细胞分化和增生的自分泌刺激因子，可导致 T 细胞向 Th1 细胞漂移，进一步加重病情发展。本研究结果表明，用药干预后试验组及对照组 INF-γ、IL-2、TNF-α 水平均有所下降，与对照组治疗后相比，试验组的 INF-γ、IL-2 水平明显低于对照组，而 TNF-α 水平试验组与对照组差异不显著。故认为联合补肾软坚方药治疗 UAP 具有良好的疗效，能抑制血清炎症标志物表达水平，具有抑制 AS 患者血清炎症反应的作用。IL-4 是典型的 Th2 细胞分泌因子，促进 B 细胞生长和分化因子。研究证实 Th2 细胞具有重要的抗炎作用。虽然在本研究中 IL-4 水平在治疗前后无明显变化，但其最终效应是改善了血清中致炎因子与抑炎因子的比值，使 Th1/Th2 细胞恢复至相对平衡的状态，抑制了 Th1 在 AS 中的致炎作用。

陈修园在《金匮要略浅注》中释道："关前之阳脉微，是阳气虚也，关后之阴脉弦，是阴邪实也。阴邪乘于阳位，即胸痹而痛。所以然者，责其上焦阳气极虚也，极虚则无以为胜邪之本矣。然单虚不为痛，今阳微则为虚。知其病在上焦，究其所以胸痹心痛者，以其阴中之弦，乃阴中之寒邪，乘上焦之虚为痹为痛，是虚为致邪之因，而弦露其袭虚之本象故也。"由此，胸阳不足，阴邪上乘阳位，二者相互搏结，成为胸痹之病。在 UAP 治疗过程中，"补肾软坚"能够通过改善 UAP 患者 Th1/Th2 漂移状态发挥作用，使"扶正以正阳微"，应作为临床干预的基础，贯穿于 AS 治疗的始终。

第五节　补肾软坚方药治疗冠心病心绞痛合并非酒精性脂肪肝的临床观察

冠心病心绞痛的主要病理基础是动脉粥样硬化（AS），而 AS 发病学说主要有脂质浸润学说、炎症学说、血栓形成学说、损伤反应学说、内皮功能紊乱学说、氧化应激学说等。目前，有学者认为非酒精性脂肪肝（NAFLD）是 AS 发病的独立危险因素。NAFLD 不仅能够发生在肥胖、高脂血症、糖尿病患者的体内，也能够发生在既往无脂肪堆积的患者体内，其发病与嗜中性粒细胞趋化因子、巨噬细胞炎症蛋白 -2、炎性脂肪组织和循环炎症细胞及由此造成的代谢紊乱有关。NAFLD 程度越重，AS 发生概率也越大。现阶段，有关 AS 在 NAFLD 患者中的发生机制尚不清楚，一种说法认为可能与 NAFLD 患者体内系统性炎症损害大动脉血管壁顺应性有关；另一种观点认为可能与全血黏度有关。因此，从某种程度上说，NAFLD 和 AS 是同一种疾病的不同方面。治疗合并 NAFLD 的 AS 患者需要综合考虑各方面的因素，才能取得较好的疗效。中医药有别于西药的单靶点治疗作用，具有多途径、多靶点综合调节作用。运用中医药干预冠心病心绞痛合并 NAFLD 患者有助于临床疗效的提高。实验研究表明，补肾软坚方药具有调脂抗炎、抗氧化应激等抗 AS 作用，但其对冠心病心绞痛合并 NAFLD 患者的疗效如何，仍有待进一步证实。

（一）资料与方法

1. 病例来源　共收集冠心病心绞痛合并 NAFLD 病例资料 100 例，均为 2015 年 1 月至 12 月期间，天津中医药大学第一附属医院心血管科的住院患者。

2. 诊断、纳入、排除标准

（1）**诊断标准**　西医诊断标准：冠心病心绞痛诊断标准参照《缺血性心脏病的命名及诊断标准》和《中医心病之心绞痛诊断与疗效标准》制订。单纯性非酒精性脂肪肝诊断标准参照《中国非酒精性脂肪性肝病诊疗指南（2010 年修订版）》制订。中医诊断标准：参照现有《中医心病之心绞痛诊断与疗效标准》和《中医内科学（第五版）》，并结合现有冠心病（中医胸痹心痛）证候诊断标准结果制订。

（2）**纳入标准**　患者年龄在 40~75 岁之间；确诊冠心病心绞痛和单纯性非酒精性脂肪肝，并符合中医胸痹心痛（脾肾两虚、痰瘀互结型）的患者。

（3）**排除标准**　因心肌病、瓣膜关闭不全、主动脉夹层、室壁瘤或显著贫血等所致的心绞痛患者；近三个月内发生急性心脑血管事件或重大手术患者；有严重肝肾功能损害的患者；中 – 重度心力衰竭（NYHA 分级标准为Ⅲ、Ⅳ级）患者；合并恶性肿瘤、活动性消化道出血、风湿免疫性疾病、严重血液系统疾病或重度神经官能症、甲状腺功能亢进、更年期症候群、食管裂孔疝、胃及食管反流、颈椎病和胆心综合征等所引起胸痛者；排除由饮酒、药物、全胃肠外营养、肝豆状核变性、嗜肝病毒感染及一些与胰岛素抵抗（IR）相关的综合征等所导致的脂肪肝。

3. **分组**　随机将 100 例患者分为治疗组和对照组，各 50 例。治疗组女性 29 例，男性 21 例，年龄（63.4 ± 8.2）岁，对照组女性 32 例，男性 18 例，年龄（62.5 ± 7.4）岁。

4. **治疗方案**　对照组用药以西医基础治疗（扩张冠状动脉、调节血脂、抗血小板黏附聚集等，必要时舌下含服硝酸甘油）为主，补肾软坚组在西医治疗基础上加用补肾软坚方药（中成药制剂，天津中医药大学第一附属医院制剂室制备，每次 6 片，每日 3次，口服）。

5. **观察指标**　用药 4 周后比较对照组和补肾软坚组患者用药前后心绞痛程度、中医证候积分和理化检查结果（血脂四项、肝功能、肾功能、心电图）等。

6. **疗效判断标准**　心电图、心绞痛中长效评定标准及中医症候疗效判定标准参照《中药新药临床研究指导原则》《中药治疗胸痹临床研究指导原则》和《冠心病心绞痛中医诊疗方案（初稿）》制订。

7. **统计学方法**　采用 SPSS 11.5 统计软件包进行分析，计数资料用 n（%）表示，用卡方检验；计量资料用均值 ± 标准差（$\bar{x} \pm s$）表示，治疗前后比较采用 t 检验，组间比较采用单因素方差分析，$P < 0.05$ 表示差异有显著性。

（二）结果

1. 一般资料　回顾病历资料，对照组，女性 32 例，男性 18 例，年龄最小 47 岁，最大 75 岁；补肾软坚组，女性 29 例，男性 21 例，年龄最小 46 岁，最大 74 岁。两组性别、年龄构成比差异不显著（$P > 0.05$），两组并发症差异亦不显著（$P > 0.05$）。（见表 5-22，表 5-23）

表 5-22　两组病人基本情况（$\bar{x} \pm s$）

组别	n	年龄（岁）
对照组	50	62.5 ± 7.4
补肾软坚组	50	63.4 ± 8.2

注：与对照组比较，$^*P < 0.05$，$^{**}P < 0.01$。

表 5-23　两组病人并发症情况

组别	n	高血压	糖尿病	高脂血症	缺血性脑血管病	x^2	P
对照组	50	37	20	18	14	4.000	0.549
补肾软坚组	50	38	14	18	21		

注：与对照组比较，$^*P < 0.05$，$^{**}P < 0.01$。

2. 补肾软坚方药对血脂四项的影响　在 100 例冠心病心绞痛合并脂肪肝的患者中，仅有 36 例高脂血症患者，其中，对照组 18 例，补肾软坚组 18 例。治疗 4 周后，无论是对照组还是补肾软坚组患者的 TG、TC 均较治疗前有所下降，但差异不显著（$P > 0.05$）。仅补肾软坚组患者的 LDL-C 较治疗前有所降低（$P < 0.05$）。与对照组比较，补肾软坚方药在降低 TG、TC、LDL-C 方面无明显优势（$P > 0.05$），但其上调 HDL-C 表达的能力较强（$P < 0.05$）。（见表 5-24）

表 5-24　补肾软坚方药对血脂四项的影响（mmol/L，$\bar{x} \pm s$）

组别	n	时间	TG	TC	HDL-C	LDL-C
对照组	18	治疗前	4.30 ± 1.36	4.47 ± 2.16	1.09 ± 0.20	2.72 ± 1.18
		治疗后	3.51 ± 1.29	3.24 ± 1.51	1.05 ± 0.19	2.49 ± 1.17
补肾软坚组	18	治疗前	3.30 ± 0.93	5.63 ± 2.02	1.14 ± 0.26	3.43 ± 1.30
		治疗后	3.05 ± 1.47	4.15 ± 1.25	1.23 ± 0.08 △	2.19 ± 0.82#

注：对照组与治疗前比较，$^*P < 0.05$，$^{**}P < 0.01$；补肾软坚组与治疗前比较，$^{\#}P < 0.05$，$^{\#\#}P < 0.01$；与对照组比较，$^{\triangle}P < 0.05$，$^{\triangle\triangle}P < 0.01$。

3. 中长效评定

（1）补肾软坚方药对心电图的影响 经治疗，两组患者的心电图结果均得到了一定程度的改善，但差异不显著（$P > 0.05$）。（见表5-25）

表5-25 补肾软坚方药对心电图的影响

组别	n	显效（%）	有效（%）	无效（%）	加重（%）	有效率（%）	x^2	P
对照组	50	11（22%）	13（26%）	26（52%）	0（0）	48%	2.062	0.357
补肾软坚组	50	13（26%）	18（36%）	19（38%）	0（0）	62%		

注：与对照组比较，$^*P < 0.05$，$^{**}P < 0.01$。

（2）补肾软坚方药对心绞痛程度的影响 经西医基础治疗后，对照组患者心绞痛症状得到了一定程度缓解，有效率达82%；而加用补肾软坚方药后，其治疗有效率明显上升（$P < 0.05$）。（见表5-26）

表5-26 补肾软坚方药对心绞痛程度的影响

组别	n	显效（%）	有效（%）	无效（%）	加重（%）	有效率（%）	x^2	P
对照组	50	10（20%）	31（62%）	9（18%）	0（0）	82%	6.269	0.044*
补肾软坚组	50	17（34%）	31（62%）	2（4%）	0（0）	96%		

注：与对照组比较，$^*P < 0.05$，$^{**}P < 0.01$。

4. 补肾软坚方药对中医证候积分的影响 在改善中医证候积分方面，补肾软坚方药的辨证施治优势得以体现。与对照组相比，补肾软坚方药联合西医基础治疗能更好地提高患者的生存质量（$P < 0.05$）。（见表5-27）

表5-27 补肾软坚方药对中医证候积分的影响

组别	n	显效（%）	有效（%）	无效（%）	加重（%）	有效率（%）	x^2	P
对照组	50	9（18%）	29（58%）	12（24%）	0（0）	76%	7.427	0.024*
补肾软坚组	50	16（32%）	31（62%）	3（6%）	0（0）	94%		

注：与对照组比较，$^*P < 0.05$，$^{**}P < 0.01$。

5. 补肾软坚方药对安全性指标的影响 不论是西医基础治疗，还是补肾软坚方药联合西医基础治疗均体现出很好的安全性，未对两组患者肝、肾功能产生实质性损害（$P > 0.05$）。（见表5-28）

表 5-28　补肾软坚方药对肝肾功能的影响（$\bar{x} \pm s$）

组别	n	时间	ALT（U/L）	GGT（U/L）	BUN（mmol/L）	Cr（μmol/L）
对照组	50	治疗前	19.52 ± 9.17	19.78 ± 5.16	5.56 ± 1.63	71.92 ± 14.40
		治疗后	24.14 ± 10.60	21.27 ± 5.05	4.85 ± 1.59	72.17 ± 12.31
补肾软坚组	50	治疗前	25.34 ± 11.50	22.80 ± 5.47	5.84 ± 1.47	69.63 ± 18.45
		治疗后	26.15 ± 12.10	20.26 ± 6.48	5.05 ± 0.98	61.88 ± 14.11

注：（对照组）与治疗前比较，$^*P < 0.05$，$^{**}P < 0.01$；（补肾软坚组）与治疗前比较 $^{\#}P < 0.05$，$^{\#\#}P < 0.01$；与对照组比较，$^{\triangle}P < 0.05$，$^{\triangle\triangle}P < 0.01$。

（三）讨论

冠心病心绞痛属于中医"胸痹心痛"范畴。从古至今，各医家均认为其病因病机为本虚标实。本虚为脏腑气血阴阳虚损；标实为气滞、痰浊、血瘀、寒凝等。冠心病虽以脏腑亏虚为主，病位在心，但其根本却在脾肾亏虚。肾阳亏虚则心阳失于温煦，必致气虚、气滞，气不帅血，出现血瘀。脾虚失运则导致湿浊凝聚化痰，上蒙胸阳，易致胸阳痹阻，脉络瘀滞。故此两脏虚损使人体气血俱衰，痰瘀互结成"积"而致"胸痹"之证。这与现代医学冠心病病机如出一辙。现代医学所说的高脂血症、胰岛素抵抗、炎症反应等类似于中医的痰浊、血瘀等证。冠脉管腔斑块的形成过程则类同于中医痰瘀互结成"积"的过程。正如《景岳全书·积聚》所言："盖积者，积垒之谓，由渐而成者也"，阮士怡教授根据《素问·至真要大论篇》"坚者削之""结者散之"等理论，认为"益肾健脾、软坚散结"法是治疗"胸痹心痛"的根本大法。而 NAFLD 属于中医"痰浊""积聚""胁痛"等范畴，其病变早期以肝脾为中心，以肝气郁滞、痰瘀阻络为主要证候，血络瘀阻日久，易变生他病，如胸痹、中风、消渴等，其发病与"痰瘀毒虚"紧密相关。痰瘀被认为是 NAFLD 患者体内的主要致病因素。痰瘀日久，可化生痰毒、热毒，因毒致虚，虚即脾肾两虚。由此可见，不论是"胸痹心痛"，还是"积聚""胁痛"，本虚标实是二者发病的共同病机，"痰瘀毒虚"是导致二者发病的共同病理因素，二者只是发病的病位不同。故在治疗上，二者均可采用"益肾健脾、软坚散结"法干预患者体内"痰瘀"以起到"防毒生虚"的作用，这符合中医"异病同治"的思想。现代医学认为，NAFLD 是一种与遗传易感和 IR 密切相关的代谢紊乱性肝病。"二次打击"学说是目前较为公认的 NAFLD 发病机制，胰岛素抵抗、糖脂代谢紊乱、全身炎症反应及氧化应激等在 NAFLD 发病过程中起着关键作用，而此四者也是导致脑血管疾病（CVD）患者内皮功能障碍和血管重构的主要因素。据此推测，这不仅是临床上 NAFLD 患者常合并 CVD 危险因素（如肥胖、高脂血症、高血压、糖尿病等）的原因，也是他汀类药物及噻唑烷二酮类药物等用于治疗 NAFLD 和 CVD 的原因，二者在治疗上存在药物作用的共同靶点。

补肾软坚方药是"益肾健脾、软坚散结"法的代表方药。本研究结果表明，补肾软坚方药具有很好的安全性，能够在一定程度上改善冠心病心绞痛合并 NAFLD 患者的心电图异常（$P > 0.05$），有效缓解患者的心绞痛症状（$P < 0.05$），并降低其中医证候评分（$P < 0.05$），提高患者的生活质量。结合既往研究结果，推测这可能与补肾软坚方药不仅能通过降低患者 TXB_2 水平，升高 6- 酮 -$PGF_{1\alpha}$ 水平，进而调节血栓素与前列环素平衡，维护血管内皮功能，抗血小板黏附聚集，防治血栓，改善局部微循环障碍有关；而且还可能与其能够明显降低血清 MDA、APOB 水平，上调 SOD 及 APOA 含量，起到良好的调节血脂、降低血黏度作用有关。就此，本研究结果也发现，与对照组比较，补肾软坚方药能够有效升高患者 HDL-C 水平（$P < 0.05$）；组内与治疗前后比较，补肾软坚方药可以明显降低患者 LDL-C 水平（$P < 0.05$）。

传统观念认为，高脂血症是诱发 AS 的主要危险因素。AS 的严重程度随血浆 TC 或 TG 浓度的升高呈线性加重，血浆 TC 水平与冠心病的危险程度和死亡率呈正相关。有效控制患者血脂水平，可以减少 AS 斑块形成，预防 AS 发生。然而本研究发现，高脂血症在冠心病心绞痛合并 NAFLD 患者中的发病比例仅为 36%，相当比例的冠心病心绞痛患者并未合并高脂血症。由此推测，该部分人群心绞痛的发病还与其他因素有关，而 NAFLD 可能是导致冠心病发生发展的重要因素。有关临床报道也显示，导致冠心病的原因不仅与脂质代谢异常有关，更与大量炎症因子的直接参与相关，单纯采用降脂治疗无法取得满意的临床疗效，更无法有效改善患者远期预后。与正常人比较，NAFLD 人群体内的 CRP 水平明显升高，而 hs-CRP 被认为与心血管不良事件的发生紧密相关。许多关于心血管风险评分系统的研究也显示，NAFLD 独立于传统的 CVD 危险因素，令 CVD 发生风险增加。一项在瑞典人群中的研究也发现，经过校正性别、年龄等因素后，单纯存在 NAFLD 的患者死亡率与正常人群相比增加了 55%，而患有非酒精性脂肪性肝炎（NASH）的患者死亡率则增加了 86%，且死因多为心血管疾病。由此可见，NAFLD 是影响冠心病心绞痛患者预后的重要因素。

本研究结果发现，补肾软坚方药能够在一定程度上改善冠心病心绞痛合并 NAFLD 患者的症状，但这一作用是否与干预 NAFLD 有关，还需要进一步研究。补肾软坚方药能够改善冠心病心绞痛合并 NAFLD 患者的血脂水平及心绞痛程度，并提高其生活质量。而尽早干预 NAFLD 能够对冠心病心绞痛患者的预后起到多大作用，亦值得进一步探讨。

第六章

补肾软坚方药在 2 型糖尿病中的临床实践

第一节　补肾软坚方药对肾虚痰瘀型 2 型糖尿病临床疗效及中医证候的影响

补肾软坚方药是天津中医药大学第一附属医院的院内制剂，具有益肾健脾、软坚散结的功效，临床上多用来治疗动脉粥样硬化、冠心病、心绞痛。尽管在临床上补肾软坚方药已单用或联合其他降糖药物用于糖尿病患者的治疗，但目前并没有该药治疗糖尿病的报道。因此，本研究通过补肾软坚方药对肾虚痰瘀型消渴（主要针对 2 型糖尿病）临床疗效及中医症候的影响来证明其降低血糖及改善中医症候的效果，为临床治疗提供理论依据。现报道如下。

（一）资料与方法

1. 病例来源　入选 2012 年 1~12 月在天津中医药大学第一附属医院内分泌门诊就诊的肾虚痰瘀型 2 型糖尿病患者 75 例。其中男性 36 例，女性 39 例，平均年龄（57.76±6.45）岁。

2. 诊断、纳入、排除标准

（1）诊断标准　西医诊断参考 2010 年中华医学会糖尿病学分会《中国 2 型糖尿病防治指南》，符合以下条件：空腹血糖（FBG）> 7mmol/L，餐后 2h 血糖（P2BG）> 11.1mmol/L，或任意两个时间点的血糖大于 11.1mmol/L，糖化血红蛋白（HbA1c）> 7%。中医诊断标准参考 2002 年《中药新药临床指导研究原则》的中医证候诊断标准，主症：形体肥胖，头重如裹，呕恶痰涎，脘腹胀满，头身困重，腰痛背，小便频多，气短懒言，舌胖大，苔滑腻，脉弦滑。次症：心悸、失眠、口淡、食少。

（2）纳入标准　年龄 40~75 岁；符合 2 型糖尿病诊断标准，且用药治疗后 HbA1c < 7%；中医辨证为肾虚痰瘀证者；受试者知情，自愿签署知情同意书。

（3）排除标准　妊娠或哺乳期妇女，精神病患者或过敏体质者。

（4）剔除病例标准　符合排除标准者或不符合病例纳入标准；未按实验方案用药者；无任何治疗后访视记录者。

3. 分组　随机将 75 例患者分为补肾软坚组和对照组，补肾软坚组 37 例，其中男性 17 例，女性 20 例，年龄（57.41±6.50）岁，BMI（26.41±1.27）kg/m^2，糖尿病病程（6.27±1.39）年；对照组 38 例，其中男性 19 例，女性 19 例，年龄（58.11±6.50）岁，BMI（26.57±1.70）kg/m^2，糖尿病病程（6.37±1.67）年。

4. 治疗方案　对照组给予吡格列酮 15mg/次，1 次/日，伏格列波糖 0.2mg/次，3 次/日；治疗组在对照组的基础上加用补肾软坚方药（天津中医药大学第一附属医院制剂室制备，相当于生药 0.5g/片），6 片/次，3 次/日。观察时间为 12 周。

5. 观察指标　运用日本日立公司生产的日立 7600 全自动生化分析仪和日本 Sysmex 公司生产的西斯美康 CA6000 全自动凝血分析仪检测 FBG、P2BG、HbA1c，观察中医症候小便频多、脘腹胀满、腰背痛、气短懒言及肢体麻木评分及疗效。

6. 疗效判定标准参考

（1）中医症候评分标准　参照 2002 年《中药新药临床指导研究原则》，将中医的症状分为轻、中、重 3 级，分别计 1、2、3 分，症状分级见表 6-1。

（2）疾病疗效评定标准　参照 2002 版《中药新药临床治疗指导原则》疗效标准。显效：中医临床症状、体征明显改善，证候积分减少 70%；FBG 及 P2BG 下降至正常范围，或血糖数值下降超过治疗前 40% 以上；HbA1c 值下降至 6.2% 以下，或下降超过治疗前的 30%。有效：中医临床症状、体征均有好转，证候积分减少≥30%；FBG 及 P2BG 下降超过治疗前 20%，但未达到显效标准；HbA1c 值下降超过治疗前的 10%，但未达到显效标准。无效：FBG 及 P2BG 无下降，或下降未达到有效标准，HbA1c 值无下降，或下降未达到有效标准。

表 6-1　肾虚痰瘀型消渴症候分级标准

症状	轻	中	重
小便频多	尿量 2-2.5L/d	尿量 2.5-3 L/d	尿量一日 3L 以上

症状	轻	中	重
脘腹胀满	进食后胃脘胀	进食后胃脘胀，腹胀	进食后胃脘胀，腹胀或伴胸闷
腰背痛	劳累后腰痛	持续性腰痛	持续性腰背困痛
气短懒言	劳累后气短	一活动即气短	懒言，不活动也气短
肢体麻木	肢端发麻	持续麻木仅限于手足	膝以下或肘以下持续麻木

7. 统计学方法 数据应用 SPSS 17.0 软件包进行统计学分析。计量资料应用 t 检验，计数资料应用 x^2 检验。当 $P < 0.05$ 时，表示差异有显著性。

（二）结果

1. 两组治疗对 FBG、P2BG、HbA1c 的影响 补肾软坚组与对照组治疗前 FBG、P2BG、HbA1c 比较，差异不显著（$P > 0.05$）。治疗后，两组 FBG、P2BG、HbA1c 均明显下降，与治疗前比较，差异非常显著（$P < 0.01$），补肾软坚组 FBG、P2BG、HbA1c 减低明显优于对照组（$P < 0.001$）。（见表 6-2）

表 6-2 两组治疗对 FBG、P2BG、HbA1c 的影响

组别	FBG（mmol/L）		P2BG（mmol/L）		HbA1c（%）	
	治疗前	治疗后	治疗前	治疗后	治疗前	治疗后
补肾软坚组	7.57 ± 0.39	$6.58 \pm 0.31^{*\triangle}$	9.12 ± 0.46	$8.12 \pm 0.39^{*\triangle}$	6.62 ± 0.26	$6.24 \pm 0.23^{*\triangle}$
对照组	7.58 ± 0.34	$7.03 \pm 0.28^{*}$	9.01 ± 0.48	$8.51 \pm 0.40^{*}$	6.57 ± 0.27	$6.40 \pm 0.26^{*}$

注：与本组治疗前比较，$^{*}P < 0.01$；与对照组治疗后比较，$^{\triangle}P < 0.01$。

2. 两组治疗对中医症候的影响 补肾软坚组与对照组治疗前小便频多、脘腹胀满、腰背痛、气短懒言及肢体麻木等症候评分，差异不显著（$P > 0.05$）。治疗后，对照组各症候评分均有所下降，但与治疗前比较，差异不显著（$P > 0.05$）；补肾软坚组各症候评分均下降明显，与治疗前比较，差异非常显著（$P < 0.01$）；与对照组治疗后比较，差异非常显著（$P < 0.01$）。（见表 6-3）

表 6-3　两组治疗对主要症状的影响（分，$\bar{x} \pm s$）

组别	时间	小便频多	脘腹胀满	腰背痛	气短懒言	肢体麻木
补肾软坚组	治疗前	2.14 ± 0.82	2.08 ± 0.80	2.32 ± 0.75	2.32 ± 0.75	2.49 ± 0.69
	治疗后	$1.46 \pm 0.61^{*\triangle}$	$1.54 \pm 0.73^{*\triangle}$	$1.65 \pm 0.72^{*\triangle}$	$1.68 \pm 0.67^{*\triangle}$	$1.70 \pm 0.70^{*\triangle}$
对照组	治疗前	2.37 ± 0.67	2.24 ± 0.48	2.45 ± 0.65	2.29 ± 0.69	2.61 ± 0.49
	治疗后	2.24 ± 0.71	2.16 ± 0.69	2.32 ± 0.57	2.24 ± 0.63	2.24 ± 0.50

注：与本组治疗前比较 $^*P < 0.01$；与对照组治疗后比较，$^\triangle P < 0.01$。

3. 两组治疗对糖尿病临床疗效的影响　补肾软坚组疗效总有效率为 94.59%，对照组为 73.68%，两组比较有差异性（$P < 0.05$）。（见表 6-4）

表 6-4　两组临床疗效比较（%）

组别	例数	显效	有效	无效	总有效
补肾软坚组	37	16（43.24）	19（51.35）	2（5.41）	35（94.59）
对照组	38	9（23.68）	19（50.00）	10（26.32）	28（73.68）

（三）讨论

近年来，糖尿病的发病率呈逐年上升趋势，成为继心血管病和肿瘤之后，第三类威胁人们健康和生命的非传染性疾病。糖尿病在中医学中属"消渴""消瘅"的范畴，多由于饮食不节，过食肥甘厚味，伤及脾胃，脾失健运，酿湿为痰，痰湿日久化热，而发消渴。脾不散精，机体吸收及利用水谷精微的机能发生障碍，致脾肾两虚，久病伤及气阴，虚火内生，火灼津血而成瘀。故消渴的病机为本虚标实，本虚为脾肾两虚，标实为痰瘀互结。西医治疗糖尿病虽然可以较好控制血糖，但弊端表现为用药种类多、部分种类的降糖药物长期使用继发性失效、负担重、对肝肾有一定的影响，而且有些患者未能因血糖的控制而使临床症状得到改善。中药复方是中医扶正祛邪、辨证施治理论和整体观念的集中体现，其毒副作用小、治疗范围广、一方多效，既可以弥补西药功效单一的不足，起到整体调理的作用，又可以很好地改善患者的临床症状。

本研究试图从益肾健脾、软坚散结的角度治疗肾虚痰瘀型 2 型糖尿病患者并改善其临床症状。本研究结果表明，在西药常规治疗基础上加用补肾软坚方药治疗肾虚痰瘀型 2 型糖尿病，可以更好地控制 FBG、P2BG、HbA1c，缓解中医症状，其作用明显优于常规西药治疗，为补肾软坚方药在临床中用于糖尿病的治疗提供了理论依据。但是，本研究的不足之处是治疗时间较短，只观察到血糖得到更好的控制及临床症状的改善，没有观察到治疗组长期治疗后配伍的西药种类或剂量能否减少及减少的程度；入组病例数较少。今后可以开展多中心大样本临床研究，进一步评价其临床疗效与作用机制。

综上所述，补肾软坚方药联合西药治疗肾虚痰瘀型 2 型糖尿病疗效显著，可以明显改善中医症候，弥补西药治疗的不足，为临床治疗肾虚痰瘀型 2 型糖尿病提供理论支持。

第二节　补肾软坚方药对肾虚痰瘀型 2 型糖尿病高脂血症患者的影响

2 型糖尿病常常合并高脂血症，脂代谢异常是 2 型糖尿病的重要危险因素，可导致动脉硬化，最终发展为心、脑、肾等大血管疾病及微血管疾病。随着人民生活水平的提高与生活习惯的变化，糖尿病的发病率呈上升的趋势，其合并的高脂血症诱发的心血管疾病也呈上升趋势。因此，在有效控制血糖的同时，还要兼顾对血脂的控制，中医没有对糖尿病高脂血症的记载，但从其病理特征和临床表现看，可归纳为"消渴""痰浊"和"瘀血"的范畴。本研究通过应用补肾软坚方药，进一步探讨其对肾虚痰瘀型 2 型糖尿病高脂血症的作用机制。

（一）资料与方法

1. 病例来源　入选 2013 年 5 月 ~ 2014 年 5 月在天津中医药大学第一附属医院内分泌门诊就诊的肾虚痰瘀型 2 型糖尿病高脂血症患者 80 例。其中男性 43 例，女性 37 例，平均年龄（58.34±6.73）岁。

2. 诊断、纳入、排除标准

（1）诊断标准　糖尿病诊断标准：同第六章第一节；高脂血症诊断标准：参照 2007 年《中国成人血脂异常防治指南标准》中提出的诊断标准：总胆固醇（TC）＞ 5.18mmol/L，甘油三酯（TG）＞ 1.7mmol/L，低密度脂蛋白（LDL-C）＞ 3.37mmol/L，高密度脂蛋白（HDL-C）＜ 1.04mmol/L；中医诊断标准：同第六章第一节。

（2）纳入标准　年龄 45~70 岁；符合高脂血症诊断标准；其他标准同第六章第一节。

（3）排除标准　同第六章第一节。

（4）剔除病例标准　同第六章第一节。

3. 分组　就诊顺序给予编号后，采用随机数字表法，将 80 例患者随机分为补肾软坚组和对照组。补肾软坚组 40 例，其中男性 24 例，女性 16 例，年龄（58.68±6.73）岁，BMI（26.77±1.14），HbA1c（6.62±0.27）%，糖尿病病程（6.23±1.59）年；对照组 40 例，其中男性 19 例，女性 21 例，年龄（58.00±6.52）岁，BMI（26.95±1.26），糖尿病病程（6.40±1.74）年。

4. 治疗方案　所有患者采用饮食控制及运动常规治疗。

饮食控制：制订个体化的饮食方案，根据体质量制订饮食方案，患者每天摄入热量一般为 35kcal/kg。其中，碳水化合物占 50% 左右，脂肪和胆固醇各占 25% 左右。分三餐进食，热量比例为 1∶2∶2。

运动常规治疗：患者每天餐后运动 20～30 分钟，心率不超过 120 次 / 分，避免剧烈运动。

对照组继续给予二甲双胍 500mg/ 次，拜糖平 50mg/ 次，均按 3 次 / 日；补肾软坚组采用在对照组治疗的基础上加用补肾软坚方药（中成药制剂），每次 6 片，每日 3 次。补肾软坚方药由天津中医药大学第一附属医院制剂室制备。组成：党参、丹参、杜仲、桑寄生、龟甲、淫羊藿、何首乌、石菖蒲、茯苓、砂仁、夏枯草、海藻等，每片相当于生药 0.5g，观察时间为 8 周。入组前，予患者充分沟通，令患者明确治疗的利弊，从而确保其依从性。

5. 观察指标　两组治疗前后 FBG、TC、TG、LDL-C、HDL-C、高脂血症疗效、中医症候（形体肥胖，头重如裹，胸闷，呕恶痰涎，肢体沉重及腰膝酸软）及中医症候疗效。

6. 疗效判定标准参考

（1）高脂血症疗效判定标准　参考 2002 年《中药新药临床研究指导原则》。显效：血脂检测达到以下任一项者，TC 下降 ≥ 20%，TG 下降 ≥ 40%，HDL-C 上升 ≥ 0.26mmol/L，TC-HDL-C/HDL-C 下降 ≥ 20%。有效：TC 下降 ≥ 10% 但 < 20%，TG 下降 ≥ 20% 但 < 40%，HDL-C 上升 ≥ 0.104mmol/L 但 < 0.26mmol/L，TC-HDL-C/HDL-C 下降 ≥ 10% 但 < 20%。无效：血脂检测未达到以上标准者。

（2）中医症候疗效标准　参照 2002 年《中药新药临床研究指导原则》，将中医的症状分为轻、中、重 3 个等级，分别计 1、2、3 分，症状分级见表 6-5。显效：临床症状、体征明显改善，证候积分减少 ≥ 70%。有效：临床症状、体征均有好转，证候积分减少 ≥ 30%。无效：临床症状、体征无明显改善，甚至加重，证候积分减少不足 30%。

表 6-5　肾虚痰瘀型 2 型糖尿病高脂血症症候分级标准

症状	轻	中	重
形体肥胖	体重指数＞ 25	体重指数＞ 30	体重指数＞ 35
头重如裹	微觉头沉	头重似蒙布	头重如戴帽而紧
胸闷	轻微胸闷	胸闷明显，时见太息	胸闷如室
呕恶痰涎	恶心偶见痰涎清稀	干呕时吐痰涎如唾	呕吐痰涎量多
肢麻沉重	肢麻轻微，上楼时觉下肢沉重	肢麻时重时轻，步履平地时下肢困重	肢麻显著，举步抬腿时下肢困重明显
腰酸	晨起腰酸，捶打可止	持续腰酸，劳则加重	腰酸如折，休息不止

7. 统计学方法　数据应用 SPSS 18.0 软件包进行统计学分析，计量资料用均数 ± 标准差（$\bar{x} \pm s$）表示，治疗前后比较采用配对 t 检验。组间比较采用两独立样本 t 检验，计数资料应用 x^2 检验，当 $P < 0.05$，表示差异有显著性。

（二）结果

1. 两组患者治疗前一般资料比较　两组患者在性别、年龄、BMI、HbA1c、糖尿病病程方面差异不显著（$P > 0.05$）。（见表 6-6）

表 6-6　两组一般资料比较

组别	例数	性别（例） 男	性别（例） 女	年龄（岁）（$\bar{x} \pm s$）	BMI（$\bar{x} \pm s$）	HbA1c（%）（$\bar{x} \pm s$）	糖尿病病程（年）（$\bar{x} \pm s$）
补肾软坚组	40	24	16	58.68 ± 6.73	26.77 ± 1.14	6.62 ± 0.27	6.23 ± 1.59
对照组	40	19	21	58.00 ± 6.52	26.95 ± 1.26	6.65 ± 0.28	6.40 ± 1.74

2. 两组患者治疗前后 FBG、TC、TG、LDL-C 及 HDL-C 变化比较　补肾软坚组与对照组治疗前 FBG、TC、TG、LDL-C 及 HDL-C 比较，差异不显著（$P > 0.05$）。治疗后，补肾软坚组 FBG、TC、TG 及 LDL-C 均明显下降，与治疗前比较，差异非常显著（$P < 0.01$），补肾软坚组 FBG、TC、TG 及 LDL-C 减低明显优于对照组（$P < 0.01$）；两组 HDL-C 均有升高的趋势，但与治疗前及两组之间比较，差异不显著（$P > 0.05$）。（见表 6-7）

表 6-7　两组患者治疗前后 FBG、TC、TG、LDL-C 及 HDL-C 变化比较（$\bar{x} \pm s$）

组别		补肾软坚组	对照组
例数		40	40
FBG	治疗前	7.76 ± 0.47	7.86 ± 0.49
	治疗后	7.37 ± 0.48*#	7.74 ± 0.43
TC	治疗前	2.22 ± 0.14	2.24 ± 0.22
	治疗后	2.00 ± 0.11*#	2.15 ± 0.20
TG	治疗前	6.56 ± 0.40	6.63 ± 0.63
	治疗后	5.70 ± 0.34*#	6.50 ± 0.60
LDL-C	治疗前	3.76 ± 0.22	3.80 ± 0.35
	治疗后	3.18 ± 0.18*#	3.64 ± 0.34
HDL-C	治疗前	0.98 ± 0.06	0.99 ± 0.10
	治疗后	1.00 ± 0.71*#	1.02 ± 0.11

注：与本组治疗前比较，*$P < 0.01$，与对照组治疗后比较，#$P < 0.01$。

3. 两组治疗对高脂血症临床疗效的比较　补肾软坚组总有效率为 92.5%，对照组总有效率为 17.5%，两组比较，差异非常显著（$P < 0.01$）。（见表 6-8）

表 6-8　两组治疗对高脂血症临床疗效的比较

组别	n	显效 / 人（%）	有效 / 人（%）	无效 / 人（%）	总有效率（%）
补肾软坚组	40	28（70）	9（22.5）	3（7.5）	92.5
对照组	40	2（5）	5（12.5）	33（82.5）	17.5

注：与对照组比较，**$P < 0.01$。

4. 两组治疗中医症候的比较　补肾软坚组与对照组治疗前中医症候（形体肥胖、头重如裹、胸闷、呕恶痰涎、肢体沉重及腰膝酸软）相较，差异不显著（$P > 0.05$）。治疗后，补肾软坚组中医症候形体肥胖、头重如裹、胸闷、呕恶痰涎、肢体沉重及腰膝酸软均明显改善，与治疗前比较差异非常显著（$P < 0.01$），补肾软坚组中医症候（形体肥胖、头重如裹、胸闷、呕恶痰涎、肢体沉重及腰膝酸软）改善明显优于对照组（$P < 0.01$）。（见表 6-9）

表 6-9① 两组患者治疗前后中医症候比较（$\bar{x}\pm s$）

组别	n	形体肥胖		头重如裹		胸闷	
		治疗前	治疗后	治疗前	治疗后	治疗前	治疗后
补肾软坚组	30	0.98 ± 0.16	0.55 ± 0.50	2.30 ± 0.72	1.60 ± 0.71	2.08 ± 0.76	1.50 ± 0.72
对照组	30	0.98 ± 0.16	0.95 ± 0.22	2.48 ± 0.64	2.30 ± 0.56	2.20 ± 0.65	2.05 ± 0.64

注：与本组治疗前比较，$^*P < 0.01$，与对照组治疗后比较，$^\#P < 0.01$。

表 6-9② 两组患者治疗前后中医症候比较（$\bar{x}\pm s$）

组别	n	呕恶痰涎		肢麻沉重		腰膝酸软	
		治疗前	治疗后	治疗前	治疗后	治疗前	治疗后
补肾软坚组	30	2.13 ± 0.79	1.43 ± 0.59	2.65 ± 0.62	1.85 ± 0.66	2.73 ± 0.55	2.10 ± 0.78
对照组	30	2.35 ± 0.66	2.23 ± 0.70	2.45 ± 0.64	2.43 ± 0.59	2.73 ± 0.45	2.53 ± 0.51

注：与本组治疗前比较，$^*P < 0.01$，与对照组治疗后比较，$^\#P < 0.01$。

5. 两组治疗对中医症候的疗效判定　补肾软坚组中医症候改善总有效率为 62.5%，对照组为 5%，两组比较，差异非常显著（$P < 0.01$）。

表 6-10 两组患者治疗后中医症候疗效比较

组别	n	显效/人（%）	有效/人（%）	无效/人（%）	总有效率（%）
补肾软坚组	40	4（10）	21（52.5）	15（37.5）	62.5
对照组	40	1（2.5）	1（2.5）	38（95）	5

注：与对照组比较，$^{**}P < 0.01$。

（三）讨论

本研究结果显示：补肾软坚方药治疗肾虚痰瘀型 2 型糖尿病高脂血症患者，可以明显降低 FBG、TC、TG 及 LDL-C，且优于对照组（$P < 0.01$）；虽然对 HDL-C 的治疗没有统计学意义，但其有升高 HDL-C 的趋势；补肾软坚方药可以明显改善形体肥胖、头重如裹、胸闷、呕恶痰涎、肢体沉重及腰膝酸软等中医症候，且优于对照组（$P < 0.01$）；其对高脂血症及中医症候的总有效率明显优于对照组（$P < 0.01$）。

综上所述，补肾软坚方药治疗肾虚痰瘀型 2 型糖尿病高脂血症患者，不仅能改善糖脂代谢，还能改善中医症候，明显提高对高脂血症及中医症候的总有效率，为临床治疗肾虚痰瘀型 2 型糖尿病高脂血症患者提供理论支持。

第三节　补肾软坚方药对老年肾虚痰瘀型 2 型糖尿病肾病临床疗效观察及免疫功能的影响

糖尿病是一组以血浆葡萄糖水平增高为主要特征的内分泌代谢疾病，2 型糖尿病所占比例为 90% 左右，主要合并微血管、大血管及周围神经病变。糖尿病肾病（DKD）是糖尿病最主要的微血管并发症之一，是目前引起终末期肾病（ESRD）的首要原因。糖尿病肾病的发病机制与多种因素密切相关，包括糖代谢紊乱、血流动力学异常、氧化应激、细胞因子参与、Rho/Rho 激酶、TSC/mTOR 信号转导通路及遗传、免疫因素等。本研究旨在明确补肾软坚方药对老年肾虚痰瘀型 2 型糖尿病肾病的临床疗效，并探讨其对免疫功能的影响。

（一）资料与方法

1. 病例来源　2015 年 1 ～ 12 月天津中医药大学第一附属医院内分泌科的住院患者共 60 例。

2. 诊断、纳入、排除标准

（1）诊断标准　西医诊断标准：以 2010 年中华医学会糖尿病学分会《中国 2 型糖尿病防治指南》为参考，选择 M0gensen 分期 III 期、IV 期的 DKD 患者：明确糖尿病病史，持续性微量白蛋白尿，患者 3 个月内尿检连续 2 次尿白蛋白排泄量（30 ～ 300mg/24h），肝肾功能正常。中医诊断标准：以 2002 年《中药新药临床研究指导原则》关于慢性肾小球肾炎和消渴病为主要依据，证型属于肾虚痰瘀型，并据此制订慢性肾功能衰竭（CRF）辨证积分表。主症：头晕目眩，倦怠乏力，气短，肢体困重，肢体麻木，食少纳呆。次症：胃脘胀满，口中黏腻，小便频数，大便溏薄，舌淡暗，苔薄腻，脉细滑。

（2）纳入标准　据上述标准明确诊断为肾虚痰瘀型 2 型糖尿病性肾脏病 3、4 期；已签署知情同意书；感染、酸碱平衡、电解质、血压（< 130/90mmHg）等控制在正常范围以内；60 ～ 80 岁，男女不限。

（3）排除标准　不符合上述纳入要求的 2 型糖尿病肾病；1 型糖尿病肾病或妊娠糖尿病肾病；其他疾病引起尿蛋白者，如慢性肾炎等；肾小球滤过率（eGFR）< 30mL/（min · 1.73m^2）；接受糖皮质激素或免疫抑制剂治疗；患有严重心脏疾病、肺部疾病、

肿瘤、免疫疾病、精神疾病等；研究中出现不良反应。

（4）剔除病例标准　受试者因不良事件或不良反应而终止试验，试验疗程不足 1/2，病例不计入临床疗效评定。但应计入不良事件或不良反应中。受试者因临床疗效不佳而终止试验，但试验疗程超过 1/2，病例应计入临床疗效评定。

3. 分组与治疗方案　对照组参照 2014 版糖尿病肾病防治专家共识中的治疗方案，予以优质低蛋白的低盐、低脂糖尿病饮食治疗。蛋白摄入量为 0.6 ~ 1g/（kg·d）；以降糖药物（首选格列喹酮片、阿卡波糖片）或胰岛素控制血糖。治疗目标：空腹血糖 3.9 ~ 8mmol/L，餐后 2 小时血糖 8 ~ 11mmol/L；首选血管紧张素转化酶抑制剂（ACEI）或血管紧张素受体拮抗剂（ARB）控制血压在 140/90mmHg 以下；血脂治疗目标：低密度脂蛋白 - 胆固醇（LDL-c）水平降至 2.6mmol/L 以下（并发冠心病降至 1.86mmol/L 以下），甘油三酯（TG）降至 1.5mmol/L 以下；积极控制可能出现的并发症，如炎症、电解质紊乱、酸碱失衡等，疗程 4 周。补肾软坚组在同对照组处理的基础上，加用补肾软坚方药口服，每次 6 片，每日 3 次，疗程 4 周。

4. 观察指标　检测糖化血红蛋白（HbA1c）、肾小球滤过率（eGFR）、尿微量白蛋白（mA1b）、尿白蛋白肌酐比（ACR）、淋巴细胞亚群（CD4$^+$、CD8$^+$、CD4$^+$/CD8$^+$）、临床证候积分及免疫功能。

5. 疗效判定标准参考　参考 2002 年《中药新药临床研究指导原则》中消渴病和慢性肾小球肾炎内容制订。显效：中医临床症状、体征明显改善，证候积分减少 50%；HbA1c 值下降至 6.2% 以下，或下降超过治疗前的 30%；尿 ACR 下降 ≥ 50%，或恢复正常。有效：中医临床症状体征均有好转，证候积分减少 ≥ 30%，但 < 50%。HbA1c 值下降超过治疗前的 10%，但未达到显效标准；尿 ACR 下降 ≥ 30%，但 < 50%。无效：中医临床症状、体征无明显改善，证候积分 < 30%；HbA1c 值无下降，或下降未达到有效标准；尿 ACR 下降 < 30%。以上三项观察指标以疗效最佳者计入整体疗效标准。临床总有效率 =（显效 + 有效）/ 总例数。

6. 统计学方法　实验结果采用 SPSS 13.0 统计软件包分析，数据符合正态分布，以均数 ± 标准差表示，计量资料采用配对 t 检验和独立 t 检验，计数资料采用卡方检验。$P < 0.05$ 为差异有显著性。

（二）结果

1. 两组治疗前后糖化血红蛋白（HbA1c）及尿微量白蛋白（mA1b）的变化　与治疗前比较，治疗后对照组、补肾软坚组患者血 HbA1c 含量明显减少，差异有显著性

（$P < 0.05$）。治疗后，两组血 HbA1c 含量比较，差异无显著性（$P > 0.05$）。与治疗前比较，治疗后补肾软坚组患者尿 mA1b 含量明显降低，差异有显著性（$P < 0.05$），对照组患者尿 mA1b 无明显变化（$P > 0.05$）。（见表 6-11）

表 6-11　两组患者血 HbA1c、尿 mA1b 的变化

组别		血 HbA1c（%）	尿 mA1b（g/24h）
对照组	治疗前	7.48 ± 0.99	1.47 ± 0.6
	治疗后	6.21 ± 0.64[*]	1.24 ± 0.47
补肾软坚组	治疗前	7.64 ± 1.02	1.54 ± 0.55
	治疗后	6.33 ± 0.75[*]	0.74 ± 0.31[*#]

注：各组治疗前后比较，[*]$P < 0.05$；治疗后组间比较，[#]$P < 0.05$。

2. 两组治疗前后尿白蛋白 / 肌酐比（ACR）、肾小球滤过率（eGFR）的变化　与治疗前比较，治疗后对照组、补肾软坚组患者尿 ACR 降低，差异有显著性（$P < 0.05$）。治疗后，两组间尿 ACR 比较，差异无显著性（$P > 0.05$）。与治疗前比较，治疗后对照组、补肾软坚组患者 eGFR 无明显降低，差异无显著性（$P > 0.05$）。治疗后，两组间 eGFR 比较，差异无显著性（$P > 0.05$）。（见表 6-12）

表 6-12　两组患者尿 ACR、eGFR 的变化

组别		尿 ACR（mg/g）	eGFR（mL/min · 1.73m²）
对照组	治疗前	86.43 ± 7.38	70.32 ± 6.99
	治疗后	73.59 ± 8.25[*]	75.46 ± 7.42
补肾软坚组	治疗前	80.64 ± 8.02	75.68 ± 7.45
	治疗后	64.72 ± 7.59[*#]	77.82 ± 6.91

注：各组治疗前后比较，[*]$P < 0.05$；治疗后组间比较，[#]$P < 0.05$.

3. 两组治疗前后血 $CD4^+$、$CD8^+$ 淋巴细胞数量及 $CD4^+/CD8^+$ 变化　与治疗前比较，治疗后补肾软坚组患者血 $CD4^+$、$CD4^+/CD8^+$ 降低，$CD8^+$ 升高，差异具有显著性（$P < 0.05$）；对照组上述指标差异无显著性（$P > 0.05$）；治疗后，两组间患者血 $CD4^+$ 比较差异有显著性（$P < 0.05$），$CD4^+/CD8^+$、$CD8^+$ 差异无显著性（$P > 0.05$）。（见表 6-13）

表 6-13　两组患者血 CD4[+] 淋巴细胞、CD8[+] 淋巴细胞、CD4[+]/CD8[+] 的变化

组别		CD4[+]（%）	CD8[+]（%）	CD4[+]/CD8[+]（%）
对照组	治疗前	45.84 ± 3.57	18.59 ± 3.64	2.31 ± 0.26
	治疗后	42.42 ± 3.23	22.53 ± 3.41	1.95 ± 0.39
补肾软坚组	治疗前	47.29 ± 3.74	19.75 ± 3.16	2.47 ± 0.35
	治疗后	36.85 ± 3.13[*#]	26.98 ± 2.76[*]	2.01 ± 0.41[*]

注：各组治疗前后比较，[*]$P < 0.05$；治疗后组间比较，[#]$P < 0.05$。

4. 两组患者临床症候的变化　与治疗前比较，治疗后补肾软坚组患者症状较前缓解，差异具有显著性（$P < 0.05$）。治疗后，两组间证候积分比较差异有显著性（$P < 0.05$）。（见表 6-14）

表 6-14　两组患者临床症候的变化

组别		证候积分
对照组	治疗前	21.75 ± 3.47
	治疗后	17.64 ± 2.13
补肾软坚组	治疗前	22.54 ± 3.27
	治疗后	14.59 ± 2.83[*#]

注：各组治疗前后比较，[*]$P < 0.05$；治疗后组间比较，[#]$P < 0.05$。

5. 两组患者的整体有效率统计　（见表 6-15）

表 6-15 两组患者临床疗效比较（例）

组别	显效	有效	无效	总有效率（%）
对照组	6	13	11	63.33
补肾软坚组	8	18	4	86.67[*]

注：与对照组比较，[*]$P < 0.05$。

（三）讨论

临床实验表明，补肾软坚方药对肾虚痰瘀型冠心病心绞痛、2 型糖尿病均有明确的治疗作用。本研究表明，在西医常规治疗基础上加用补肾软坚方药治疗老年肾虚痰瘀型初中期 2 型糖尿病肾病的疗效更加明显。但此项研究尚需要设计更为严格的基础实验和规模更为宏大的临床实验，以进一步探究其作用机制。临床研究表明，应用补肾软坚方

药配合常规西医治疗老年肾虚痰瘀型 2 型糖尿病肾病安全可行，可有效维持机体血糖水平稳定，调节机体免疫能力，改善躯体中医症候，弥补单纯西药治疗的不足，可在临床治疗中推广应用。

第四节　补肾软坚方药治疗肾虚痰瘀型 2 型糖尿病胰岛素抵抗的疗效观察

2 型糖尿病与胰岛素抵抗密切相关，补肾软坚方药具有益肾健脾、软坚散结的功效，临床上多用来治疗动脉粥样硬化、冠心病、心绞痛。尽管目前没有该药治疗胰岛素抵抗的报道，但是其有抗氧化作用，从理论上能够治疗胰岛素抵抗。因此，本研究考察补肾软坚方药对肾虚痰瘀型 2 型糖尿病患者胰岛素抵抗的影响，为开发中药新药奠定基础。

（一）资料与方法

1. 病例来源　选取 2013 年 7 月 ~ 2014 年 9 月在天津中医药大学第一附属医院内分泌门诊就诊的肾虚痰瘀型 2 型糖尿病胰岛素抵抗患者 80 例。其中，男性 42 例，女性 38 例，年龄 45 ~ 69 岁，平均年龄（58.96 ± 6.45）岁；糖尿病病程 3 ~ 10 年，平均病程（7.09 ± 1.42）年，平均身体质量指数（BMI）（27.08 ± 1.02）。

2. 诊断、纳入、排除标准

（1）诊断标准　糖尿病诊断标准：同第六章第一节。胰岛素抵抗诊断标准：空腹胰岛素水平 > 16.15mIU/L，餐后（或口服 75g 无水葡萄糖）1h 胰岛素水平 > 109.8mIU/L，餐后 2h 胰岛素水平 > 89.0mIU/L。有 1 项以上阳性者为胰岛素抵抗。中医诊断标准：同第六章第一节。

（2）纳入标准　年龄 45 ~ 70 岁；符合 2 型糖尿病诊断标准；符合胰岛素抵抗诊断标准；其他标准同第六章第一节。

（3）排除标准　同第六章第一节。

（4）剔除病例标准　同第六章第一节。

3. 药物　补肾软坚方药（中成药制剂）由天津中医药大学第一附属医院制剂室制备，由党参、丹参、杜仲、桑寄生、龟甲、淫羊藿、何首乌、石菖蒲、茯苓、砂仁、夏枯草、海藻等组方，每片相当于生药 0.5g，60 片 / 瓶，产品批号 130311、140115。

4. 分组　将 80 例患者随机分为补肾软坚组和对照组，每组各 40 例。其中，补肾软坚组男性 23 例，女性 17 例，平均年龄（59.20 ± 6.33）岁，平均 BMI（26.98 ± 1.01），

HbA1c（6.66±0.25）%，平均糖尿病病程（7.13±1.49）年。对照组男性 21 例，女性 19 例，平均年龄（58.73±6.64）岁，平均 BMI（27.17±1.03），HbA1c（6.70±0.26）%，平均糖尿病病程（7.05±1.36）年。两组患者在性别、年龄、BMI、HbA1c、糖尿病病程方面比较，差异不显著，具有可比性。

5. 治疗方案　所有患者均给予饮食控制及常规运动治疗。对照组给予原治疗方案，口服盐酸二甲双胍片 0.5g/ 次，3 次 / 日；伏格列波糖片 0.2mg/ 次，3 次 / 日。补肾软坚组在对照组治疗基础上口服补肾软坚方药（中成药制剂），6 片 / 次，3 次 / 日。两组均连续治疗 8 周。

6. 观察指标　运用日本日立公司生产的日立 7600 全自动生化分析仪和日本 Sysmex 公司生产的西斯美康 CA6000 全自动凝血分析仪，检测 2 组治疗前后 FBG、P2BG、HbA1c、空腹胰岛素水平及计算稳态模型的胰岛素抵抗指数（IRI）。

$$IRI= 空腹血糖 × 空腹胰岛素 /22.5$$

7. 疗效评价标准参考　中医症候评分标准：同第六章第一节；疾病疗效评定标准：同第六章第一节。

8. 统计学方法　数据采用 SPSS 17.0 软件包进行统计分析，计量资料以（$\bar{x}±s$）形式表示，采用 t 检验，计数资料采用 χ^2 检验。

（二）结果

1. 两组临床疗效比较　治疗 8 周后，对照组显效 7 例，有效 27 例，总有效率为 85.0%；补肾软坚组显效 25 例，有效 14 例，总有效率为 97.5%，两组总有效率比较，差异有显著性（$P < 0.05$）。

两组临床疗效比较

组别	n/ 例	显效 / 例	有效 / 例	无效 / 例	总有效率 /%
对照组	40	7	27	6	85.0
补肾软坚组	40	25	14	1	97.5[*]

注：与对照组比较，[*]$P < 0.05$。

2. 两组观察指标比较　治疗后，补肾软坚组 FBG、P2BG、HbA1c、空腹胰岛素、IRI 均明显下降，与同组治疗前比较，差异有显著性（$P < 0.05$）。且治疗后补肾软坚组这些观察指标明显低于对照组（$P < 0.05$）。

表 6-16　两组观察指标比较（$\bar{x} \pm s$, n=40）

组别	观察时间	FBG/ （mmol·L^{-1}）	P2BG/ （mmoL·L^{-1}）	HbA1c/%	空腹胰岛素/ （mIU·L^{-1}）	IRI
对照组	治疗前	7.91 ± 0.50	10.90 ± 0.61	6.70 ± 0.26	18.86 ± 1.16	6.65 ± 0.83
	治疗后	$7.57 \pm 0.42^*$	$10.34 \pm 0.54^*$	$6.29 \pm 0.26^*$	$18.17 \pm 0.97^*$	$6.14 \pm 0.69^*$
补肾软坚组	治疗前	7.84 ± 0.42	10.81 ± 0.57	6.66 ± 0.25	18.70 ± 0.99	6.54 ± 0.71
	治疗后	$7.35 \pm 0.51^{*▲}$	$9.67 \pm 0.66^{*▲}$	$6.16 \pm 0.25^{*▲}$	$17.55 \pm 1.18^{*▲}$	$5.76 \pm 0.77^{*▲}$

注：与同组治疗前比较，$^*P < 0.05$；与对照组治疗后比较，$^▲P < 0.05$。

（三）讨论

时下，由于人们生活水平的提高和生活方式的改变，2 型糖尿病的发病率呈上升趋势，与之相伴的胰岛素抵抗也在逐年增加。本研究试图从益肾健脾、软坚散结的新思路，尝试治疗 2 型糖尿病胰岛素抵抗的新方法。本研究结果显示，补肾软坚方药治疗肾虚痰瘀型 2 型糖尿病胰岛素抵抗患者，可以明显降低其 FBG、P2BG、HbA1c，可以明显降低空腹胰岛素水平、IRI，明显优于治疗前及对照组治疗后，补肾软坚组临床疗效显著。但是，本研究的不足是入组病例数较少，以后可以开展多中心大样本临床研究，更进一步评价临床疗效与作用机制。补肾软坚方药治疗肾虚痰瘀型 2 型糖尿病胰岛素抵抗具有较好的临床疗效，不仅能改善患者糖代谢，还能增加胰岛素敏感性，改善胰岛素抵抗，为临床治疗肾虚痰瘀型 2 型糖尿病胰岛素抵抗提供理论支持。

第七章

补肾软坚方药在骨关节病中的临床实践

第一节　补肾软坚方药治疗早期膝关节骨性关节病的临床观察

关节病是继心血管疾病之后导致老年人残疾的第二大病因，且膝关节骨性关节炎（KOA）尤为突出。早期的治疗显得尤为重要，鉴于西药的副作用，患者往往求治于中医。笔者科研团队曾于 2007~2011 年间，对使用补肾软坚方药治疗早期原发性 KOA 的门诊患者开展临床观察，治疗取得一定效果，具体情况如下。

（一）资料与方法

1. 病例来源　共计 36 例。男性 4 例，女性 32 例；最大 54 岁，最小 31 岁，平均年龄 42.5 岁；病程最长 1.5 年，最短 4 周；均为单关节发病，左膝 19 例，右膝 17 例；病因均为久立或受寒引发。

2. 诊断、纳入、排除标准

（1）诊断标准

①症状：近一个月内膝关节反复疼痛，长时间活动后（超过 1 小时），或上下楼梯时疼痛加重，休息后缓解。晨僵均不足半小时。

②体征：轻微肿胀或不肿，压痛常在髌骨四周，关节活动时出现骨摩擦音。舌质淡暗或淡红，舌边有齿痕或少白苔；脉沉或弦细（除外湿热内蕴之象）。

③ Kellgren-Lawrence 分级：

0 级：正常

I 级：关节间隙可疑变窄，似有骨赘。

Ⅱ级：关节间隙可疑变窄，明显骨赘。

Ⅲ级：关节间隙明显变窄，中量骨赘，有些骨质硬化或磨损。

Ⅳ级：关节间隙明显变窄，大量骨赘，骨质严重硬化、明显磨损和畸形。

0级10例，Ⅰ级11例，Ⅱ级9例，Ⅲ级6例，骨赘明显但量少。胫骨的骨节下骨骨质硬化明显。

④实验室检查：血常规正常，C-反应蛋白和血沉正常。

（2）排除标准

①不符合诊断标准。

②符合诊断标准，但X线Ⅲ~Ⅳ级或合并严重心脑血管疾病、糖尿病、类风湿性关节炎等，及血液系统和精神疾病、体质过敏者，及占位性病变者。

③中医体质辨证为湿热质。

3.治疗方案　药物采用补肾软坚方药（主要组成：党参、丹参、杜仲、桑寄生、龟甲、淫羊藿、何首乌、石菖蒲、茯苓、砂仁、夏枯草、海藻等，相当于生药0.5g/片，60片/瓶，天津中医药大学第一附属医院制剂，批号：071105）；6片/次，3次/日，三餐前空腹口服。4周为一个疗程。服药期间佩戴合适的软护膝保护膝关节；保暖忌劳累（站立45分钟换体位），并进行疼痛的健康教育。

（二）结果

本组36例在非药物治疗的基础上口服本院制剂补肾软坚方药，配合佩戴合适的软护膝及进行健康教育，疗效肯定。

治愈7例，好转23例，未愈6例。有效率83.3%。6例无效，2例因久立达6小时，4例X线评级达Ⅲ级，后嘱继续服药6周后有改善。（见表7-1、表7-2）

统计学方法：本组计量资料进行治疗前后的t检验。

表7-1　VAS治疗前后的t检验：Group Statistics

GROUP	N	Mean	Std.Deviation	Std.Error	Mean
VAS	1	36	3.9722	1.38329	0.23055
	2	36	2.4167	1.93280	0.32213

注：T值=3.972，$P < 0.01$。

表 7-2　HSS 膝关节评分标准治疗前后的 t 检验：Group Statistics

GROUP	N	Mean	Std.Deviation	Std.Error	Mean
HSS	1	36	8.1944	2.96474	0.49412
	2	36	14.3056	7.94200	1.32367

注：T 值 =-4.325，$P < 0.01$。

结论：差异有显著性，治疗有效。

（三）讨论

中医的体质辨证在中药应用上甚为重要。本实验 36 例患者均在非药物治疗的基础上口服本院制剂补肾软坚方药，配合佩戴合适的软护膝及进行健康教育，疗效肯定且方便实用，临床便于推广。但尚需随访跟踪及进行大样本、对照组的观察。

第二节　补肾软坚方药治疗颈椎病的临床疗效观察

一般认为椎动脉型颈椎病的发病与骨质增生上关节移位刺激椎动脉及血管的退化有关。临床表现为椎动脉供血不足引起脑组织缺血症状，如眩晕、恶心、视物模糊不清、头痛甚至昏厥，颈部转动时症状加重。本研究采用天津中医药大学第一附属医院院内自制补肾软坚方药治疗椎动脉型颈椎病 68 例，疗效显著。

（一）资料与方法

1. 病例来源　130 例颈椎病患者均为门诊病人，随机分为 2 组。补肾软坚组 68 例，男性 50 例，女性 18 例；年龄 21～30 岁 10 例，31～40 岁 50 例，41～50 岁 15 例，51～60 岁 36 例，61 岁以上 2 例，平均年龄 51 岁；病程 6 个月～1 年 10 例，1～6 年 50 例，6 年以上 8 例，平均病程 6 年。对照组 62 例，男性 48 例，女性 14 例；年龄 21～30 岁 9 例，31～40 岁 7 例，41～50 岁 10 例，51～60 岁 35 例，61 岁以上 1 例，平均年龄 53 岁；病程 6 个月～1 年 8 例，1～6 年 48 例，6 年以上 6 例，平均病程 7 年。两组资料差异不显著，具有可比性。

2.诊断、纳入、排除标准

（1）诊断标准　西医诊断参照《临床疾病诊断依据治愈好转标准》中颈椎病（椎动脉缺血型）的诊断标准。中医诊断参照《中药新药治疗眩晕的临床研究指导原则》中有关眩晕的中医诊断标准，临床辨证属于肝肾亏虚、痰瘀痹阻脑络型眩晕。X光片检查：颈椎生理曲度变直或后凸，有骨质增生。

（2）排除标准　妊娠期妇女；合并心血管疾病及精神病患者；患肿痛、外伤、内耳疾病及眼病等患者。

3.治疗方案　治疗组口服补肾软坚方药（中成药制剂，主要组成为党参、丹参、杜仲、桑寄生、龟甲、淫羊藿、何首乌、石菖蒲、茯苓、砂仁、夏枯草、海藻等，相当于生药0.5g/片）每次6片，每日3次，2周为1个疗程。对照组：口服颈复康冲剂，每次1袋，每日3次。2周为1个疗程。1个疗程后统计结果。

4.观察指标　临床疗效观测补肾软坚组和对照组治疗前后血流变及经颅多普勒超声检查结果。

5.数据统计　总疗效采用Ridit分析。治疗前后采用t检验。组间比较采用两样本均数t检验。

（二）结果

1.疗效判定标准　参照《中药新药治疗眩晕的临床研究指导原则》中有关眩晕的疗效评定标准。治愈：眩晕等症状消失。显效：眩晕等症状明显减轻，头微昏沉或头晕目眩轻微，可正常生活及工作。有效：头晕或眩晕减轻，伴有轻微视物旋转及晃动感，虽能坚持工作，但生活、工作受影响。无效：头晕及眩晕症状无缓解。

2.治疗结果

（1）两组疗效比较　如表7-3，补肾软坚组总有效率97.04%，与对照组比较差异非常显著。

（2）两组患者治疗前后血流变及经颅多普勒检测结果　如表7-4所示，补肾软坚组全血黏度（高切、低切）、血浆黏度、纤维蛋白原、红细胞聚集指数均明显降低，红细胞变形能力明显降低，其改善程度均优于对照组。如表7-5所示，补肾软坚组的椎－基底动脉血流速度较对照组明显加快。提示补肾软坚方药对改善血流变和提高血流速度有明显作用。

表 7-3 两组疗效比较

组别	总例数	显效		好转		有效		无效		总有效率
	例	例	%	例	%	例	%	例	%	%
补肾软坚组	68	48	70.57	11	16.18	7	10.29	2	2.96	97.04**
对照组	62	24	38.71	8	12.90	14	22.58	16	25.81	74.19

注：与对照组比较，**$P < 0.01$。

表 7-4 治疗前后生化检测结果比较

组别		总例数 例	血浆黏度	纤维蛋白原	红细胞聚集指数	全血黏度 /（mPa·s） 低切	高切	红细胞变形能力 /IF
补肾软坚组	治疗前	68	2.24 ± 0.91	2.85 ± 1.03	1.52 ± 0.82	12.30 ± 3.08	6.38 ± 1.92	0.21 ± 0.18
	治疗后		1.57 ± 0.68*	1.90 ± 0.93*	1.14 ± 0.25*	10.28 ± 1.92*	5.21 ± 0.98*	0.29 ± 0.27*
对照组	治疗前	62	1.97 ± 0.92	2.76 ± 1.12	1.68 ± 0.83	13.20 ± 3.20	6.39 ± 1.87	0.23 ± 0.18
	治疗后		1.94 ± 0.68	2.42 ± 1.02	1.52 ± 0.69	13.11 ± 2.03	5.89 ± 0.81	0.25 ± 0.12

注：与治疗前比较，*$P < 0.05$。

表 7-5 两组经颅多普勒检测结果比较

组别		总例数 例	血流速度（m/s） 椎动脉	基底动脉
补肾软坚组	治疗前	68	18.6 ± 6.3	18.3 ± 8.2
	治疗后		31.7 ± 6.4**	31.9 ± 8.7**
对照组	治疗前	62	18.8 ± 6.2	17.2 ± 6.8
	治疗后		22.5 ± 6.4	21.2 ± 6.7

注：与对照组比较，**$P < 0.01$。

（三）讨论

中医学认为，本病以"脾肾亏虚"为本，"痰瘀互结"为标，故治以"益肾健脾、软坚散结"。方中以桑寄生、制何首乌、菟丝子、龟甲、杜仲等益肾填精；以茯苓、陈皮、党参健脾；以丹参、川芎活血软坚；以夏枯草清热软坚；以海藻、昆布消痰软坚散结。诸药合用，脾肾得补，痰瘀可消，气血畅和，清窍得养，眩晕自除。临床研究表明，补肾软坚方药能改善椎－基底动脉供血情况，同时对患者血流变指标亦有改善作用，具有较好的临床疗效，值得推广。

附录一 表2-1

表2-1 补肾软坚方药通过 OB 和 DL 预测的 142 种候选化合物信息

分子编号	化合物名称	OB/%	DL	度	中药
MOL000359	sitosterol	36.91	0.75	4	陈皮
MOL004328	naringenin	59.29	0.21	32	陈皮
MOL005100	5,7-dihydroxy-2	47.73	0.27	24	陈皮
MOL005815	Citromitin	86.90	0.51	22	陈皮
MOL005828	nobiletin	61.66	0.52	29	陈皮
MOL000433	FA	68.96	0.71	3	川芎
MOL001494	Mandenol	41.99	0.19	8	川芎
MOL002135	Myricanone	40.59	0.51	25	川芎
MOL002140	Perlolyrine	65.94	0.27	23	川芎
MOL002151	senkyunone	47.66	0.24	3	川芎
MOL002157	wallichilide	42.31	0.71	7	川芎
MOL000953	CLR	37.87	0.68	16	昆布
MOL001439	arachidonic acid	45.57	0.20	29	昆布
MOL009622	Fucosterol	43.77	0.76	6	昆布
MOL010615	saringosterol	43.47	0.62	18	昆布
MOL010616	eckol	87.06	0.63	25	昆布
MOL010617	1553-41-9	45.65	0.21	7	昆布
MOL010625	24-Methylenecholesterol	43.53	0.76	5	昆布
MOL000098	quercetin	46.43	0.28	507	海藻
MOL005440	Isofucosterol	43.77	0.76	27	海藻
MOL010578	N-[（1S）-1-（benzyl）-2	45.75	0.43	7	海藻
MOL010580	Diglycol dibenzoate	59.21	0.27	5	海藻

分子编号	化合物名称	OB/%	DL	度	中药
MOL000006	luteolin	36.16	0.25	122	夏枯草
MOL000358	beta-sitosterol	36.91	0.75	196	夏枯草
MOL000422	kaempferol	41.88	0.24	213	夏枯草
MOL000449	Stigmasterol	43.82	0.76	129	夏枯草
MOL000737	morin	46.22	0.27	21	夏枯草
MOL004355	Spinasterol	42.97	0.76	12	夏枯草
MOL004798	delphinidin	40.63	0.28	16	夏枯草
MOL006767	Vulgaxanthin-I	56.13	0.26	1	夏枯草
MOL006772	poriferasterol monoglucoside_qt	43.82	0.76	1	夏枯草
MOL006774	stigmast-7-enol	37.42	0.75	8	夏枯草
MOL000073	ent-Epicatechin	48.95	0.24	2	杜仲
MOL000211	Mairin	55.37	0.78	1	杜仲
MOL000443	Erythraline	49.17	0.55	30	杜仲
MOL002058	40957-99-1	57.20	0.62	25	杜仲
MOL004367	olivil	62.22	0.41	17	杜仲
MOL005922	Acanthoside B	43.35	0.77	1	杜仲
MOL006709	AIDS214634	92.42	0.55	18	杜仲
MOL007059	3-beta-Hydroxy Methyllenetanshi quinone	32.16	0.41	88	杜仲
MOL007563	Yangambin	57.52	0.81	19	杜仲
MOL009007	Eucommin A	30.51	0.85	1	杜仲
MOL009009	（＋）-medioresinol	87.18	0.62	23	杜仲
MOL009015	（－）-Tabernemontanine	58.66	0.61	51	杜仲
MOL009027	Cyclopamine	55.42	0.82	4	杜仲
MOL009029	Dehydrodiconiferyl alcohol 4, gamma'-di-O-beta-D-glucopyanoside_qt	51.44	0.40	23	杜仲

续表

分子编号	化合物名称	OB/%	DL	度	中药
MOL009030	Dehydrodieugenol	30.10	0.24	1	杜仲
MOL009031	Cinchonan-9-al, 6'-methoxy-(9R)-	68.21	0.40	54	杜仲
MOL009038	GBGB	45.57	0.83	2	杜仲
MOL009042	Helenalin	77.01	0.19	1	杜仲
MOL009047	(+)-Eudesmin	33.28	0.62	21	杜仲
MOL009053	4-[(2S,3R)-5-[(E)-3-hydroxyprop-1-enyl]-7-methoxy-3-methylol-2,3-dihydrobenzofuran-2-yl]-2-methoxy-phenol	50.75	0.39	21	杜仲
MOL009055	hirsutin_qt	49.81	0.37	25	杜仲
MOL009057	liriodendrin_qt	53.13	0.80	7	杜仲
MOL000184	NSC63551	39.25	0.76	3	菟丝子
MOL000354	isorhamnetin	49.60	0.31	1	菟丝子
MOL000953	CLR	37.87	0.68	16	菟丝子
MOL001558	sesamin	56.54	0.83	24	菟丝子
MOL005043	campest-5-en-3beta-ol	37.57	0.71	3	菟丝子
MOL005440	Isofucosterol	43.77	0.76	1	菟丝子
MOL005944	matrine	63.77	0.25	4	菟丝子
MOL006649	sophranol	55.41	0.28	2	菟丝子
MOL000569	digallate	61.84	0.26	7	丹参
MOL001601	1,2,5,6-tetrahydrotanshinone	38.74	0.36	46	丹参
MOL001659	Poriferasterol	43.82	0.76	5	丹参
MOL001771	poriferast-5-en-3beta-ol	36.91	0.75	5	丹参
MOL001942	isoimperatorin	45.46	0.23	3	丹参
MOL002222	sugiol	36.11	0.28	25	丹参
MOL002651	Dehydrotanshinone II A	43.76	0.40	30	丹参
MOL002776	Baicalin	40.12	0.75	6	丹参

续表

分子编号	化合物名称	OB/%	DL	度	中药
MOL006824	α–amyrin	39.51	0.76	2	丹参
MOL007036	5,6–dihydroxy–7–isopropyl–1,1–dimethyl–2,3–dihydrop henanthren–4–one	33.76	0.29	30	丹参
MOL007041	2–isopropyl–8–methy lphenanthrene–3,4– dione	40.86	0.23	43	丹参
MOL007045	3α–hydroxytanshinone Ⅱa	44.92	0.44	23	丹参
MOL007048	（E）–3–[2–（3,4–dihydroxyphenyl）–7–hydroxy–benzofuran–4–yl] acrylic acid	48.24	0.31	12	丹参
MOL007049	4–methylenemiltirone	34.34	0.23	46	丹参
MOL007050	2–（4–hydroxy–3–methoxyphenyl）–5–（3–hydroxypropyl）–7–methoxy–3–benzofurancarboxaldehyde	62.78	0.40	13	丹参
MOL007051	6–o–syringyl–8–o–acetyl shanzhiside methyl ester	46.69	0.71	1	丹参
MOL007058	formyltanshinone	73.44	0.42	18	丹参
MOL007061	Methylenetanshinquinone	37.07	0.36	37	丹参
MOL007063	przewalskin a	37.10	0.65	4	丹参
MOL007064	przewalskin b	110.32	0.44	12	丹参
MOL007068	Przewaquinone B	62.24	0.41	21	丹参
MOL007069	przewaquinone c	55.74	0.40	34	丹参
MOL007070	（6S,7R）–6,7–dihydroxy–1,6–dimethyl–8,9–dihydro–7H–naphtho[8,7–g]benzofuran–10,11–dione	41.31	0.45	17	丹参
MOL007071	przewaquinone f	40.30	0.46	15	丹参
MOL007077	sclareol	43.67	0.21	6	丹参
MOL007079	tanshinaldehyde	52.47	0.45	23	丹参
MOL007081	Danshenol B	57.95	0.56	16	丹参

分子编号	化合物名称	OB/%	DL	度	中药
MOL007082	Danshenol A	56.96	0.52	23	丹参
MOL007085	Salvilenone	30.38	0.38	9	丹参
MOL007088	cryptotanshinone	52.34	0.40	36	丹参
MOL007093	dan-shexinkum d	38.88	0.55	28	丹参
MOL007094	danshenspiroketallactone	50.43	0.31	34	丹参
MOL007098	deoxyneocryptotanshinone	49.40	0.29	35	丹参
MOL007100	dihydrotanshinlactone	38.68	0.32	40	丹参
MOL007101	dihydrotanshinone I	45.04	0.36	34	丹参
MOL007105	epidanshenspiroketallactone	68.27	0.31	35	丹参
MOL007107	C09092	36.06	0.25	16	丹参
MOL007108	isocryptotanshi-none	54.98	0.39	36	丹参
MOL007111	Isotanshinone II	49.91	0.40	26	丹参
MOL007115	manool	45.04	0.20	4	丹参
MOL007118	microstegiol	39.61	0.28	1	丹参
MOL007119	miltionone I	49.68	0.32	33	丹参
MOL007120	miltionone II	71.02	0.44	13	丹参
MOL007121	miltipolone	36.55	0.37	3	丹参
MOL007122	Miltirone	38.75	0.25	33	丹参
MOL007123	miltirone II	44.95	0.24	3	丹参
MOL007124	neocryptotanshinone ii	39.46	0.23	35	丹参
MOL007125	neocryptotanshinone	52.48	0.32	27	丹参
MOL007127	1-methyl-8,9-dihydro-7H-naphtho[5,6-g]benzofuran-6,10,11-trione	34.72	0.37	33	丹参
MOL007130	prolithospermic acid	64.37	0.31	19	丹参
MOL007132	（2R）-3-（3,4-dihydroxyphenyl）-2-[（Z）-3-（3,4-dihydroxyphenyl）acryloyl]oxy-propionic acid	109.38	0.35	12	丹参

分子编号	化合物名称	OB/%	DL	度	中药
MOL007140	（Z）–3–[2–[（E）–2–（3,4–dihydroxyphenyl）vinyl]–3,4–dihydroxy–phenyl]acrylic acid	88.53	0.25	3	丹参
MOL007141	salvianolic acid g	45.56	0.60	3	丹参
MOL007142	salvianolic acid j	43.37	0.72	3	丹参
MOL007143	salvilenone Ⅰ	32.43	0.22	15	丹参
MOL007145	salviolone	31.72	0.23	44	丹参
MOL007149	NSC 122421	34.49	0.27	1	丹参
MOL007150	（6S）–6–hydroxy–1–methyl–6–methylol–8,9–dihydro–7H–naphtho[8,7–g]benzofuran–10,11–quinone	75.38	0.45	17	丹参
MOL007151	Tanshindiol B	42.66	0.45	17	丹参
MOL007152	Przewaquinone E	42.85	0.45	16	丹参
MOL007154	tanshinone iia	49.88	0.39	40	丹参
MOL007155	（6S）–6–（hydroxymethyl）–1,6–dimethyl–8,9–dihydro–7H–naphtho[8,7–g]benzofuran–10,11–dione	65.25	0.44	24	丹参
MOL007156	tanshinone Ⅵ	45.63	0.29	25	丹参
MOL000546	diosgenin	80.87	0.81	13	天冬
MOL003889	methylprotodioscin_qt	35.11	0.86	2	天冬
MOL003891	pseudoprotodioscin_qt	37.93	0.87	5	天冬
MOL003896	7-Methoxy-2-methyl isoflavone	42.56	0.20	86	天冬
MOL003901	Asparaside A_qt	30.60	0.86	2	天冬
MOL001006	poriferasta–7,22E–dien–3beta–ol	42.97	0.76	6	党参
MOL002140	Perlolyrine	65.94	0.27	23	党参
MOL002879	Diop	43.59	0.39	8	党参

分子编号	化合物名称	OB/%	DL	度	中药
MOL003036	ZINC03978781	43.82	0.76	6	党参
MOL004355	Spinasterol	42.97	0.76	12	党参
MOL004492	Chrysanthemaxanthin	38.72	0.58	3	党参
MOL005321	Frutinone A	65.90	0.34	26	党参
MOL006554	Taraxerol	38.40	0.77	2	党参
MOL006774	stigmast-7-enol	37.42	0.75	8	党参
MOL007514	methyl icosa-11,14-dienoate	39.66	0.23	6	党参
MOL008391	5alpha-Stigmastan-3,6-dione	33.11	0.79	2	党参
MOL008393	7-（beta-Xylosyl）cephalomannine_qt	38.32	0.29	1	党参
MOL008397	Daturilin	50.36	0.77	3	党参
MOL008400	glycitein	50.47	0.24	24	党参
MOL008406	Spinoside A	39.96	0.40	2	党参
MOL008407	（8S,9S,10R,13R,14S,17R）-17-[（E,2R,5S）-5-ethyl-6-methylhept-3-en-2-yl]-10,13-dimethyl-1,2,4,7,8,9,11,12,14,15,16,17-dodecahydrocyclopenta[a]phenanthren-3-one	45.40	0.76	5	党参
MOL008411	11-Hydroxyrankinidine	40.00	0.66	4	党参

附录二　部分章节配图

第二章

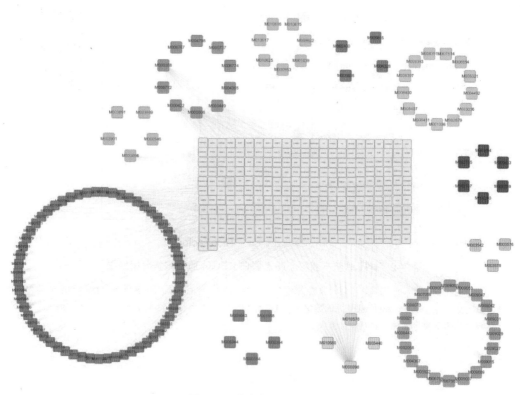

图 2-1　化合物 – 靶点网络图

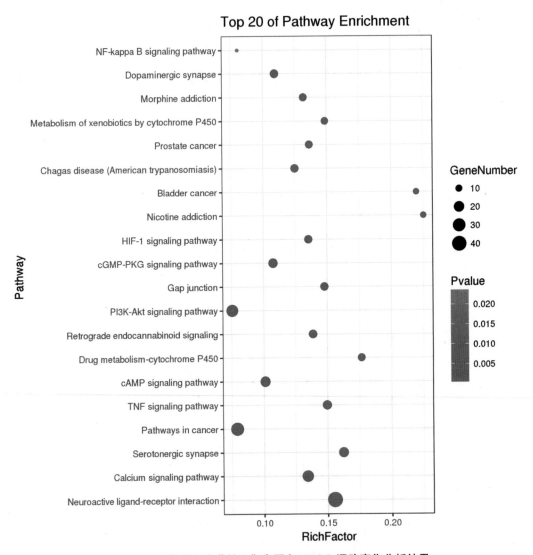

图 2-2　补肾软坚方药核心靶点蛋白 KEGG 通路富集分析结果

注：其中，Y 轴代表 pathway 名称，X 轴代表富集因子（RichFactor，即目标基因中属于这个 pathway 的基因的数量 / 背景基因集中这个 pathway 所有基因的数量）；气泡面积大小代表目标基因集中属于这个 pathway 的基因数量；气泡颜色代表富集显著性，即 P 的数值大小。

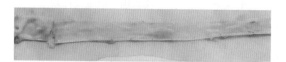

第三章

图 3-1a　兔动脉粥样硬化试验空白组模型主动脉内膜

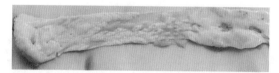

图 3-1b　兔动脉粥样硬化试验实验组模型主动脉内膜

注：空白组与实验组第 10 周末取材后观察主动脉内壁。空白组（a）动脉内壁光滑鲜亮；实验组（b）动脉内壁可见明显的脂肪沉积。

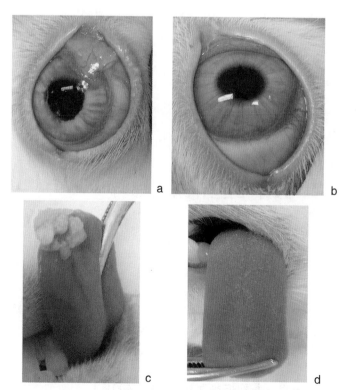

图 3-2　兔动脉粥样硬化模型空白组与实验组目睛和舌象比较

注：实验组（a）10 周末眼瞳孔周围脂肪带形成，与巩膜界限模糊，目暗无光而空白组（b）目睛明亮，呈淡蓝色；实验组（c）舌质黯红，舌体有菌状增生或呈黄色脂肪样；空白组（d）舌淡红。

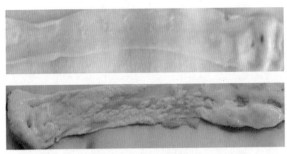

图 3-6　正常组与实验组主动脉大体观察

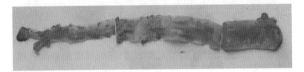

正常组

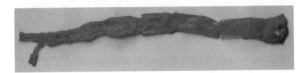

实验组

图 3-7　苏丹 III 染色

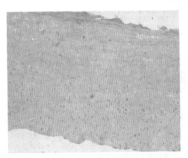

a 正常组

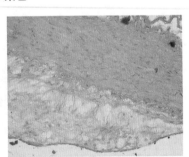

b 实验组

图 3-8　主动脉 HE 染色（HE 染色，40×）

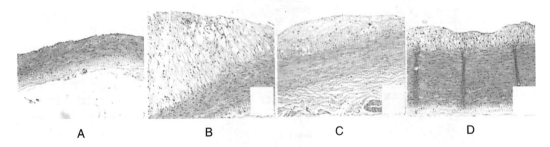

A　　　　　　　　B　　　　　　　　C　　　　　　　　D

图 3-10　各组主动脉 HE 染色（HE 染色，400×）

注：A：正常组（NOR）；B：模型组（CHOL）；C：补肾软坚组（BSKS）；D：辛伐他汀组（SIMVA）。

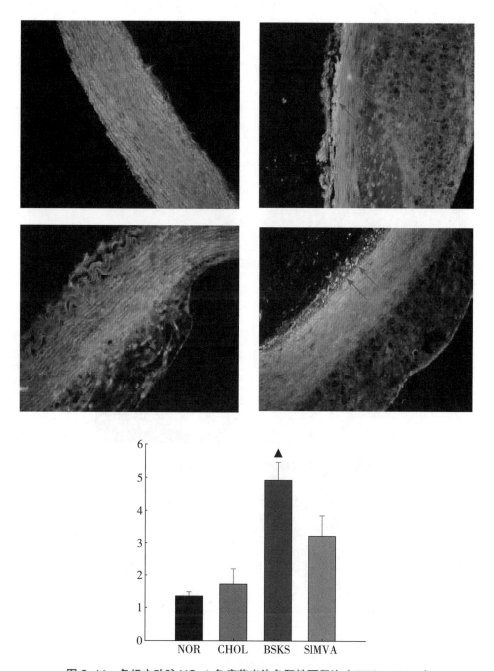

图 3-11　各组主动脉 HO-1 免疫荧光染色阳性面积比（FITC，400×）

注：A：正常组（NOR）；B：模型组（CHOL）；C：补肾软坚组（BSKS）；D：辛伐他汀组（SIMVA）；与正常组比较，▲▲$P < 0.01$；与模型组比较，*$P < 0.05$。

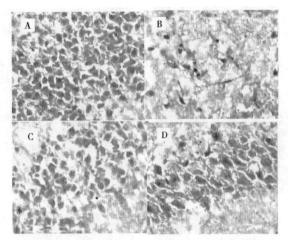

图 3-14　各组家兔海马组织病理学改变（HE 染色，400×）

注：A 正常组，B 模型组，C 补肾组，D 辛伐组

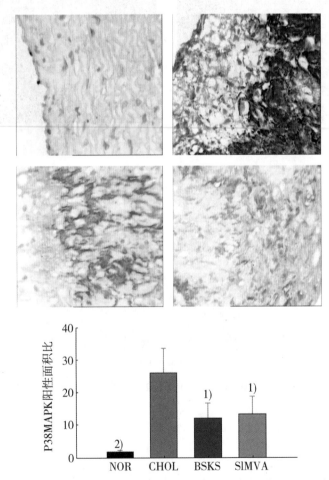

图 3-17　P38MAPK 免疫组化染色结果（DAB 显色，400×）

注：正常组（NOR）；模型组（CHOL）；补肾软坚组（BSKS），1g·kg^{-1}·d^{-1}；辛伐他汀（SIMVA），0.005g·kg^{-1}·d^{-1}；与模型组比较，$^{1)}P < 0.05$，$^{2)}P < 0.01$。

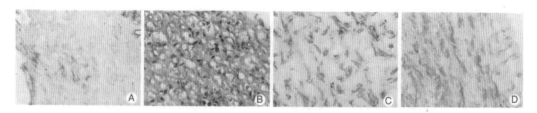

图 3-18　各组脉 NF-κB 免疫组化结果（DAB 显色，400×）

注：A 为正常对照组；B 为模型组；C 为辛伐他汀组；D 为补肾软坚组

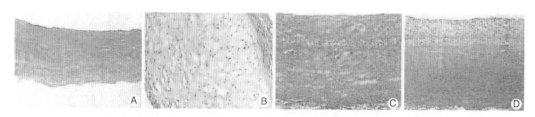

图 3-19　各组光镜观察结果（HE 染色，100×）

注：A 为正常对照组；B 为模型组；C 为辛伐他汀组；D 为补肾软坚组

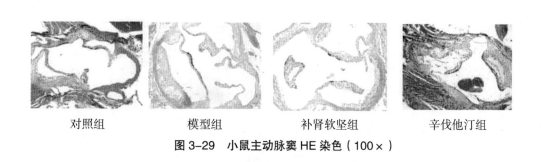

对照组　　　　　模型组　　　　　补肾软坚组　　　　　辛伐他汀组

图 3-29　小鼠主动脉窦 HE 染色（100×）

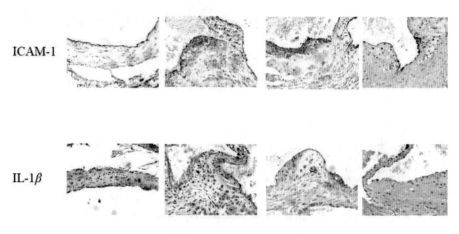

图 3-34　各组小鼠主动脉 ICAM-1、IL-1β 蛋白表达情况（400×）

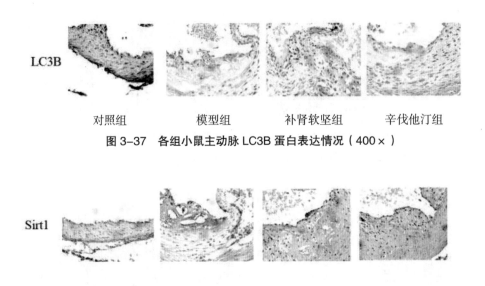

图 3-37　各组小鼠主动脉 LC3B 蛋白表达情况（400×）

图 3-39　各组小鼠主动脉 Sirt1 和 FoxO1 蛋白表达情况（400×）

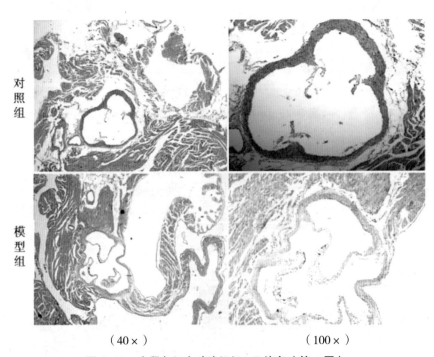

（40×）　　　　　　　　（100×）

图 3-43　小鼠各组主动脉组织 HE 染色（第 4 周）

注：对照组和模型组主动脉组织血管内膜尚完整，未见泡沫细胞、脂质核心及斑块形成。

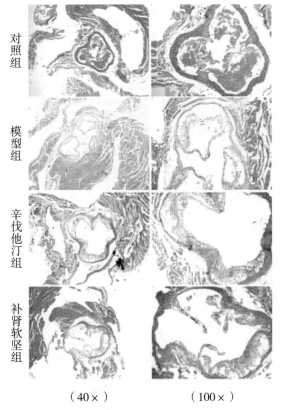

注：对照组小鼠主动脉内皮结构
完整，未见泡沫细胞、脂质核心
及斑块形成。模型组主动脉管壁
可见大量脂质斑块，融合成片，
管腔明显狭窄；斑块内可见大量
脂质浸润、泡沫细胞形成，纤维
帽变薄。辛伐他汀组和补肾软坚
组主动脉亦可见到融合成片的
AS斑块，然其病变较模型组减
轻，泡沫细胞数量相对较少；斑
块纤维帽较厚。

（40×）　　　（100×）

图 3-44　小鼠各组主动脉组织 H-E 染色（第 16 周）

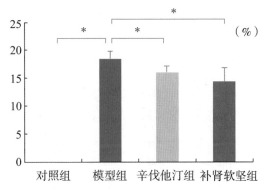

图 3-45　补肾软坚方药对小鼠主动脉管腔狭窄程度的影响

注：对照组（n=8），模型组（n=8），辛伐他汀组（n=8），补肾软坚组（n=8）。数据表示为均数 ± 标准差，*P
< 0.05。

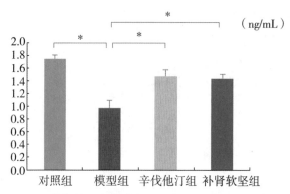

（ng/mL）

图 3-46　补肾软坚方药对小鼠血清 APN 表达水平的影响

注：对照组（n=8），模型组（n=8），辛伐他汀组（n=8），补肾软坚组（n=8）。数据表示为均数 ± 标准差，*P < 0.05。

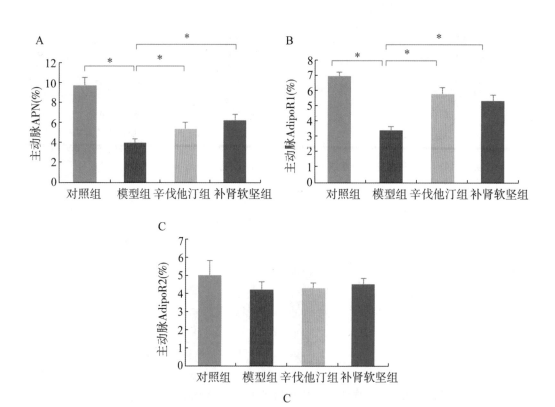

图 3-47　补肾软坚方药对主动脉组织 APN 及其受体表达的影响

注：（A）主动脉 APN 的蛋白表达，（B）主动脉 AdipoR1 的蛋白表达，（C）主动脉 AdipoR2 的蛋白表达。分组：对照组（n=8），模型组（n=8），辛伐他汀组（n=8），补肾软坚组（n=8）。数据表示为均数 ± 标准差，*P < 0.05。

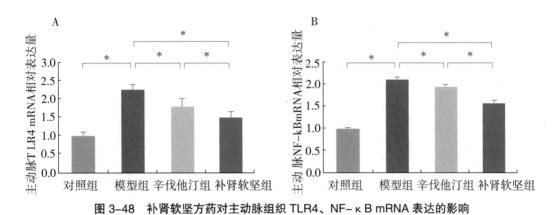

图 3-48　补肾软坚方药对主动脉组织 TLR4、NF-κB mRNA 表达的影响

注:(A)主动脉 TLR4mRNA 的表达,(B)主动脉 NF-κB mRNA 的表达。分组: 对照组(n=8),模型组(n=8),辛伐他汀组(n=8),补肾软坚组(n=8)。数据表示为均数 ± 标准差,*P < 0.05。

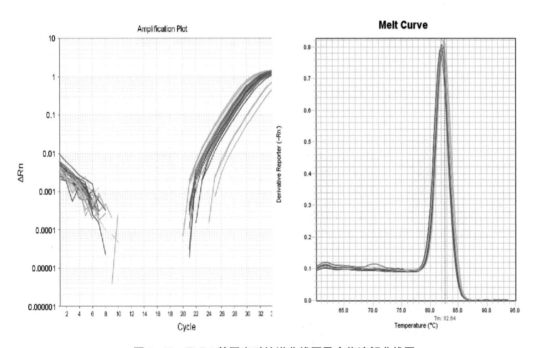

图 3-49　TLR4 基因实时扩增曲线图及产物溶解曲线图

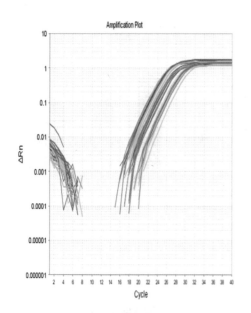
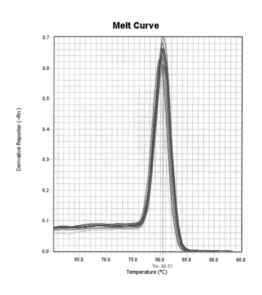

图 3-50　内参基因实时扩增曲线图及产物溶解曲线图

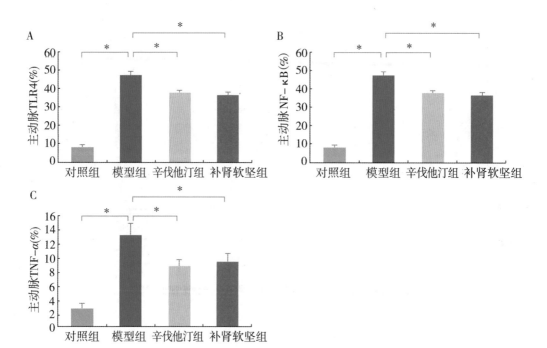

图 3-51　补肾软坚方药对主动脉组织 TLR4/NF-κB 通路蛋白表达的影响

注:（A）主动脉 TLR4 的蛋白表达,（B）主动脉 NF-κB 的蛋白表达,（C）主动脉 TNF-α 的蛋白表达。分组: 对照组（n=8），模型组（n=8），辛伐他汀组（n=8），补肾软坚组（n=8）。数据表示为均数 ± 标准差, $^*P < 0.05$。

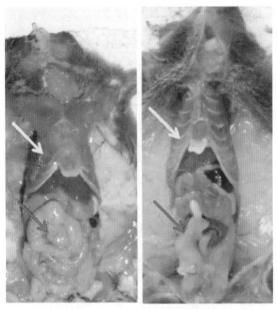

对照组　　　　　　　　模型组

图 3-52　小鼠肝脏一般形态的观察（第 4 周）

注：在第 4 周时，对照组小鼠肝脏呈红褐色，边缘光滑锐利，未见异常变化；肝脏周围未见脂肪堆积。模型组小鼠肝脏呈棕黄色，触之稍有油腻感，肝脏周围可见脂肪堆积。

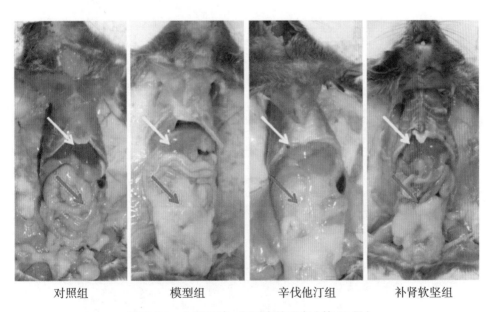

对照组　　　　　　模型组　　　　　　辛伐他汀组　　　　　补肾软坚组

图 3-53　小鼠肝脏一般形态的观察（第 16 周）

注：在第 16 周时，对照组小鼠肝脏呈红褐色，边缘光滑锐利，无异常变化；肝脏周围未见脂肪堆积。模型组小鼠肝脏呈土黄色，体积明显增大，触之有油腻感，肝脏周围可见大量白色脂肪堆积。辛伐他汀组小鼠肝脏呈淡红色，体积增大，触之有油腻感，肝脏周围可见大量白色脂肪堆积。补肾软坚组小鼠肝脏呈淡红色，体积稍大，触之有油腻感，肝脏周围可见白色脂肪堆积。

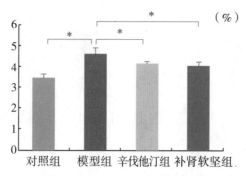

图 3-54　补肾软坚方药对小鼠肝指数的影响

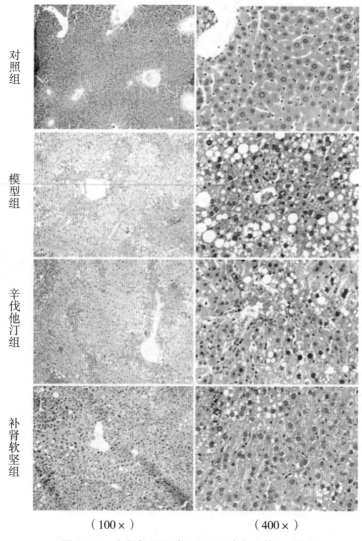

（100×）　　　　　　　　（400×）

图 3-55　小鼠各组肝脏组织 HE 染色（第 16 周）

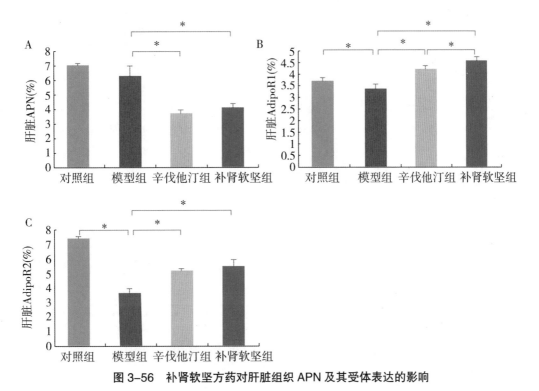

图 3-56　补肾软坚方药对肝脏组织 APN 及其受体表达的影响

注：（A）肝脏 APN 的蛋白表达。（B）肝脏 AdipoR1 的蛋白表达。（C）肝脏 AdipoR2 的蛋白表达。对照组（n=8），模型组（n=8），辛伐他汀组（n=8），补肾软坚组（n=8）。数据表示为均数 ± 标准差。$^*P < 0.05$。

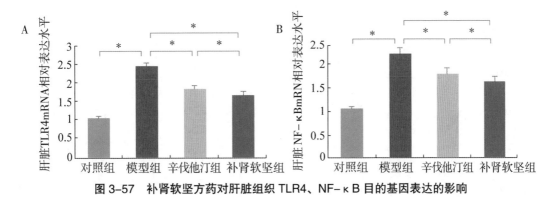

图 3-57　补肾软坚方药对肝脏组织 TLR4、NF-κB 目的基因表达的影响

注：（A）肝脏 TLR4 mRNA 的表达。（B）肝脏 NF-κB mRNA 的表达。对照组（n=8），模型组（n=8），辛伐他汀组（n=8），补肾软坚组（n=8）。数据表示为均数 ± 标准差，$^*P < 0.05$。

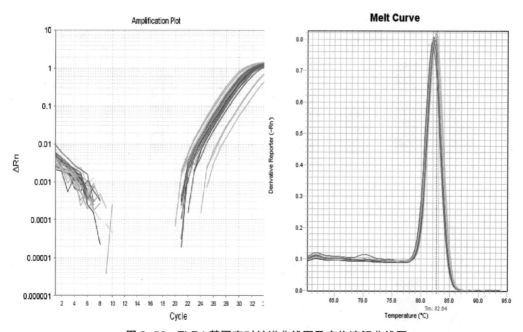

图 3-58　TLR4 基因实时扩增曲线图及产物溶解曲线图

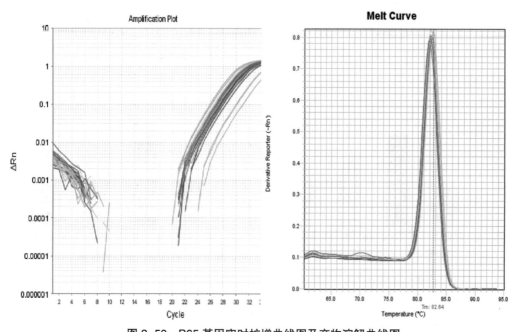

图 3-59　P65 基因实时扩增曲线图及产物溶解曲线图

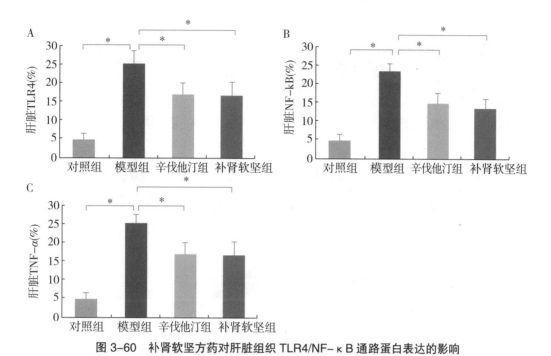

图 3-60 补肾软坚方药对肝脏组织 TLR4/NF-κB 通路蛋白表达的影响

注：（A）肝脏 TLR4 的蛋白表达，（B）肝脏 NF-κB 的蛋白表达，（C）肝脏 TNF-α 的蛋白表达。对照组（n=8），模型组（n=8），辛伐他汀组（n=8），补肾软坚组（n=8）。数据表示为均数 ± 标准差，$^*P < 0.05$。

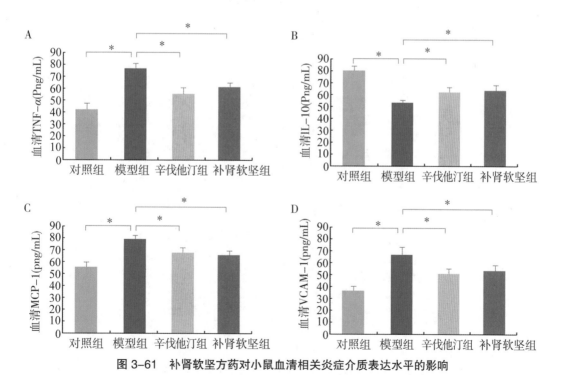

图 3-61 补肾软坚方药对小鼠血清相关炎症介质表达水平的影响

注：（A）血清 TNF-α 的表达；（B）血清 IL-10 的表达；（C）血清 MCP-1 的表达；（D）血清 VCAM-1 的表达。对照组（n=8），模型组（n=8），辛伐他汀组（n=8），补肾软坚组（n=8）。数据表示为均数 ± 标准差，$^*P < 0.05$。

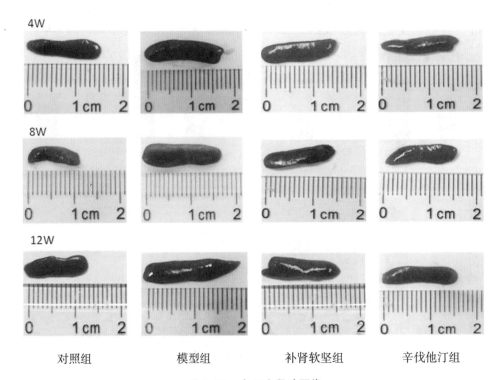

4W

8W

12W

| 对照组 | 模型组 | 补肾软坚组 | 辛伐他汀组 |

图3-70 各组小鼠脾图像

注：肉眼观察，4、8、12周，对照组小鼠脾脏组织较模型组体积小。随着实验时间的延长，模型组脾脏组织体积逐渐变大，脾重量逐渐增加。补肾软坚组和辛伐他汀组都在一定程度上抑制了这一变化。

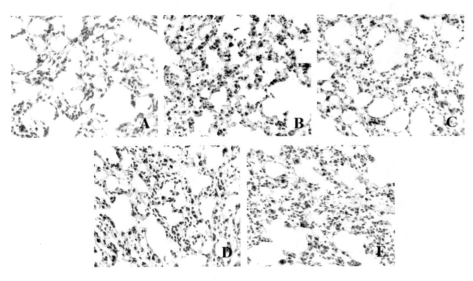

图3-75 各组小鼠肺组织 IRE1α 表达（免疫组化，40×10）

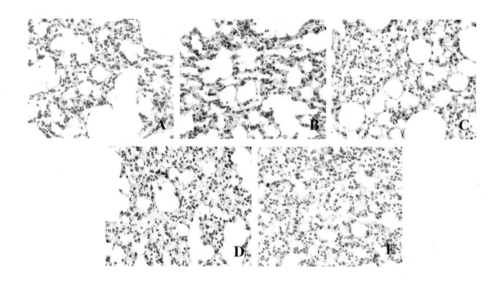

图 3-77　各组小鼠肺组织 TXNIP 表达（免疫组化，40×10）

注：A 为对照组，B 为模型组，C 为补肾软坚组，D 为辛伐他汀组，E 为 4-PBA 组。

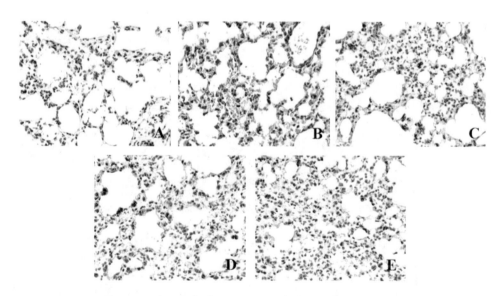

图 3-79　各组小鼠肺组织 NLRP3 表达（免疫组化，40×10）

注：A 为对照组，B 为模型组，C 为补肾软坚组，D 为辛伐他汀组，E 为 4-PBA 组。

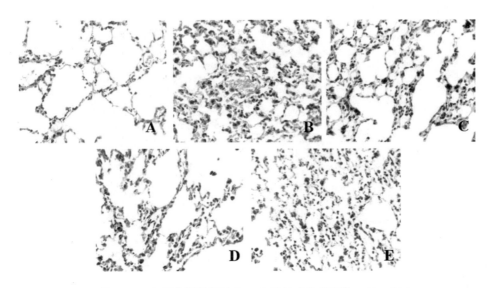

图 3-81　各组小鼠肺组织 IL-1β 表达（免疫组化，40×10）

注：A 为对照组，B 为模型组，C 为补肾软坚组，D 为辛伐他汀组，E 为 4-PBA 组。

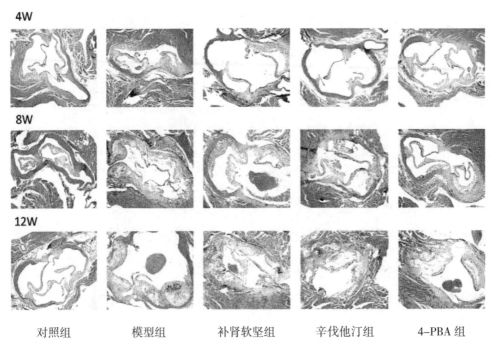

| 对照组 | 模型组 | 补肾软坚组 | 辛伐他汀组 | 4-PBA 组 |

图 3-83　各组小鼠主动脉窦病理改变 HE（10×10）

4W

8W

12W

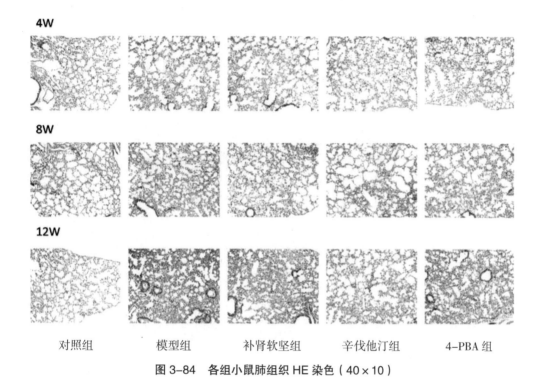

对照组   模型组   补肾软坚组   辛伐他汀组   4-PBA 组

图 3-84 各组小鼠肺组织 HE 染色（40×10）

4W

8W

12W

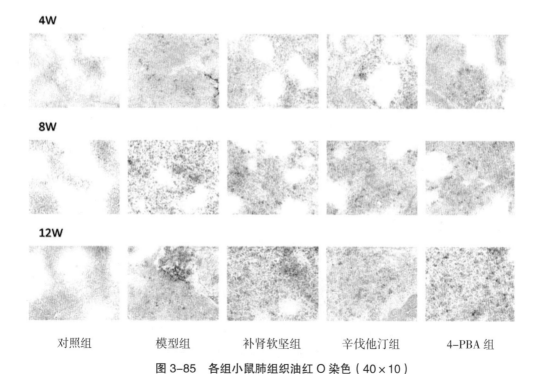

对照组   模型组   补肾软坚组   辛伐他汀组   4-PBA 组

图 3-85 各组小鼠肺组织油红 O 染色（40×10）

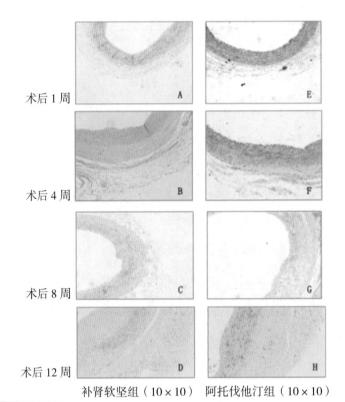

术后 1 周

术后 4 周

术后 8 周

术后 12 周

补肾软坚组（10×10）　阿托伐他汀组（10×10）

图 3-86　补肾软坚方药对颈动脉外膜损伤致 AS 形成不同时间点病理形态学变化的影响

（HE 染色 10×10）

注：补肾软坚组：A 内膜轻度增生；B 内膜增生明显；C 内膜增生明显，泡沫细胞聚集，中膜平滑肌细胞排列紊乱；D 粥样斑块突出管腔，大量泡沫细胞聚集，外膜结构恢复。阿托伐他汀组：E 内膜轻度增生；F 内膜增生；G 内膜增生明显，泡沫细胞聚集，中膜平滑肌细胞排列紊乱；H 粥样斑块突出管腔，泡沫细胞聚集，外膜结构恢复。

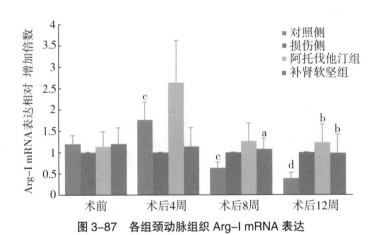

图 3-87　各组颈动脉组织 Arg-I mRNA 表达

注：与对照侧比较：[a]$P < 0.05$，[b]$P < 0.01$；与损伤侧比较：[c]$P < 0.05$，[d]$P < 0.01$；与阿托伐他汀组比较：[e]$P < 0.05$，[f]$P < 0.01$。

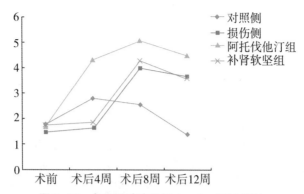

图 3-88　各组颈动脉组织 Arg-I mRNA 表达

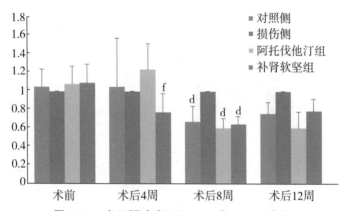

图 3-89　各组颈动脉组织 Arg- II mRNA 表达

注：与对照侧比较，$^{a}P < 0.05$，$^{b}P < 0.01$；与损伤侧比较，$^{c}P < 0.05$，$^{d}P < 0.01$；与阿托伐他汀组比较，$^{e}P < 0.05$，$^{f}P < 0.01$。

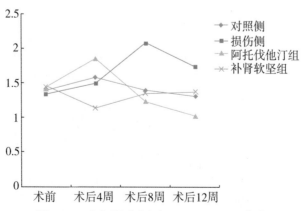

图 3-90　各组颈动脉组织 Arg-II mRNA 表达

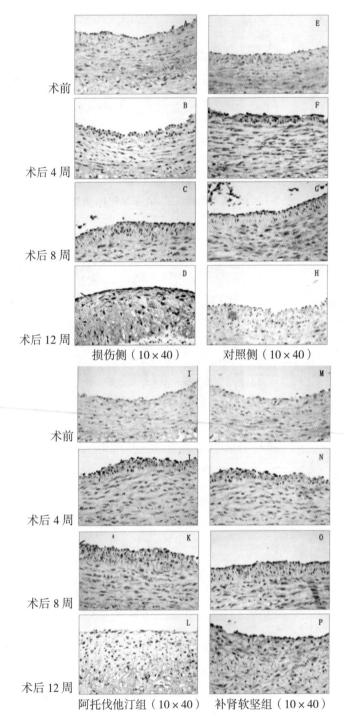

术前

术后 4 周

术后 8 周

术后 12 周

损伤侧（10×40）　　　对照侧（10×40）

术前

术后 4 周

术后 8 周

术后 12 周

阿托伐他汀组（10×40）　　补肾软坚组（10×40）

图 3-91　外膜损伤术后各组不同时间点 Arg-Ⅰ蛋白表达（免疫组化染色，40×）

注：损伤侧：A 细胞胞浆可见少量棕黄色颗粒，B 与 A 无显著差别，C 染色加深，D 染色较深；

　　对照侧：E 可见少量棕黄色颗粒，F 染色加深，G、H 表达均减少；

　　阿托伐他汀组：I 可见少量棕黄色颗粒，J 染色明显加深，K 染色持续增强，L 染色变浅；

　　补肾软坚组：M 可见少量棕黄色颗粒，N 染色加深，O 与 N 无显著差别，P 染色较深。

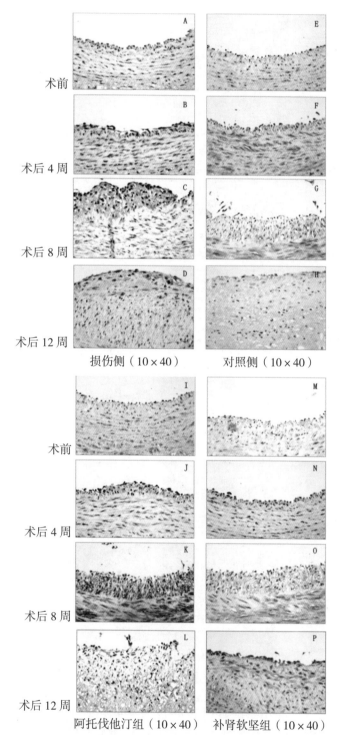

损伤侧（10×40）　　　　　对照侧（10×40）

阿托伐他汀组（10×40）　　补肾软坚组（10×40）

图3-92　外膜损伤术后各组不同时间点 CD163 蛋白表达（免疫组化染色，40×）

注：损伤侧：A 细胞胞浆可见少量棕黄色颗粒，B 染色加深，C 染色明显加深，D 染色较浅，表达降低；
　　对照侧：E、F、G、H 均可见少量棕黄色颗粒，各组无显著差别；
　　阿托伐他汀组：I 可见少量棕黄色颗粒，J 色明显加深，K 染色持续加深，L 染色变浅，表达降低；
　　补肾软坚组：M 可见少量棕黄色颗粒，N 染色加深，O 与 N 无明显差别，P 染色较深。

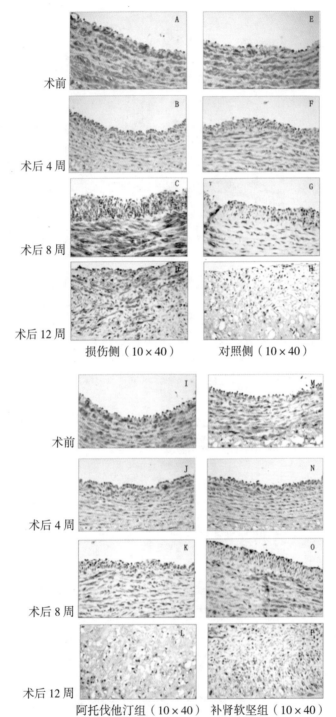

术前

术后 4 周

术后 8 周

术后 12 周

损伤侧（10×40）　　对照侧（10×40）

术前

术后 4 周

术后 8 周

术后 12 周

阿托伐他汀组（10×40）　　补肾软坚组（10×40）

图 3-93　外膜损伤术后各组不同时间点 Arg-Ⅱ蛋白表达（免疫组化染色，40×）

注：损伤侧：A 细胞胞浆可见少量棕黄色颗粒，B 与 A 无明显差别，C 染色明显加深，D 染色较深；

　　对照侧：E、F、G、H 细胞胞浆均可见少量棕黄色颗粒，各组无显著差别；

　　阿托伐他汀组：I 可见少量棕黄色颗粒，J、K、L 染色均较浅；

　　补肾软坚组：M 可见少量棕黄色颗粒，N 与 M 无明显差别，O 染色加深，P 染色变浅。

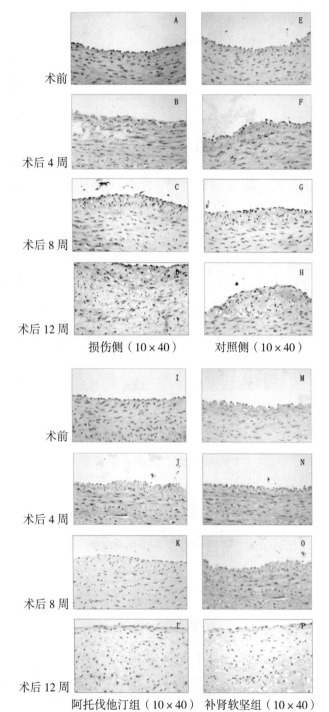

图 3-94　外膜损伤术后各组不同时间点 iNOS 蛋白表达（免疫组化染色，40×）

注：损伤侧：A 细胞胞浆可见少量棕黄色颗粒，B 与 A 无明显差别，C 染色明显加深，D 与 C 无明显差别；

　　对照侧：E 可见少量棕黄色颗粒，F、G 染色加深，H 染色较深；

　　阿托伐他汀组：I 可见少量棕黄色颗粒，J、K、L 无明显差别，染色均浅；

　　补肾软坚组：M 可见少量棕黄色颗粒，N、O、P 均可见少量棕黄色颗粒，无明显差别。

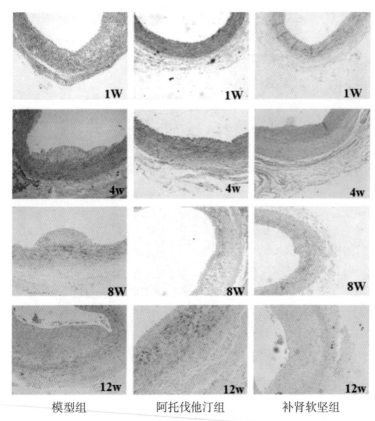

图 3-95　兔颈动脉细胞一般形态学改变

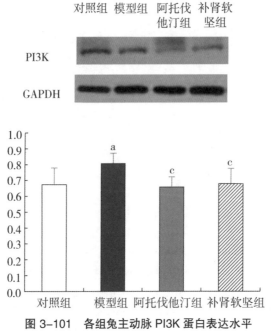

图 3-101　各组兔主动脉 PI3K 蛋白表达水平

注：与正常对照组相比，$^aP < 0.05$；与模型组相比，$^cP < 0.05$；n=6。

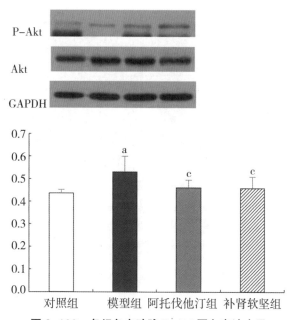

图 3-102　各组兔主动脉 P-Akt 蛋白表达水平

注：与对照组相比，[b]$P < 0.01$；与模型组相比，[c]$P < 0.05$；n=6。

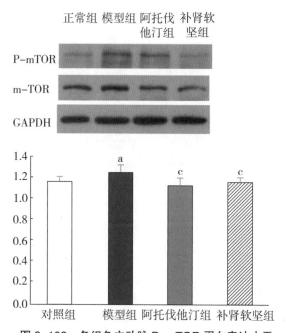

图 3-103　各组兔主动脉 P-mTOR 蛋白表达水平

注：与对照组相比，[a]$P < 0.05$；与模型组相比，[c]$P < 0.05$；n=6。

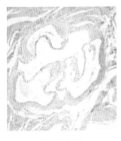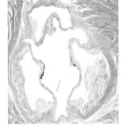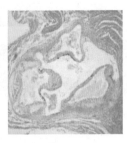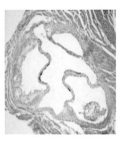

①对照组　　　　　　②模型组　　　　　　③阿托伐他汀组　　　　　④补肾软坚组

图 3-105　小鼠主动脉窦 HE 染色（100×）

注：① 对照组：小鼠主动脉窦无异常改变，内皮细胞连续完整，中膜层平滑肌细胞排列整齐；

② 模型组：小鼠主动脉窦可见明显动脉粥样硬化斑块，内皮下间隙可见大量脂质沉积，泡沫细胞和炎症细胞；

③ 阿托伐他汀组：小鼠主动脉窦可见少量斑块，内皮下间隙可见少量脂质沉积，少量泡沫细胞和炎症细胞，中膜层平滑肌细胞排列相对整齐；

④ 补肾软坚组：小鼠主动脉窦可见少量斑块，内膜下间隙存在脂质沉积，少量的泡沫细胞和少量炎症细胞。

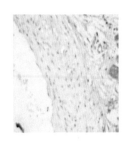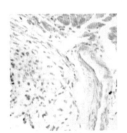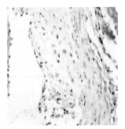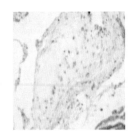

①对照组　　　　　　②模型组　　　　　　③阿托伐他汀组　　　　　④补肾软坚组

图 3-108　小鼠主动脉窦 TLR4 免疫组化染色（400×）

注：TLR4 阳性表达为棕黄色颗粒。①对照组：可见少量棕黄色颗粒表达；②模型组：内膜中可见大量棕黄色颗粒表达；③阿托伐他汀组：与模型组相比，阳性颗粒表达面积明显减少；④补肾软坚组：与模型组相比，阳性颗粒表达面积减少。

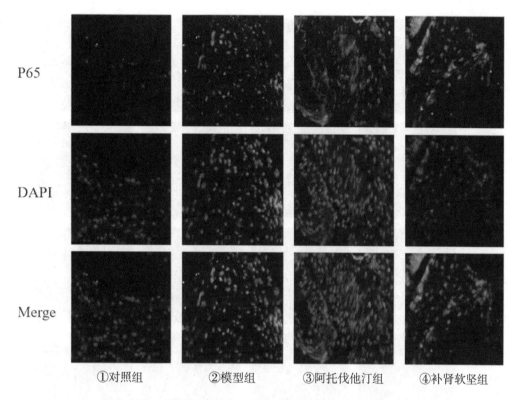

P65

DAPI

Merge

①对照组　　②模型组　　③阿托伐他汀组　　④补肾软坚组

图 3-109　小鼠主动脉 P-NF-κB/P65 免疫荧光染色（400×）

注：绿色荧光为 P65 阳性表达，蓝色荧光为 DAPI，重合部位为核转位区域。①对照组：有少量绿色荧光表达，核转位程度不明显；②模型组：有大量绿色荧光表达，核转位程度明显增多；③阿托伐他汀组：与模型组相比，绿色荧光表达减少，核转位程度明显降低；④补肾软坚组：与模型组相比，绿色荧光表达减少，核转位程度降低。

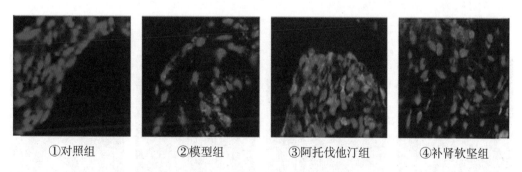

①对照组　　②模型组　　③阿托伐他汀组　　④补肾软坚组

图 3-113　小鼠主动脉 LC3β 免疫荧光染色（400×）

注：绿色荧光为 LC3β 阳性表达，蓝色荧光为 DAPI。①对照组：无绿色荧光表达，②模型组：有少量绿色荧光表达；③阿托伐他汀组：与模型组相比，绿色荧光点状聚集增多；④补肾软坚组：与模型组相比，绿色荧光点状聚集增多。

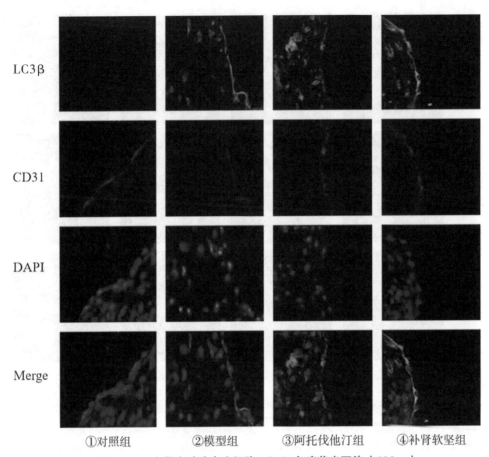

图 3-114　小鼠主动脉内皮细胞 LC3β 免疫荧光双染（400×）

注：绿色荧光为 LC3β 阳性表达，红色荧光为 CD31，蓝色为 DAPI。①对照组：内皮细胞无绿色荧光表达；②模型组：内皮细胞绿色荧光点状聚集明显增多；③阿托伐他汀组：与模型组相比，内皮细胞绿色荧光点状聚集增多；④补肾软坚组：与模型组相比，内皮细胞绿色荧光点状聚集增多。

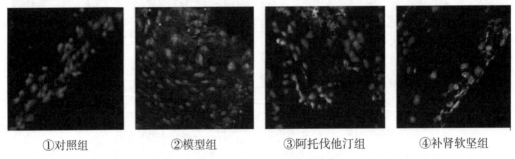

图 3-117　小鼠主动脉 P62 免疫荧光染色（400×）

注：绿色荧光为 P62 阳性表达，蓝色荧光为 DAPI。

①对照组：无绿色荧光表达；

②模型组：大量绿色荧光表达；

③阿托伐他汀组：与模型组相比，绿色荧光强度明显降低；

④补肾软坚组：与模型组相比，绿色荧光强度明显降低。

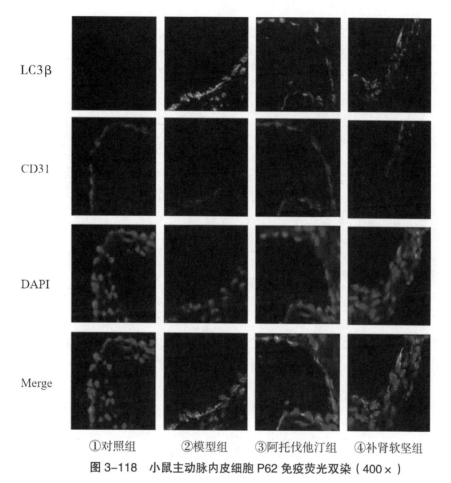

图 3-118　小鼠主动脉内皮细胞 P62 免疫荧光双染（400×）

注：绿色荧光为 P62 阳性表达，红色荧光为 CD31，蓝色为 DAPI。①对照组：内皮细胞无绿色荧光表达；②模型组：内皮细胞大量绿色荧光表达；③阿托伐他汀组：与模型组相比，内皮细胞绿色荧光强度明显降低；④补肾软坚组：与模型组相比，内皮细胞绿色荧光强度明显降低。

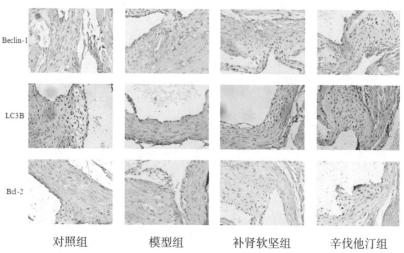

图 3-126　各组小鼠主动脉 Beclin-1、LC3β 和 Bcl-2 蛋白表达情况（400×）

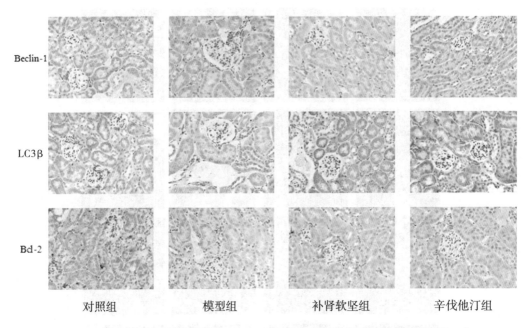

图 3-127 各组小鼠肾组织 Beclin-1、LC3β 和 Bcl-2 蛋白表达情况（400×）

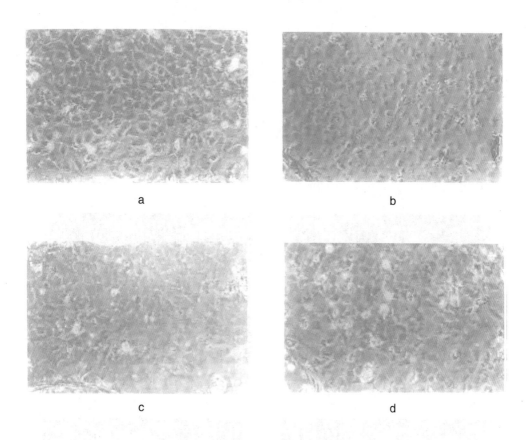

第四章

图 4-1 兔内皮细胞形态（100×）

注：a 空白组，b 缺氧组，c 中药组，d 西药组

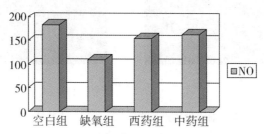

图 4-2 对缺氧内皮细胞 NO 释放的影响

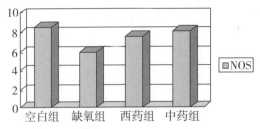

图 4-3 对缺氧内皮细胞 NOS 释放的影响

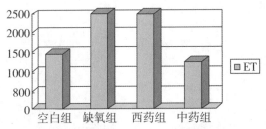

图 4-4 对缺氧内皮细胞 ET 释放的影响

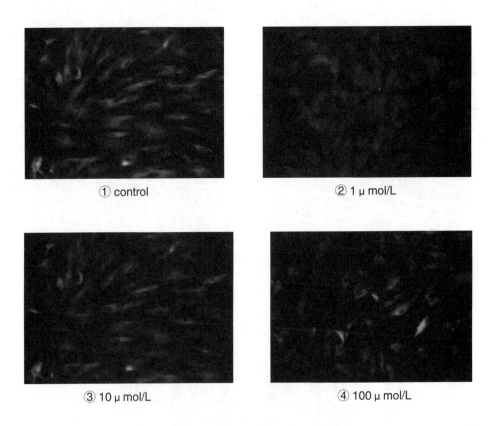

① control   ② 1 μ mol/L

③ 10 μ mol/L   ④ 100 μ mol/L

图 4-9 荧光免疫细胞化学染色（FITC，100×）检测 HO-1 蛋白水平

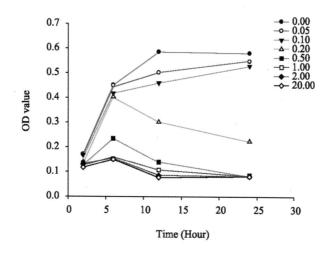

图 4-10　不同浓度 H_2O_2 分别诱导 2 h、6 h、12 h、24 h 对 EA.hy926 细胞的影响

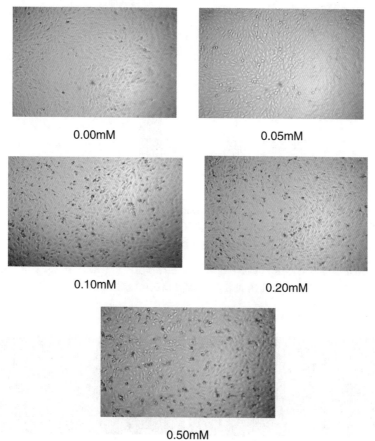

图 4-11　不同浓度 H_2O_2 诱导 12h 后的 EA.hy926 细胞（100×）

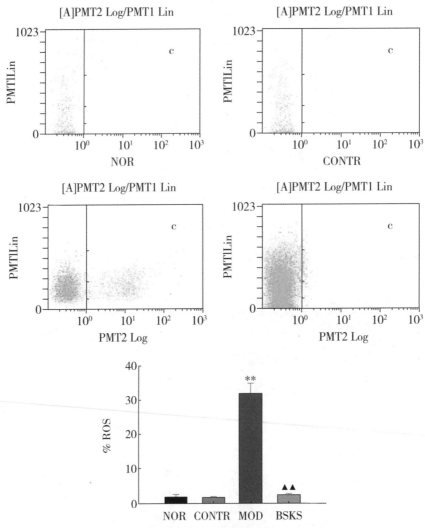

图 4-13 补肾软坚方药对 ROS 水平的影响

注：空白对照组（NOR），实验对照组（CONTR），H_2O_2 过氧化损伤组（MOD），补肾软坚组（BSKS）。与实验对照组（CONTR）比较，$^{**}P < 0.01$；与 H_2O_2 过氧化损伤组（MOD）比较，$^{▲▲}P < 0.01$。

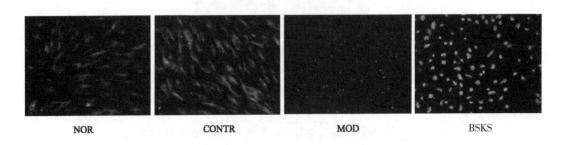

图 4-14 补肾软坚方药对 HO-1 蛋白水平的影响（荧光共聚焦，200×）

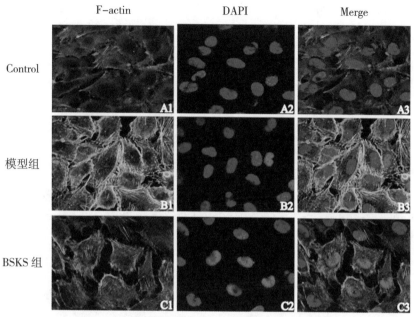

图 4-15　各组细胞骨架 F-actin 的表达及分布情况

注：Control 组细胞膜周边表达有序的束状 F-actin（A1~A3）；LPA20μM 干预后细胞内形成排列紊乱的应力纤维（B1~B3）；补肾软坚方药干预组形成张力丝，但与模型组相比，明显减少 Western blotting 检测 ROCK1、P-MLC 的表达。

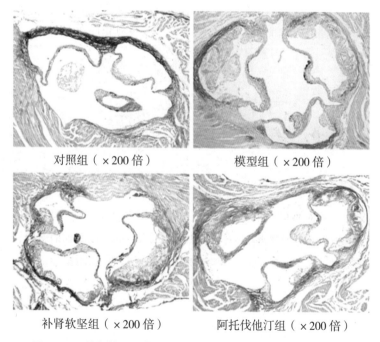

图 4-26　补肾软坚方药对小鼠主动脉组织 MOVAT 染色的影响

注：MOVAT 染色心肌组织被染成棕红色，粥样斑块区呈黄绿色，基质呈绿色，胶原纤维呈黄色，其间可见菱形胆固醇结晶，弹力纤维呈棕黑色。

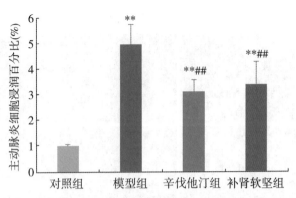

图 4-27 补肾软坚方药对小鼠主动脉组织病理炎细胞浸润的影响

注：与对照组比较，$^*P < 0.05$，$^{**}P < 0.01$；与模型组比较，$^{\#}P < 0.05$，$^{\#\#}P < 0.01$；与阿托伐他汀组比较，$^{\triangle}P < 0.05$，$^{\triangle\triangle}P < 0.01$。

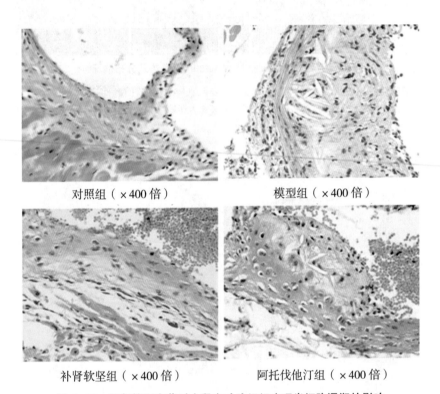

图 4-28 补肾软坚方药对小鼠主动脉组织病理炎细胞浸润的影响

注：HE 染色炎细胞核相对很大，细胞质极少。核内染色质多，染色较深。核圆形深染，核周围浅染，胞质蓝灰色。

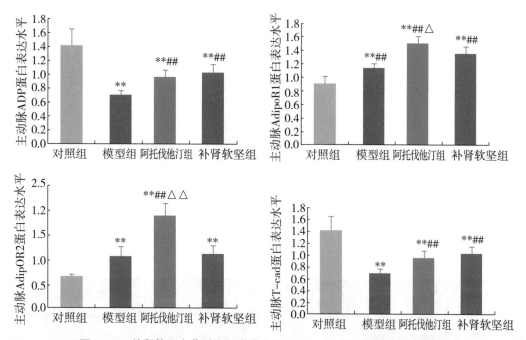

图 4-30　补肾软坚方药对小鼠主动脉组织 ADP 及其受体蛋白表达的影响

注：与对照组比较，*P < 0.05，**P < 0.01；与模型组比较，#P < 0.05，##P < 0.01；与阿托伐他汀组比较，△P < 0.05，△△P < 0.01。

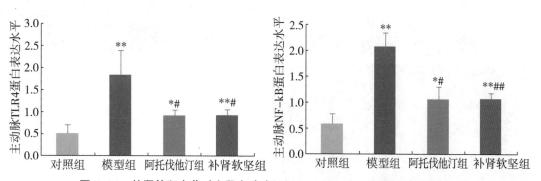

图 4-32　补肾软坚方药对小鼠主动脉组织 TLR4、NF-κB 蛋白表达的影响

注：与对照组比较，*P < 0.05，**P < 0.01；与模型组比较，#P < 0.05，##P < 0.01；与阿托伐他汀组比较，△P < 0.05，△△P < 0.01。

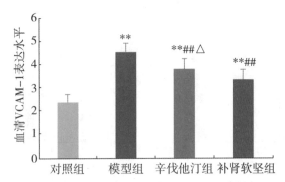

图 4-33　补肾软坚方药对小鼠血清 VCAM-1 表达的影响

注：与对照组比较，$^{*}P < 0.05$，$^{**}P < 0.01$；与模型组比较，$^{\#}P < 0.05$，$^{\#\#}P < 0.01$；与阿托伐他汀组比较，$^{\triangle}P < 0.05$，$^{\triangle\triangle}P < 0.01$。

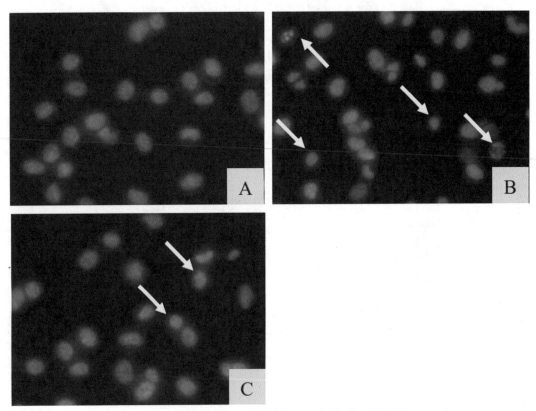

图 4-37　Hoechst33342/PI 双荧光染色法观察检测细胞凋亡（200×）

注：A 空白对照组 B 模型组 C 补肾软坚组。箭头示凋亡细胞。

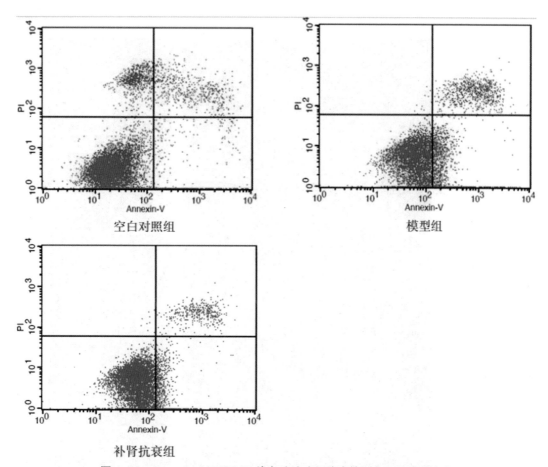

空白对照组　　　　　　　模型组

补肾抗衰组

图 4-39　Annexin-V FITC/PI 染色法流式细胞术检测各组细胞凋亡率

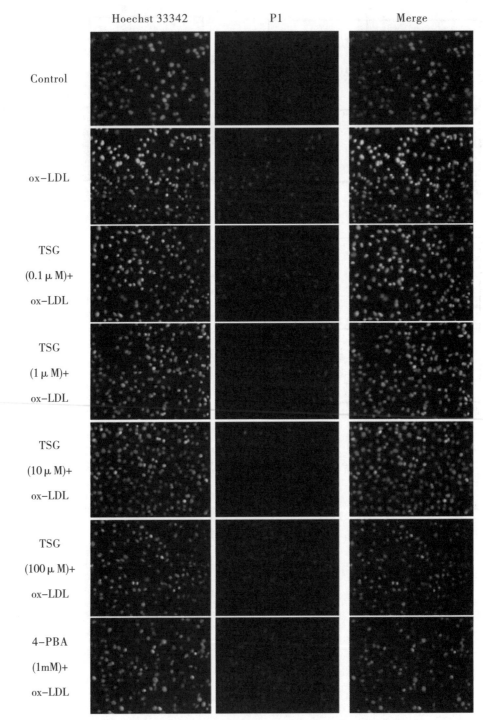

图 4-46 TSG 对 ox-LDL 诱导的血管内皮细胞凋亡的影响（200×）

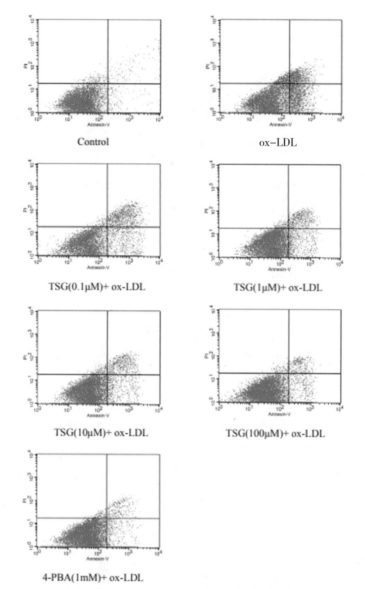

图 4-47　不同浓度 TSG 干预 ox-LDL 诱导的血管内皮细胞凋亡的流式散点图

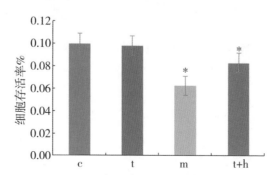

图 4-50　TSG 对 Hcy 诱导的血管内皮细胞活力的影响（x̄±s，n=6）

注：与 Control 组比较，$P < 0.01$；与 Hcy 组比较，$P < 0.01$。

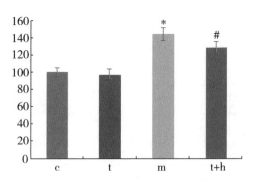

图 4-51 TSG 对 Hcy 诱导的血管内皮细胞 GRP78 蛋白相对表达量的影响（x̄±s，n=3）

注：与 Control 组比较，*$P < 0.01$；与 Hcy 组比较，#$P < 0.05$。

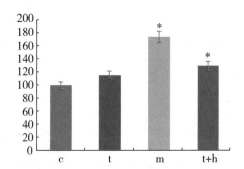

图 4-52 TSG 对 Hcy 诱导的血管内皮细胞 IRE1 蛋白相对表达量的影响（x̄±s，n=3）

注：与 Control 组比较，*$P < 0.01$；与 Hcy 组比较，#$P < 0.05$。

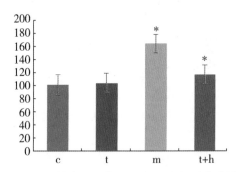

图 4-53 TSG 对 Hcy 诱导的血管内皮细胞 p-JNK 蛋白相对表达量的影响（x̄±s，n=3）

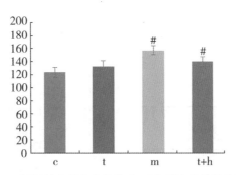

图 4-54 TSG 对 Hcy 诱导的血管内皮细胞 CHOP 蛋白表达量的影响（$\bar{x} \pm s$，n=3）

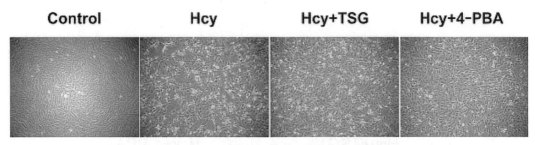

图 4-56 TSG 对 Hcy 诱导的血管内皮细胞形态的影响（100×）

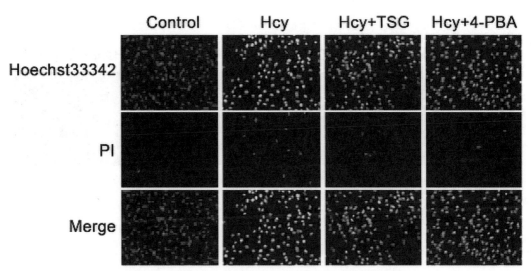

图 4-57 TSG 对 Hcy 诱导的血管内皮细胞凋亡的影响（200×）

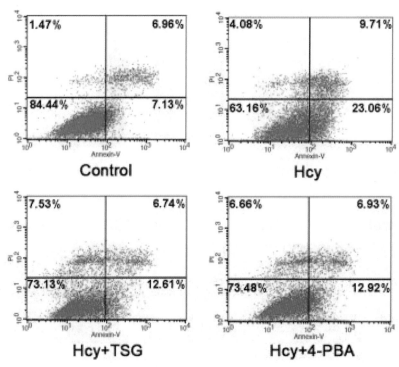

图 4-58　TSG 干预 Hcy 诱导的血管内皮细胞凋亡的流式散点图

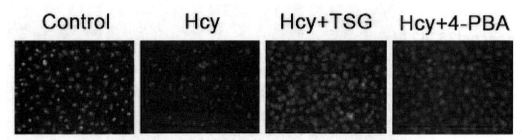

图 4-60　TSG 对 Hcy 诱导的血管内皮细胞自噬小泡的影响（200×）

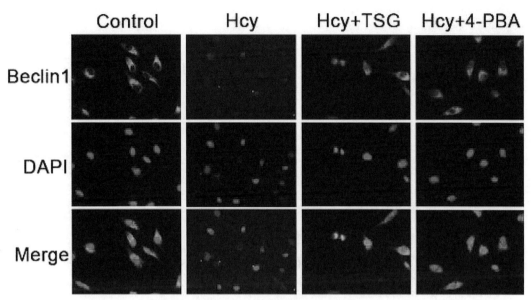

图 4-61　TSG 对 Hcy 诱导的血管内皮细胞胞浆中自噬调节蛋白 Beclin1 表达的影响（400×）

附录三 补肾抗衰片（补肾软坚方药）药品说明

核准日期：2010 年 01 月 01 日

修改日期：2010 年 01 月 01 日

补肾抗衰片说明书

请仔细阅读说明书并在医师指导下使用

【制剂名称】补肾抗衰片

汉语拼音 Bushenkangshuai Pian

【成份】茯苓、川芎、陈皮、肉桂、党参、龟甲（醋制）、石菖蒲、丹参、杜仲（盐炒）、菟丝子、夏枯草、制何首乌、海藻、昆布、桑寄生。

【性状】本品为黄棕色至棕色的片；气微腥，味苦、微咸。

【功能与主治】调和阴阳，扶正祛邪，益气轻身，填精补髓，强身健脑，益寿延年。用于冠心病、高血压、脑动脉硬化、老年性痴呆、慢性支气管炎、颈椎关节病、糖尿病及前列腺肥大等多种中老年疾病。

【用法与用量】口服。一次 6 片，一日 3 次，温开水送服。或遵医嘱。

【不良反应】尚不明确。

【禁忌】尚不明确。

【注意事项】尚不明确。

【规格】每片重 0.5g。

【贮藏】密闭，置阴凉干燥处。

【包装】口服固体药用高密度聚乙烯瓶包装，每瓶装 60 片。

【有效期】12 个月。

【执行标准】《天津市医疗机构制剂规范》2008 年版

【批准文号】津药制字 Z20070672 号

【配制单位】天津中医药大学第一附属医院

缩略词表

英文缩写	英文全称	中文全称
AS	Atherosclerosis	动脉粥样硬化
ApoE-/-	ApoE knockout	载脂蛋白 E 敲除
ApoAl	ApolipoproteinA1	载脂蛋白 A1
ApoB	ApolipoproteinB	载脂蛋白 B
ACS	Acute Coronary Syndrome	急性冠脉综合征
ABCA1	ATP-binding cassette transporter A1	三磷酸腺苷结合盒转运体 A1
AdipoRl	Adiponectin Receptor 1	脂联素受体 1
AdipoR2	Adiponectin Receptor 2	脂联素受体 2
APN	Adiponectin	脂联素
Ang II	Angiotensin ll	血管紧张素 II
Arg-I	Arginase-I	精氨酸酶 I
Arg-II	Arginase-II	精氨酸酶 II
ALI	Acute lung injury	急性肺损伤
Bcl-2	B cell lymphoma-2	B 细胞淋巴瘤 2
CAT	Catalase	过氧化氢酶
COX-2	Cyclooxygenase-2	环氧合酶 -2
COPD	Chronic obstructive pulmonary disease	慢性阻塞性肺疾病
CD163	Hemoglobin scavenger receptor	血红蛋白清道夫受体
CHOP	C/EBP homologous protein	C/EBP 同源蛋白质
ECM	Extracellular matrix	细胞外基质

续表

英文缩写	英文全称	中文全称
ET-1	Endothelin-1	内皮素-1
EDRF	Endothelium-derived relaxing factor	内皮源性舒张因子
EDCF	Endothelium-derived contracting factor	内皮源性收缩因子
ERS	Endoplasmic reticulum stress	内质网应激
E_2	Estradiol	雌二醇
FoxOl	Forkhead transcription factor 1	叉头样转录因子
FSH	Follicle-Stimulating Hormone	卵泡刺激素
FBG	Fasting blood glucose	空腹血糖
GSH-Px	Glutathione Peroxidase	谷胱甘肽过氧化物酶
GM-CSF	Granulocyte-macrophage colony stimulating factor	粒细胞-巨噬细胞集落刺激因子
GRP78	Glucose-regulated protein 78	葡萄糖调节蛋白78
HO-1	Haem oxygenase	血红素氧合酶-1
HDL-C	High-density lipoprotein cholesterol	高密度脂蛋白胆固醇
HbAlc	Glycosylated hemoglobin	糖化血红蛋白
iNOS	Nitric oxide synthase	一氧化氮合酶
IFN-γ	Interferon-γ	干扰素-γ
IL	Interleukin	白细胞介素
ICAM-1	Intercelluar adhesion molecule 1	细胞间黏附分子-1
IRE1	Inositol-requiring enzyme 1	需肌醇酶1
KOA	Knee Osseous Arthrophlogosis	膝骨关节炎
LDL	Low density lipoprotein	低密度脂蛋白
LXR	Liver X receptor	肝X受体
LPS	Lipopolysaccharide	脂多糖
LH	Luteinizing hormone	黄体生成素

英文缩写	英文全称	中文全称
LC3	Microtubule–associated Protein 1 Light Chain3	微管相关蛋白 1 链 3
MDA	Malondialdehyde	丙二醛
MCP–1	Monocyte chemoattractant protein–1	单核细胞趋化蛋白 –1
MMP	Matrix metallo proteinases	基质金属蛋白酶
MLCK	Myosin light chain kinase	肌球蛋白轻链激酶
MLCP	Myosin light chain kinase phosphase	肌球蛋白轻链磷酸酶
mTOR	Mammalian target of rapamycin	哺乳动物雷帕霉素靶蛋白
NO	Nitric oxide	一氧化氮
NF–κB	Nuclear factor– κB	核因子 κB
NLRP3	NOD–like receptor thermal protein domain associated protein 3	核苷酸结合寡聚化结构域样受体蛋白 3
NAFLD	Non–alcoholic fatty liver disease	非酒精性脂肪性肝病
Ox–LDL	Oxidized low–d	氧化低密度脂蛋白
P38MAPK	P38 Mitogen–activated protein kinases	丝裂原活化蛋白激酶
PBS	Phosphate Buffered Saline	磷酸盐缓冲液
PVAT	Perivascular adipose tissue	血管外周脂肪组织
PI3K	Phosphatidylinositol 3–kinase	磷脂酰肌醇 3 激酶
P–MLC	Phosphorylated myosin light chain	磷酸化肌球蛋白轻链
PPAR γ	Peroxisome proliferator–activated receptor gamma	过氧化物酶体增殖物激活受体
PGI$_2$	Prostaglandin I$_2$	前列腺素
PBG/2hPG	Postprandial blood glucose	餐后 2h 血糖
ROS	Reactive oxygen species	活性氧
RCT	Reverse cholesterol transport	胆固醇逆转运
ROCK	Rho–associated protein kinase	Rho 相关蛋白激酶

英文缩写	英文全称	中文全称
ROCK−1	Rho−associated protein kinase−1	Rho 相关蛋白激酶 −1
SIRT1	Silence information regulator 1	沉默信息调节因子 1
TG	Triglyceride	甘油三酯
TNF−a	Tumor necrosis factor− α	肿瘤坏死因子 − α
TLR4	Toll−like Receptor 4	Toll 样受体 4
TXNIP	Thioredoxin−interacting protein	硫氧还蛋白相互作用蛋白
T−cadherin	T−cadherin	T− 钙黏蛋白
TSG	Tetrahydroxy stilbene	二苯乙烯苷
TXB_2	Thromboxane B_2	血栓素 B_2
T	Testosterone	睾酮
UAP	Unstable Angina Pectoris	不稳定型心绞痛
VSMC	Vascular smooth muscle cells	血管平滑肌细胞
VCAM−1	Vascular cell adhesion molecule−1	血管细胞黏附分子 −1
ZnPPIX	Zinc protoporphyrin	锌原卟啉
3−NT	3−Nitrotyrosine	3− 硝基酪氨酸
4−PBA	4−Phenyl butyric acid	4− 苯基丁酸

图书在版编目（CIP）数据

补肾软坚法方药研究与实践 / 张军平主编. -- 北京：华夏出版社有限公司，2023.7

（医门问津）

ISBN 978-7-5222-0278-5

Ⅰ. ①补… Ⅱ. ①张… Ⅲ. ①补肾－验方－研究 Ⅳ. ①R289.51

中国版本图书馆 CIP 数据核字（2022）第 003356 号

补肾软坚法方药研究与实践

主　　编	张军平
责任编辑	梁学超　颜世俊
出版发行	华夏出版社有限公司
经　　销	新华书店
印　　刷	三河市万龙印装有限公司
装　　订	三河市万龙印装有限公司
版　　次	2023 年 7 月北京第 1 版 2023 年 7 月北京第 1 次印刷
开　　本	787×1092　1/16 开
印　　张	20
字　　数	353 千字
定　　价	109.00 元

华夏出版社有限公司　　地址：北京市东直门外香河园北里 4 号　　邮编：100028
网址：www.hxph.com.cn　　电话：（010）64663331（转）

若发现本版图书有印装质量问题，请与我社营销中心联系调换。